G. MASSON, ÉDITEUR

BIBLIOTHÈQUE DIAMANT

Collection publiée dans le format in-18 raisin, imprimée avec luxe, sur papier teinté, nombreuses figures dans le texte, cartonnage à l'anglaise, tranches rouges.

Résumé d'Anatomie appliquée, par le Dr PAULET, professeur à la Faculté de Médecine de Lyon, 2e édition, avec 63 fig. dans le texte. 6 fr.

Manuel de Pathologie interne, par le Dr DIEULAFOY, professeur agrégé à la Faculté de Médecine de Paris, médecin des hôpitaux

Tome I. *Appareil respiratoire, appareil circulatoire et système nerveux.*

Tome II. *Maladies de l'appareil digestif et du foie. Maladie des reins* 6 fr.

Maladies générales, les fièvres. 1 vol. in-8° diamant, cartonné à l'anglaise.. 6 fr.

Compendium de Physiologie humaine, par le professeur Jules BUDGE, traduit de l'allemand et annoté par M. le Dr Eugène VINCENT, avec 53 figures dans le texte.. 6 fr.

Manuel du Microscope *dans ses applications au diagnostic et à la clinique*, par MM. les Drs DUVAL et LEREBOULLET. 2e édition, avec 96 figures dans le texte.. 6 fr.

Les Bandages et les appareils à fractures, par M. le Dr GUILLEMIN, 2e édition, avec 155 figures dans le texte.................. 6 fr.

Manuel d'Obstétrique ou *Aide-Mémoire de l'élève et du praticien* par M. le Dr NIELLY, 2e édition, avec 13 figures dans le texte. 4 fr.

Manuel d'Ophtalmoscopie, *diagnostic des maladies de l'œil*, par M. le Dr DAGUENET, avec 11 figures dans le texte et une échelle typographique.. 4 fr.

Manuel d'Ophtalmologie, par M. le Dr Georges CAMUSET, avec 123 figures dans le texte et une eau-forte, par M. Firmin GIRARD, représentant une cataracte.. 7 fr.

Guide pratique d'Électrothérapie, rédigé d'après les travaux et les leçons du Dr Onimus, par le Dr BONNEFOY, 2e édition, avec 95 figures dans le texte.. 6 fr.

Manuel médical d'Hydrothérapie, par le Dr BÉNI-BARDE, médecin en chef de l'Établissement hydrothérapique médical de Paris et de l'établissement hydrothérapique d'Auteuil ; avec figures........ 6 fr.

Précis d'Hygiène privée et sociale, par le Dr A. LACASSAGNE, professeur agrégé au Val-de-Grâce et à la Faculté de Médecine de Lyon, 2e édition.. 7 fr.

Précis de médecine judiciaire, par M. A. LACASSAGNE, professeur agrégé au Val-de-Grâce et à la Faculté de Médecine de Montpellier, avec figures dans le texte et quatre planches en couleur.... 7 fr. 50

Manuel de Thérapeutique, par le Dr BERLIOZ, professeur à l'École de Médecine de Grenoble, avec une Préface par M. BOUCHARD, professeur à la Faculté de Médecine de Paris.................. 6 fr.

Précis des maladies des femmes, par le Dr LUTAUD, avec 160 figures dans le texte.. 7 fr.

Montpellier. — Typogr. BOEHM et FILS.

Montpellier. — Typogr. Boehm et fils.

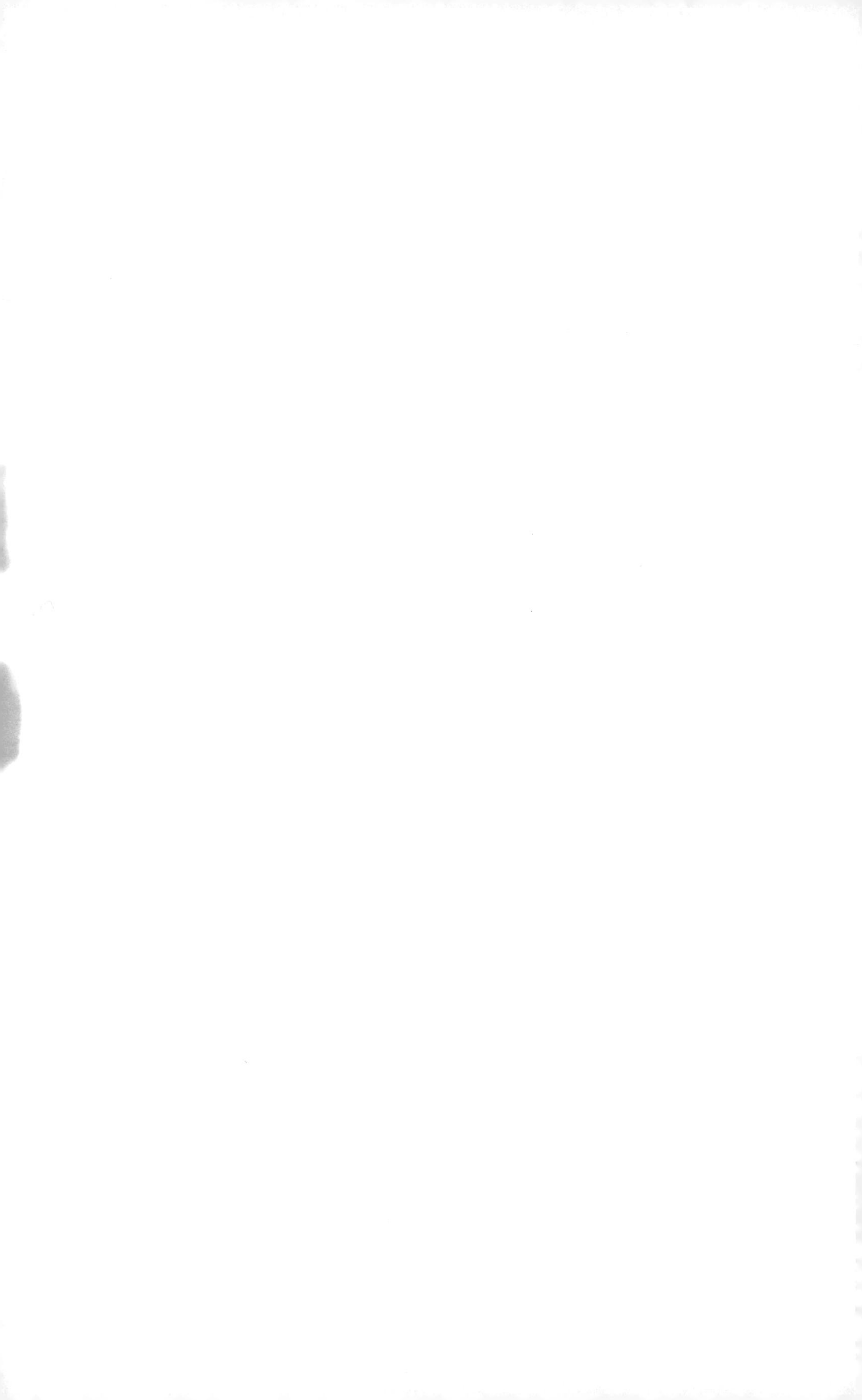

DE LA

DÉMENCE MÉLANCOLIQUE

MONTPELLIER

TYPOGRAPHIE ET LITHOGRAPHIE DE BOEHM ET FILS

DE LA

DÉMENCE MÉLANCOLIQUE

CONTRIBUTION A L'ÉTUDE

DE LA

PÉRIENCÉPHALITE CHRONIQUE LOCALISÉE

ET A L'ÉTUDE

DES LOCALISATIONS CÉRÉBRALES D'ORDRE PSYCHIQUE

PAR

Le Dr A. MAIRET

PROFESSEUR AGRÉGÉ A LA FACULTÉ DE MÉDECINE DE MONTPELLIER,
MÉDECIN ADJOINT DE L'ASILE PUBLIC D'ALIÉNÉS DE L'HÉRAULT.

Avec XI Planches lithographiées

PARIS
G. MASSON, ÉDITEUR
LIBRAIRE DE L'ACADÉMIE DE MÉDECINE
120, BOULEVARD SAINT-GERMAIN, 120

M DCCC LXXXIII

INTRODUCTION

CONCEPTION ET PLAN DU SUJET.

Le titre de *Démence mélancolique*, que nous donnons à ce travail, s'applique à un groupe de faits jusqu'à présent laissés dans l'ombre, et qui cependant nous paraissent constituer une unité, un type morbide. Dégager ce type, l'étudier, tel est le but que nous nous proposons et vers lequel nous a conduit l'observation clinique.

Parmi les malades que j'observais dans le service hospitalier auquel je suis attaché comme Médecin-adjoint, il en était quelques-uns, regardés comme des lypémaniaques ou comme des persécutés, chez lesquels certains symptômes me frappaient et me ramenaient constamment vers l'idée de l'existence d'une lésion organique du cerveau. C'était la constatation d'un affaiblissement radical de l'intelligence dont souvent je retrouvais les traces dès les premières périodes de la maladie, et qui par conséquent n'était pas consécutif au délire ; c'était la physionomie des malades, à laquelle, entre autres particularités, la congestion passive qui arborisait les pommettes et certains troubles paralytiques localisés, quoique généralement très-peu marqués, fugaces même au début, imprimaient une modalité qu'on ne retrouve pas dans les aliénations mentales par troubles fonctionnels.

Plus tard, j'eus l'occasion de faire l'autopsie de certains des malades qui avaient présenté pendant leur vie les particularités cliniques que je viens de signaler.

Dans ces cas, je trouvais des altérations très-nettes du cerveau, altérations semblables à celles qu'on rencontre dans la paralysie générale, mais restant localisées, et localisées à une même région. Je dois l'avouer, cette localisation du travail anatomique, chez des individus ayant présenté pendant la vie le même ensemble de troubles psychiques, attira seule d'abord mon attention, et c'est au point de vue des rapports possibles entre le siége de ce travail et les symptômes présentés par les malades que j'étudiais mes observations. Mais bientôt je m'aperçus que le point de vue auquel je me plaçais était trop restreint et que ces rapports n'étaient qu'un chapitre important d'une étude plus générale. Rapprochant en effet les données que me fournissait l'anatomie pathologique de celles que m'avait fournies la clinique, je me demandais si les faits de la nature de ceux que je rappelais plus haut, c'est-à-dire si des faits se caractérisant pendant la vie par un mélange de délire mélancolique et de démence organique, et à l'autopsie par une périencéphalite localisée, ne constituaient pas un type morbide méritant une étude à part.

Mon attention attirée de ce côté, je retrouvais, soit parmi les malades de l'Asile, soit dans les ouvrages des auteurs, des observations qui vinrent confirmer l'idée qu'avaient fait naître dans mon esprit celles que j'avais tout d'abord recueillies. En outre, les observations devenant plus nombreuses, l'étude des causes put être faite sur une plus large échelle, et cette étude apporta son témoignage à celui de la symptomatologie et de l'anatomie pathologique. L'existence de ce type me sembla alors s'imposer, et, m'attachant plus particulièrement aux deux symptômes qui me paraissaient le mieux le caractériser, je le désignais sous le nom de *Démence mélancolique.*

Poursuivant mes recherches, le cadre de ce type s'agrandit encore. L'observation me montra que, dans certains cas, le travail organique qui caractérise la démence mélancolique, au lieu de rester localisé, pouvait se généraliser et donner lieu à un ensemble clinique qui rappelait complètement, à un moment donné, celui qu'on retrouve dans la paralysie générale. Je fus ainsi tout naturellement amené à étudier les rapports de la démence mélancolique avec la paralysie générale, à montrer que la première est à la seconde ce qu'une inflammation localisée est à une inflammation diffuse, et à distinguer deux ordres de faits qu'on confond généralement : la *paralysie générale* et la *paralysie généralisée.*

Le type : Démence mélancolique, une fois constitué, je devais à en faire l'étude clinique. Cette étude, surtout descriptive avec la symptomatologie, l'anatomie pathologique et l'étiologie, prend une tout autre allure avec la physiologie pathologique et la pathogénie. Alors et à chaque pas, se posent d'importants problèmes. Parmi eux, je citerai tout particulièrement celui qui concerne la physiologie pathologique du délire, dont la solution soulève la grande question des localisations cérébrales et qui m'a entraîné à des recherches de divers ordres, au nombre desquelles l'expérimentation sur les animaux.

Enfin vient l'étude du diagnostic, du pronostic et du traitement.

Les considérations qui précèdent indiquent nettement, sans qu'il soit besoin d'insister davantage, le plan de ce travail. Celui-ci, en effet, comprend deux parties. La première est consacrée à la constitution, la seconde à l'étude du type clinique : Démence mélancolique.

Au début de cette étude, il m'est agréable de remercier mon Maître, M. le Professeur Cavalier, dans le service duquel ont été recueillies les observations personnelles qui forment la base de ce travail, et qui a bien voulu mettre à ma disposition le laboratoire de la clinique des maladies mentales et nerveuses pour y instituer les expériences que nécessitait l'élucidation de certain point de physiologie pathologique.

DE LA

DÉMENCE MÉLANCOLIQUE

PREMIÈRE PARTIE.

CONSTITUTION DU TYPE CLINIQUE : DÉMENCE MÉLANCOLIQUE.

La première partie de ce travail est consacrée, son titre l'indique, à la constitution du type clinique : *démence mélancolique*.

C'est naturellement en invoquant les faits que j'arriverai au but que je poursuis. Pour cela, j'en rapporterai d'abord quelques-uns recueillis par moi ; puis, faisant appel à l'observation des autres, je montrerai qu'il existe dans la science des faits qui viennent confirmer les enseignements de ceux qui me sont personnels.

D'autres faits que j'ai observés moi-même ou que j'ai empruntés aux auteurs, nous indiqueront les rapports de ce type avec des maladies appartenant à la même famille que lui, la paralysie généralisée et la paralysie générale, et nous permettront en outre de fixer sa place dans le cadre nosologique.

§ I.

PREMIÈRE OBSERVATION.

Mme Dup..., âgée de 56 ans, est entrée à l'Asile le 18 avril 1881.

Antécédents héréditaires. — Les antécédents héréditaires de cette malade sont assez obscurs ; les renseignements que nous avons pu recueillir à cet égard, soit auprès d'elle, soit auprès de ses parents, sont très incomplets. Les aïeux sont inconnus; le père est mort à 75 ans, probablement d'une attaque d'apoplexie; la mère est morte jeune, peut-être d'une affection gastro-intestinale. Aucun renseignement pour les collatéraux du père et de la mère. Mme Dup.... n'avait qu'un frère, mort au Sénégal, où il était militaire. Elle a eu quatre enfants et a fait une fausse couche : l'aîné est mort à 1 an, d'une lésion abdominale ; le deuxième est une fille âgée de 25 ans, bien portante, mais chez laquelle prédomine le tempérament nerveux ; le troisième est un fils actuellement soldat et bien portant; le quatrième était une fille morte à 2 ans : elle avait un pied bot congénital et mourut d'une tumeur abdominale dont la nature nous est inconnue.

Antécédents personnels. — Mme Dup.... n'a jamais eu aucune maladie ; d'une forte constitution, elle se livrait à des travaux très fatigants ; la puberté s'est établie sans trouble ; il en est de même de la ménopause. Les règles revenaient régulièrement ; pas de céphalalgie, pas de migraine ; son intelligence était bien développée, elle était nerveuse et impressionnable.

Mme Dup... était sans aucune fortune ; son mari, infirme, ne pouvait travailler, et elle était obligée de subvenir en grande partie, par son seul travail, à sa subsistance et à celle de son mari. Il y a quelque temps, son fils dut partir comme soldat ; Mme Dup... en fut vivement impressionnée : « Voyant, nous dit-elle, mon mari infirme, voyant mon fils partir, me sentant sans appui et dans la misère, je ne pus supporter cette idée ». C'est alors qu'éclata le délire.

Début de la maladie actuelle. — Le délire apparut brusquement. Un soir, Mme Dup... se couche bien portante; le matin, 1er février 1881, en se réveillant, elle se plaint d'avoir des fourmillements dans les doigts et des douleurs dans le bras et l'épaule gauches ; tout mouvement de ce membre est impossible. Elle a alors toute sa connaissance. Cet état dure deux jours, disparaît complètement, puis brusquement apparaît une violente agitation avec impulsions suicidiques très marquées : « Tout est perdu, dit-elle, ses enfants sont détruits, on va la tuer ». Elle cherche à s'étrangler, veut se jeter par la fenêtre, et tente de se donner des coups de couteau. Elle voit des ombres passer devant ses yeux, montre aux personnes qui l'entourent des hommes noirs qui sont devant elle. Ses parents ne se sont pas aperçus que Mme Dup... ait eu, soit des vertiges, soit des attaques; cependant ils ont remarqué, dans les premiers jours de son agitation, qu'un peu d'embarras de la langue avait existé chez elle.

État de la malade pendant son séjour à l'Asile. — Le 22 avril, c'est-à-dire quatre jours après son entrée à l'Asile, nous examinons attentivement Mme Dup... Voici ce que nous constatons. Cette malade offre toutes les apparences extérieures d'une lypémanie anxieuse, elle pleure, se lamente ; ses parents l'ont abandonnée, on l'a amenée ici pour la faire mourir, on va la tuer, etc. Plusieurs fois déjà, depuis son entrée, elle a cherché à se suicider en s'introduisant les doigts ou des chiffons dans la bouche, et en se serrant le cou avec les cordons de son tablier. Chaque fois qu'elle voit le médecin ou la surveillante en chef, elle court à eux et, les mains jointes, les supplie de ne pas lui faire de mal. Elle veut sortir, elle n'est pas folle et ne comprend pas pourquoi on l'a amenée avec des aliénées, car elle se rend parfaitement compte de l'état mental dans lequel se trouvent les personnes qui l'entourent. Elle refuse de manger, soit parce que, dit-elle, il est inutile qu'elle mange, elle va mourir ; soit parce qu'elle craint qu'on veuille l'empoisonner. Elle s'imagine qu'on va faire mourir ses enfants, son mari. Nuit et jour, Mme Dup.... gémit. Le bruit qui se fait autour d'elle accroît encore sa frayeur ; elle s'attribue toutes les grossièretés que crient les autres malades et transforme des lambeaux de phrases qu'elle leur entend dire. Elle nie toute perversion sensorielle et refuse de répondre aux questions qu'on lui pose, parce qu'elle n'est pas folle et qu'on se moque d'elle.

La physionomie de Mme Dup.... exprime l'intelligence, son regard est vif, et quand on lui demande pourquoi elle cherche à se suicider, elle répond que c'est pour rire qu'elle le fait.

En un mot, le délire revêt, chez Mme Dup..., le tableau d'une lypémanie anxieuse, et à première vue l'intelligence paraît conservée. Cependant quelques particularités donnent à réfléchir au point de vue de la conservation complète de cette dernière. Ainsi cette malade, qui refuse généralement toute nourriture, réclame constamment à boire et à manger; elle qui se rend compte de l'état de déraison des autres malades, qui se rappelle parfaitement qui l'a amenée ici, ne croit pas avoir quitté Cette, où elle habitait.

De plus, physiquement, Mme Dup.... est assez fatiguée; elle est amaigrie, paraît plus âgée qu'elle ne l'est réellement; des stases sanguines existent au niveau des pommettes, le teint au contraire est pâle; les yeux sont fatigués et battus, les paupières semblent recouvrir plus que de coutume les globes oculaires, les conjonctives sont congestionnées, les traits sont flasques, il n'y a pas d'élévation de chaleur au niveau du front; la conformation crânienne est bonne.

Le cœur paraît intact, les pulsations sont régulières, le pouls est normal.

La matité du foie est considérablement diminuée, ce qui tient probablement à ce que cet organe a basculé.

Rate normale.

Rien du côté du ventre à la palpation et à la percussion. La peau est fraîche, les jambes ne sont pas enflées, les gencives sont un peu ulcérées.

La sensibilité est conservée.

L'état psychique précédent se continue sans modifications bien marquées pendant les mois de mai, juin et juillet; cependant les tendances au suicide avaient assez rapidement disparu. Au mois d'août, les phénomènes aigus diminuent considérablement, et alors se précisent et augmentent certains troubles que, dès le début, nous avions remarqués, mais qui, à ce moment, étaient assez peu prononcés pour que nous puissions avoir quelques doutes sur leur signification.

Dès notre premier examen, une particularité nous avait frappé chez Mme Dup... : les paupières tombaient plus que de raison. Au mois d'août, ces phénomènes se sont beaucoup accentués, surtout du côté gauche : une chute des paupières est évidente. La commissure labiale est légèrement abaissée du côté droit, et parfois existe, d'une manière très passagère, un léger tremblement des muscles des lèvres, principalement lorsque la malade commence une phrase ; la langue n'est pas déviée. Sens olfactif faiblement émoussé.

Au point de vue psychique, si chez Mme Dup... l'anxiété et l'agitation ont disparu, la tristesse persiste toujours. Cette malade continue à s'attribuer les propos grossiers que peuvent dire autour d'elle les autres malades, elle transforme toujours ce qu'elle entend ; tantôt elle s'imagine qu'on va la jeter dans un trou, tantôt qu'on va l'étouffer sous un tas de vases, tantôt qu'on va l'attacher sur le toit, etc. ; la nuit, elle se blottit sous ses couvertures et se couvre complètement la tête ; elle s'imagine encore qu'on va faire du mal à sa famille ; mais ces différents troubles sont beaucoup moins intenses qu'autrefois ; elle mange et travaille régulièrement.

En même temps que ces symptômes indiquant une perversion intellectuelle, en existent d'autres qui ont évidemment une tout autre signification. Le délire a quelque chose de niais : la manière dont Mme Dup... s'imagine qu'on va la faire mourir, et que nous venons de signaler, en est une preuve. De plus, cette malade rabâche souvent la même chose. Enfin, si l'intelligence excitée répond assez bien, on constate cependant de l'affaiblissement : c'est ainsi qu'elle ne se souvient pas exactement du nombre d'enfants qu'elle a eus ; elle ne peut à certains moments retrouver mon nom, qu'elle connaît cependant parfaitement ; elle ne peut me dire ni l'année ni le mois dans lequel nous sommes. Évidemment, il y a de la démence.

Depuis un an environ, à part une légère augmentation de l'affaiblissement intellectuel, l'état de Mme Dup... reste à peu près stationnaire ; les idées lypémaniaques, telles que nous venons de les décrire, persistent; cette malade est toujours triste, elle a constamment peur qu'on lui fasse du mal ; les troubles paralytiques n'ont pas augmenté et restent toujours localisés; la santé physique a subi une faible détérioration.

A la suite de causes diverses, parmi lesquelles la fatigue physique et les soucis domestiques ont joué un grand rôle, apparaissent brusquement chez Mme Dup... des troubles cérébraux caractérisés par des fourmillements dans les doigts, par des douleurs dans l'épaule et le bras gauches, avec impossibilité de remuer le membre de ce côté, et par un léger embarras de la parole. Ces phénomènes s'effacent rapidement et font place à un délire revêtant les caractères de la lypémanie anxieuse. Derrière ce délire apparaissent, pour ainsi dire dès le début de la maladie, des symptômes psychiques révélateurs d'un affaiblissement radical de l'intelligence et quelques troubles somatiques de nature paralytique (chute des paupières, légère déviation de la commissure labiale). Ces troubles, d'abord vagues, vont se précisant et indiquent évidemment dans ce cas l'existence d'une lésion organique du cerveau.

La maladie évolue; l'anxiété du début disparaît, la lypémanie persiste, l'affaiblissement radical de l'intelligence fait de lents progrès ; les troubles paralytiques ne s'étendent pas, ils restent localisés.

OBSERVATION II.

Mme R.., âgée de 44 ans, entre à l'Asile le 25 novembre 1881.

Antécédents héréditaires. Ascendants : Le père vit; il est aveugle (amaurose).

La grand'mère maternelle de Mme R.. est morte, à l'âge de 70 ans environ, d'une attaque d'apoplexie ; antérieurement elle avait eu des attaques de même nature. La mère de la malade, d'un tempérament très nerveux, était extravagante et très emportée. Un oncle maternel a été soigné à l'Asile pour une démence paralytique à la production de laquelle l'alcoolisme avait beaucoup contribué.

Collatéraux : La malade a eu trois frères ou sœurs ; une sœur morte à 2 ans 1/2 à la suite d'une fièvre cérébrale s'accompagnant de convulsions ; une autre morte à l'âge de 19 ans, succombant à une fièvre typhoïde à forme plus particulièrement gastro-intestinale, semble-t-il ; un frère vit : le tempérament nerveux prédomine chez lui, il est extravagant et très vif.

Descendants : La malade n'a eu qu'un enfant, aujourd'hui âgé de 23 ans, qui est sourd et imbécile.

Antécédents personnels. —Dans le courant de sa vie, Mme R... n'a jamais été sérieusement malade ; la menstruation s'est établie chez elle régulièrement ; deux fois, avant son mariage, cette malade a vu ses règles se suspendre pendant une durée de cinq mois : une première fois sous l'influence d'un refroidissement, une seconde fois sous l'influence d'une émotion ; à la suite de ces suppressions, des congestions sanguines s'accompagnant de violents maux de tête se produisirent du côté du cerveau. A l'âge de 21 ans environ, après l'accouchement de son unique enfant, la menstruation devient irrégulière ; pendant le temps du sevrage, elle revenait deux fois par mois ; plus tard, au contraire, la malade restait deux, trois, quatre mois même sans voir apparaître ses règles, qui se produisaient alors sous forme de véritables métrorrhagies. Depuis le développement de l'aliénation mentale, la menstruation se fait régulièrement.

Mme R... était sujette à des hémicrânies gauches fréquentes ; elle était vive, écervelée, extravagante ; d'un caractère très emporté, elle se laissait aller complètement à ses premières impressions.

Quatre ans environ avant le développement de l'aliénation mentale, Mme R... perdit sa mère. Cette perte lui causa un violent chagrin ; des questions d'intérêt consécutives à cette mort mirent la désunion entre elle et sa famille. A partir de ce moment, l'émotivité devient chez elle très grande, un rien lui fait impression, elle est encore plus emportée qu'autrefois. Quelque temps avant l'éclosion de la folie, Mme R... entreprend un commerce de vins qui ne lui réussit pas et lui suscite des ennemis qui ne manquent aucune occasion de l'insulter ; un d'entre eux menace même un jour de la frapper. Ces excitations souvent répétées sont le point de départ de la manifestation extérieure du délire.

Début de la maladie actuelle. — Les excitations dont je viens de parler produisaient chez Mme R... des congestions du côté de la tête ; elle duraient depuis deux mois environ lorsque le délire éclata et prit rapidement une intensité assez considérable.

L'insomnie est complète, l'agitation très marquée ; Mme R... veut continuellement sortir pour poursuivre ses persécuteurs, dont elle entend les voix, qui lui crient des injures, l'appellent voleuse, etc... D'autres fois au contraire elle a peur, craint qu'on veuille lui faire du mal et tente une fois de se jeter par la fenêtre, pour en finir, dit-elle, avec la vie. On est obligé de la conduire à l'hôpital, et trois mois après on l'amenait à l'Asile.

État de la malade pendant son séjour à l'Asile. — Lorsque Mme R... se présente à nous, on constate nettement des idées de persécutions ; elle accuse des hallucinations de la vue et se plaint que ses ennemis la poursuivent même à l'Asile et lui disent des injures ; elle prend les uns pour les autres et croit que certaines personnes qui l'entourent sont des personnes qu'elle a connues au dehors. Cependant les idées de persécutions ne semblent pas à ce moment former le fond du délire et paraissent plutôt donner une couleur à celui-ci. A ce moment, en effet, la surexcitation maniaque est très nette, la vivacité et l'animation du regard, la netteté des réponses, font plutôt penser à une manie avec prédominance d'idées de persécutions qu'à une folie des persécutions proprement dite, et la malade est regardée comme une maniaque.

Quelques ombres existent cependant au tableau précédent, ombres se rattachant à l'état somatique. Les traits sont fatigués et flasques, les pommettes colorées par des stases sanguines ; les yeux battus et les paupières inférieures légèrement boursouflées présentent des rides qui ne sont en rapport ni avec l'âge de la malade ni avec l'ancienneté de la maladie. De plus, les paupières recouvrent ou semblent recouvrir plus que de raison les globes oculaires et la commissure labiale paraît légèrement entraînée du côté droit. Mais ces différents symptômes, qui s'accentuent forcément par la transcription, sont très légers, et surtout pour ce qui concerne la chute des paupières et l'entraînement de la commissure labiale, on peut se demander si on n'est pas là en présence d'un état physiologique.

L'agitation ne tarde pas à tomber; il se produit à certains moments une faible surexcitation de courte durée, et peu à peu certains symptômes se confirment et d'autres apparaissent.

Mme R... conserve toujours les mêmes idées de persécutions. Tantôt l'une, tantôt l'autre des malades ou des surveillantes sont incriminées par elle, comme lui disant des grossièretés. De là des haines qui disparaissent assez vite. C'est qu'en effet la mémoire de la malade commence à faiblir pour les choses récentes : elle oublie facilement; de plus, son intelligence s'embrouille. Veut-on lui faire expliquer quelque chose, elle se perd souvent, même pour ce qui concerne ses idées délirantes. Son délire est niais, et tout dans l'ensemble de l'état mental de cette malade indique un certain degré de déchéance intellectuelle; les sentiments affectifs sont chez elle profondément atteints, et lorsqu'au mois de janvier dernier on lui annonce que son mari a failli se tuer à la suite d'un accident, elle répond simplement : « Tant pis pour lui ».

En même temps que se dégagent ces troubles psychiques, se précisent les troubles somatiques que nous signalions tout à l'heure. La chute des paupières devient très nette, principalement du côté droit, et pas plus que la déviation de la commissure labiale elle ne peut être rapportée à un état physiologique. Les traits continuent à être flasques et les stases sanguines du côté des pommettes et des ailes du nez, sans être très marquées, restent nettement appréciables. Léger émoussement du sens olfactif.

Depuis le mois de janvier jusqu'à aujourd'hui (novembre 1882), l'état précédent est resté à peu près stationnaire, l'affaiblissement intellectuel s'est légèrement augmenté, la malade a accusé pendant quelque temps au niveau des doigts des fourmillements qui ont disparu. Jamais cependant on n'a constaté chez elle ni attaque ni vertiges. La santé physique de Mme R... est bonne, le lymphatisme touchant à la scrofule prédomine chez cette malade. On ne trouve rien de particulier du côté des différents organes.

Chez R..., existe une aliénation mentale qui revêt assez bien, dans les premiers temps, le masque de la manie avec prédominance d'idées de persécutions. Mais, dès les premières périodes de la maladie, on remarque dans ce cas, comme chez Dup..., des signes accusateurs d'un affaiblissement radical de l'intelligence et des troubles somatiques (chute des paupières, déviation de la commissure labiale, etc.) qui révèlent une lésion organique du cerveau. L'agitation du début tombe, l'apparence maniaque disparaît, les troubles paralytiques restent localisés, et l'affaiblissement radical de l'intelligence fait de lents progrès.

OBSERVATION III.

Mme Gib..., 38 ans, sans profession, est entrée à l'Asile le 26 février 1880.

Antécédents héréditaires.— Côté paternel : Grand-père est resté dix-sept ans aveugle, mort subitement (probablement attaque d'apoplexie).

Père aveugle, mort à 83 ans (hernie); avait tout son bon sens, était intelligent, ne buvait pas ; aucune maladie connue. Perte de la vue à l'âge de 69 ans environ, perte qui s'est faite rapidement sans être précédée d'attaques ; un matin qu'il fauchait, il ne put plus aiguiser sa faux, et au bout de quelques jours cécité absolue; le médecin, consulté, dit que c'était l'amaurose, la goutte sereine ; que les yeux étaient paralysés.

Parmi les frères et les sœurs du père, il y en a deux aveugles (amaurose) ; un autre, âgé de 80 ans, est dans la démence.

Un cousin-germain de la malade est aveugle (amaurose).

La famille du père de la malade est robuste ; il n'y a que la cécité qui existe chez elle.

Côté maternel : Grand-père mort d'une pleurésie.

Grand'mère morte dans un âge très avancé.

Mère vit, 65 ans, robuste ; n'a eu que des accès de fièvre, il y a seize ans environ.

Oncles et tantes bien portants, intelligents. Une tante serait morte à l'âge de 30 ans (phtisie).

Descendants : Trois enfants : l'aîné a 14 ans, le deuxième 11 ans, le troisième 3 ans et demi. Rien de particulier à noter.

Antécédents personnels. — Mme Gib... est une femme forte, très active, d'un tempérament lymphatico-sanguin à prédominance sanguine ; elle n'a jamais été sérieusement malade ni avant ni après son mariage. Notons cependant, à l'âge de 9 ans, une maladie qui a pour siège la tête, mais dont la nature nous est inconnue et qui céda à des moyens révulsifs et dérivatifs.

Le degré intellectuel de Mme Gib.... est difficile à préciser. Cette malade n'a reçu aucune instruction, c'est une femme des champs qui était une excellente ménagère ; cependant la conformation crânienne offre des défectuosités. Le front est petit relativement au reste de la face ; il existe à la partie supérieure du crâne, en avant de la réunion du tiers postérieur avec le tiers moyen, une dépression très marquée, et, si je me reporte au dessin que donne le conformateur, je trouve que les deux côtés du crâne sont loin d'être symétriques ; le côté gauche est beaucoup moins développé que le côté droit. La région occipitale l'emporte beaucoup en développement sur la région frontale.

Mme Gib.... a toujours été une femme très active ; elle travaillait à la campagne, labourait elle-même la terre, et lorsqu'elle rentrait des champs elle s'occupait des soins de son ménage et veillait parfois très avant dans la nuit. Pendant longtemps, elle supporta bien la fatigue physique. Elle n'a jamais eu de grandes contrariétés avec son mari ; c'était elle qui gouvernait dans son ménage ; elle a nourri très longtemps ses trois enfants ; son dernier, âgé de 3 ans et demi, a été nourri pendant trente-trois mois. Tout en allaitant, Mme Gib.... continuait à travailler, et c'était la nuit qu'elle nourrisait. Aussi, à la fin, se produisit-il chez elle un état de faiblesse considérable. En même temps, elle avait quelques contrariétés relativement à la succession de son père; elle croyait que ses parents l'avaient frustrée en partie, et elle commença à s'imaginer que tout le monde lui en voulait. L'émotivité était depuis lors très facile chez Mme Gib...

Mme Gib... avait un caractère vif, emporté. Réglée à l'âge de 15 ans, les règles furent régulières, précédées pendant deux ou trois jours de pertes blanches et suivies quelquefois pendant quinze jours ou trois semaines du même écoulement. Ces pertes n'avaient aucun retentissement sur la santé de la malade; mais depuis deux ans et demi environ, c'est-à-dire treize mois après son dernier accouchement, au moment où les règles revinrent, l'écoulement mensuel devint plus abondant et fatiguait la malade, dont les forces, elle le dit elle-même, n'étaient plus ce qu'elles étaient auparavant. Cependant Mme Gib.... continuait à allaiter son enfant, et elle ne cessa que quatre ou cinq mois avant son entrée à l'Asile.

Lorsqu'elle tomba malade, les règles commençaient à couler et se continuèrent comme d'habitude. A partir de ce moment, elles se suspendirent pendant cinq mois, et à l'époque où elles devaient revenir la malade était plus agitée; depuis le mois de juillet 1880, les règles reviennent régulièrement, sont moins abondantes qu'antérieurement et s'accompagnent de moins de pertes blanches.

Mode et début de la maladie. — La maladie avait commencé, d'après les renseignements que nous avons pu recueillir et le certificat du médecin de la localité, un mois et demi avant l'admission de Mme Gib... dans l'Établissement.

C'est brusquement que se sont manifestés les premiers symptômes de folie. Un soir, en allant aux champs, elle entend des voix qui disent : «Il y aura beaucoup de morts demain». La nuit, l'insomnie est complète; le matin, il existe de la céphalalgie et des sifflements d'oreilles. La malade croit entendre qu'on lui dit des injures et des grosièretés; elle s'imagine être dans la misère la plus profonde et complètement ruinée. Il aurait existé à ce moment quelques hallucinations de la vue; elle croyait parfois voir derrière elle un curé qui la suivait et à qui elle en voulait. Elle a la conviction qu'elle est l'objet d'une persécution constante de la part d'êtres inconnus ; elle cherche à fuir sa maison, tente de se suicider, et plusieurs fois elle aurait accompli ce projet si elle n'avait été soumise à une surveillance active et incessante. De l'agitation s'ajoute à ces différents troubles ; Mme Gib.... se livre à des actes de violence contre les personnes qui l'entourent, et au moment où devaient revenir les règles, qui n'apparaissent pas ce mois-là, l'agitation prend une intensité plus considérable et nécessite son admission à l'Asile.

En résumé, le début de la maladie est brusque, revêt une certaine acuité ; les phénomènes d'ordre congestif y jouent évidemment un rôle important, et, dès le début, apparaissent des idées de persécutions et de ruine.

État de la malade pendant son séjour à l'Asile. — Lorsque Mme Gib... entre à l'Asile, l'agitation n'est pas très marquée ; elle nous raconte volontiers tous les ennuis qu'elle a eus. Elle accuse des sifflements dans les oreilles ; la nuit, elle entend des cris ; elle s'imagine que les autres malades s'occupent et parlent mal d'elle ; le bruit la fatigue beaucoup ; elle se bouche à certains moments les oreilles pour ne rien entendre. Elle est récalcitrante, refuse de s'occuper ; il suffit qu'on lui dise quelque chose pour qu'elle ne veuille pas le faire ; elle refuse d'aller à table, de se coucher, de prendre des bains ; mais, ce qui frappe chez elle, c'est le cachet de tristesse répandu sur toute sa physionomie. Elle ne veut pas manger le régime spécialisé qu'on lui marque parce qu'elle ne peut pas payer ; elle est ruinée, elle est dans la misère la plus profonde, elle et ses enfants.

La tête lui fait mal, la figure est congestionnée, et on peut constater du côté des pommettes et des ailes du nez un mélange de congestion passive et active. Le goût, la vue, la sensibilité générale, sont intactes.

Mme Gib... se plaint que ses idées sont moins nettes que par le passé.

D'une taille un peu au-dessus de la moyenne, Mme Gib... est fortement charpentée. L'anémie est marquée, le pouls tendu, facilement dépressible ; les bruits du cœur sont énergiques, fortement frappés, sans lésions d'orifices ; il existe évidemment de l'hypertrophie cardiaque ; le cou est court ; les autres organes sont sains.

L'état précédent, avec quelques périodes d'agitation plus marquée à certains moments qu'à d'autres, se continue tel pendant quatre mois environ. Alors les différents éléments qui constituent l'aliénation mentale s'atténuent considérablement; l'agitation tombe, le calme revient, les douleurs de tête disparaissent, et le délire, tout en persistant, s'efface considérablement. Toutefois, l'hyperesthésie auditive persiste et la malade se demande encore parfois si les propos que tiennent les malades ne s'adressent pas à elle; elle reste toujours récalcitrante et se plaint d'un sentiment de fatigue généralisée. L'alimentation est devenue régulière, et, si l'anémie persiste, l'embonpoint revient.

Peu à peu, les idées délirantes s'effacent encore davantage, et la malade ne conserve plus qu'un vague sentiment de tristesse avec un peu de prostration. Mais cette amélioration, qui frappe à première vue, est plus apparente que réelle. Si le délire a disparu, Mme Gib... croit toujours à la réalité des perversions sensorielles qui existaient chez elle autrefois et aux persécutions qu'elle s'imaginait alors qu'on lui faisait subir. De plus, malgré la disparition de l'agitation et du délire, les idées restent embrouillées, la malade ne se préoccupe pas de sa situation et sa physionomie offre un aspect particulier. La rougeur du début a fait place à une pâleur sur laquelle tranchent les arborisations des pommettes ; les yeux restent battus, les traits ont une certaine flaccidité et la physionomie, dans son ensemble, offre un léger degré d'hébétude. Certes, ces différents troubles sont peu marqués; mais il est à craindre que derrière le délire se cache une atteinte plus profonde de l'intelligence et peut-être quelques lésions cérébrales. Au mois d'août, l'agitation reparaît, elle est moins intense que dans les premières périodes; mais à part les idées de suicide et l'intensité, le délire reprend sa forme première. Mme Gib... est triste, elle ne fait que pleurer jour et nuit, elle refuse de nouveau de manger, et de nouveau aussi elle s'imagine que les autres malades lui disent des injures. Puis, le calme revient avec les caractères que nous lui connaissons, et, pendant l'année 1881, cet état devient permanent, les accès d'agitation étant de plus en plus rares.

Pendant le courant de cette même année, certains troubles dont nous avons déjà constaté les premiers linéaments, s'accentuent légèrement; l'affaiblissement radical de l'intelligence se précise. Non seulement cette malade ne se préoccupe pas de sa situation, ne demande pas à retourner auprès de sa famille, mais elle ne peut plus rendre compte aussi nettement qu'autrefois, soit du développement de son aliénation mentale, soit du caractère que celle-ci présentait à son début; de plus, quoique Mme Gib... paraisse très absorbée par ses pensées, je crois juste sa réponse quand, lui demandant ce à quoi elle pense, elle me répond : « A rien ». Son intelligence, abandonnée à elle-même, s'endort.

Évidemment, l'intelligence de Mme Gib... est affaiblie; mais il ne faudrait pas croire que cet affaiblissement soit très marqué : en effet, cette même intelligence provoquée répond encore assez bien aux questions qu'on lui pose, et cette femme, qui ne se préoccupe pas de sa situation, qui ne demande pas à retourner auprès de ses enfants, se met à fondre en larmes dès qu'on lui parle de ceux-ci.

La physionomie de la malade reflète toujours les caractères que nous avons signalés plus haut.

L'état que nous venons de décrire persiste tel jusqu'au mois d'octobre 1881. Le 22 de ce mois, Mme Gib... éprouve un malaise indéfinissable, un sentiment de fatigue généralisé; le soir, elle refuse de manger, disant qu'elle est malade; elle se plaint de la tête à la partie supérieure du crâne.

Les jours suivants, cet état persiste; elle mange peu et ressent toujours ce malaise qui l'abat.

Tout d'abord, ces troubles frappent peu l'attention; ils n'étaient pas accentués, et, des troubles semblables s'étant déjà montrés plusieurs fois dans le cours de la maladie, on crut avoir affaire à une nouvelle crise d'agitation; mais, le 29 octobre, Mme Gib... dut monter à l'infirmerie.

Elle était abattue et se plaignait toujours de brisement, de fatigue des membres et de douleurs de tête. Le soir se produisent des nausées et des vomissements verdâtres.

Les vomissements, joints à une constipation opiniâtre, persistent les 30, 31 octobre, 1er et 2 novembre. Le 3 novembre, les troubles sont plus accentués que les jours précédents.

Mme Gib... est affaissée, abattue : tout lui fait mal ; elle éprouve de l'engourdissement dans les mains ; les yeux sont battus, les pupilles paresseuses à la lumière ; les pommettes sont un peu rouges, mais pas chaudes ; la langue est irritée, recouverte d'un enduit blanchâtre et tend à se sécher. Des vomissements peu abondants, d'un aspect porracé, se produisent dès qu'elle prend quelque chose ; le ventre est peu douloureux.

Le pouls est lent, peu fréquent : 52 pulsations seulement par minute et à certains moments un peu dicrote.

L'examen des différents organes, abdominaux ou autres, ne révèle rien de particulier ; la peau n'est pas chaude, la température est de 37°,7 ; on constate à la main, au niveau du crâne, une légère élévation de température, et quand cette malade se lève elle se plaint d'avoir un peu de vertige. La sensibilité à la douleur paraît conservée ; la motilité est intacte.

On émet la probabilité d'une méningite de la base, et le traitement est dirigé en conséquence.

Soir. Décubitus dorsal, affaissement, malaise avec anxiété. P. 50 ; T. 38°,2.

4 *novembre*. Matin. Affaissement, hébétude.

De toute la nuit, la malade n'a pu dormir. P. 52 ; T. 37°,2.

Soir. Mélange d'affaissement et d'agitation extrême ; toute l'après-midi, elle ne cesse de remuer dans son lit. Je la trouve la tête aux pieds du lit ; elle marmotte des mots inintelligibles.

Elle éprouve un malaise extrême qu'elle ne peut préciser. Elle n'a eu ni frissons, ni sueurs, ni bouffées de chaleur l'après-midi ; la température est peu élevée, la tête n'est pas très chaude, les pommettes sont rouges ; elle a vomi ; les pupilles sont dilatées. P. 54 ; T. 38°,6.

5 matin. Somnolence, réponses vagues, sans précision ; elle vomit de nouveau ; langue blanche, épaisse. P. 48 ; T. 37°,6.

Soir. Même état intellectuel. P. 52.

6 matin. Pupilles très dilatées ; vomissement. P. 54 ; T. 37°,6.

Soir. P. 66 ; T. 38°,6.

7 matin. A vomi hier soir. P. 66. Langue épaisse, blanche, pâteuse ; haleine mauvaise ; ventre tendu mais souple, un peu douloureux à la pression. Le toucher vaginal n'indique rien ; constipation opiniâtre depuis plusieurs jours.

Soir. Plusieurs selles ; pas de fièvre ; est plus calme.

8 matin. Somnolence, hébétude ; difficulté pour obtenir une réponse ; on ne peut lui faire montrer la langue. P. 72.

9 matin. Même état; a vomi ce matin.

Soir. Affaissement, torpeur, ne répond pas ; peau sèche. T. 38°,2 ; pouls plein, dur, bondissant, difficile à déprimer : P. 74 ; pupilles dilatées ; la malade refuse de prendre.

10 matin. N'a pas vomi ; affaissement, torpeur, regard hébété, ne répond pas, même par signes; remue les doigts au-dessus de la couverture, comme pour chercher ; elle saisit le drap et le tire ; dérange son lit.

T. 37°,3 ; P. 70 ; le pouls est moins dur, moins rebondissant qu'hier soir ; pupilles inégales, la gauche est plus dilatée que la droite.

Soir. Agitation intellectuelle, égarement, hébétude ; marmotte des mots inintelligibles, ne répond pas aux questions ; carphologie. P. 68 ; T. 37°,6.

11 matin. Affaissement, torpeur, décubitus dorsal, immobilité, prostration intellectuelle. Chute de la paupière gauche, avec turgescence des vaisseaux palpébraux plus marquée de ce côté ; pupille du côté gauche dilatée, ne se contracte pas sous l'influence de la lumière.

Traits du visage flasques, sans expression ; quand on excite fortement la malade, elle regarde d'un air hébété ; il semble qu'elle entend et qu'elle comprend, mais il est impossible d'obtenir une réponse.

Respiration régulière, calme ; auscultation difficile ; cependant il n'y a évidemment pas de grosses lésions.

Pouls régulier, dur, serré, résistant; battements du cœur énergiques, réguliers ; il n'y a pas de lésions d'orifices ; accumulation d'urine dans la vessie. T. 37°,9 ; P. 68.

Soir. Toujours affaissement, prostration. Ptosis gauche s'accentue ; dilatation extrême de la pupille gauche. P. 78 ; T. 38°,4.

19 matin. Affaissement, prostration, somnolence ; les deux paupières sont closes. Elle ne chasse plus les mouches qui se posent sur elle et reste dans l'immobilité. Il semble que le sens de la vue soit aboli ; si on soulève la paupière et qu'on approche un objet de l'œil, elle ne cherche pas à se garantir et ne paraît pas s'en apercevoir. Le ptosis est plus accentué à gauche ; des deux côtés, les pupilles sont très dilatées, insensibles à l'action de la lumière. On ne constate aucun trouble paralytique du côté des divers membres ; la lenteur d'exécution des mouvements tient à la torpeur intellectuelle. Elle comprend cependant ce qu'on lui dit et exécute avec les membres supérieurs les mouvements qu'on lui indique. Il n'y a pas d'anesthésie ; les mouvements réflexes sont assez marqués.

Les traits du visage sont flasques ; la commissure labiale droite est un peu plus abaissée que la gauche, et ce côté droit offre plus de flaccidité ; l'aile du nez est moins saillante à droite qu'à gauche, et, quand la malade respire, la dilatation de l'aile droite est moins marquée que celle de gauche. La peau du visage est congestionnée, il y a des stases des pommettes. La langue n'est pas déviée, elle est pâle sur les bords, recouverte d'un enduit blanchâtre ; il n'y a pas de sécheresse ; la pulvérulence des narines est assez marquée.

La respiration est peu fréquente, irrégulière ; il y a parfois des pauses de plusieurs secondes ; après quelques fortes inspirations, la malade cesse de respirer ; au bout de quelques secondes, il y a de petites contractions des muscles respiratoires ; puis la respiration reprend bruyante, pour se suspendre encore ; il y a parfois des râles trachéaux. Rien à la percussion ; quelques ronchus à droite, un peu de rudesse à gauche.

Le pouls bat 82, dur, tantôt précipité, tantôt peu fréquent, variable. Il y a stase vasculaire très nette sur les deux pommettes. T. 38°,1.

Au cœur, pas d'altération d'orifices ; les battements sont énergiques ; à la région médiane, le premier bruit est rude, saccadé, prolongé ; le deuxième bruit est très claqué, très net, sec ; de même à l'orifice mitral et à l'aorte. Rien au cœur droit. La plus légère pression du stéthoscope sur la poitrine amène une stase dans la circulation de la peau. On remarque depuis quelques jours de petites taches ombrées sur le thorax et surtout sur les épaules.

La constipation persiste, malgré une bouteille d'eau de Sedlitz.

Le matin, elle a vomi en abondance un liquide brunâtre. La paralysie de la vessie nécessite le cathétérisme. La région hépatique est sonore, la limite supérieure du foie est difficile à préciser; il y a un peu de tympanisme abdominal, il semble qu'il y a du gargouillement dans la fosse illiaque; on détermine de la douleur par la pression.

Soir. Prostration, somnolence. Elle ne dit rien à son mari, qui est venu la voir; elle tourne la tête de côté et d'autre plusieurs fois de suite. La pupille, très dilatée à gauche, se contracte encore à droite.

Pauses respiratoires nettes. P. 82; T. 38°,4.

13 matin. Affaissement, décubitus dorsal; rétention de l'urine. P. 80 à 86; T. 37°,9.

Soir. Somnolence; chute complète des deux paupières. P. 100 à 110; T. 38°,5. Pommettes rouges.

Intelligence prostrée, mais conservée.

Motilité des membres conservée; chute complète des deux paupières.

Sensibilité à la douleur conservée; mais la vue paraît abolie: elle ne fait aucun mouvement quand on approche brusquement un objet de ses yeux maintenus ouverts.

Ventre normal, constipation opiniâtre.

14 matin. Somnolence et torpeur intellectuelle font des progrès.

Sensibilité conservée, vue abolie, pupilles dilatées des deux côtés, surtout à gauche; motilité des membres conservée.

Respiration bruyante, stertoreuse, fréquente, 32; il y a des râles trachéaux; ne peut rejeter les mucosités qui s'accumulent dans les voies respiratoires.

Pauses respiratoires très nettes. Engouement pulmonaire des deux côtés.

Battements cardiaques très énergiques, on sent sous la main un léger frémissement. Pouls très fréquent, serré, concentré, variable. T. 37°,8.

La malade n'a pas été sondée depuis hier 11 heures, et n'a pas uriné dans le lit; à 8 heures du matin, on retire avec la sonde 500 gram. d'une urine rougeâtre, trouble, d'une très mauvaise odeur. La densité est 1,029; la réaction est acide; il y a des nuages qui flottent dans tout le liquide; l'urine mousse abondamment à la moindre agitation. Albumine très abondante; elle se coagule rapidement par la chaleur seule, en donnant une mousse et des flocons abondants; elle se coagule par l'acide nitrique. Par le procédé d'Esbach, on trouve qu'il y a 2gr,5 d'albumine dans un litre d'urine. Sucre très appréciable par la potasse.

Haleine mauvaise, la langue large, humide, recouverte d'un épais enduit blanchâtre. P. 102; T. 37°,8.

Soir. Affaissement extrême; mâchoires serrées, déglutition très difficile.

Respiration très gênée, bruyante, fréquente, 34°, irrégulière; pauses très longues, puis efforts précipités. Hématose très difficile.

Battements cardiaques précipités, énergiques. P. 110 à 120; T. 37°,6.

15 novembre matin. Coma, stertor depuis hier soir. Paupières closes, pupilles dilatées, rétine insensible; conjonctive insensible au contact. Les globes oculaires sont ternes.

Respiration bruyante, stertoreuse, pénible, 42; il y a un tirage considérable. Pauses très longues, il semble à certain moment que la malade va cesser de respirer.

Le pouls est petit, misérable, précipité, difficile à compter: 150 pulsations environ.

Asphyxie progressive. Mort à 10 heures.

Autopsie. — 16 novembre 1881, à 4 heures du soir, six heures après la mort.

Rigidité cadavérique peu prononcée. Embonpoint. État de conservation complète.

Tête: La boîte crânienne, débarrassée de la chevelure, offre une conformation particulière. La région frontale est peu accentuée; la région occipitale au contraire est très développée, elle forme une surface convexe qui surmonte l'ensemble du crâne. Entre ces deux régions, il existe une dépression circulaire très nette.

Les os sont épais, surtout en arrière, et offrent une grande résistance à la scie ; la dure-mère se détache facilement des os.

La calotte crânienne étant enlevée, on voit que la conformation intérieure correspond bien à la conformation extérieure; l'encéphale se moule parfaitement sur les saillies et les dépressions.

Face convexe des hémisphères : La dure-mère est congestionnée ; les veines et les tissus sont gorgés d'un sang noir et liquide ; il y a de fines arborisations et des plaques rouges disséminées. Épaisseur normale. Les corpuscules de Pacchioni, le long de la scissure interhémisphérique, sont très marqués.

La pie-mère des hémisphères est congestionnée, il y a quelques fines arborisations. Au-dessous d'elle, on voit disséminé dans les différents points des sillons, surtout au niveau des confluents, un liquide jaune citrin filant sous le doigt. A gauche, ce liquide existe : en avant, au niveau du sillon qui sépare les frontales antérieures de la frontale ascendante ; en arrière, au niveau des circonvolutions pariétales ; on le trouve encore sur d'autres points, mais moins abondant. A droite, ce même aspect se trouve entre la première frontale et le lobule pariétal. Il n'y a pas d'épaississement de la pie-mère ; pas de traces d'inflammation.

L'aspect du cerveau revêtu de la pie-mère rappelle la forme de la boite crânienne ; la partie postérieure est plus développée que l'antérieure. Les lobes frontaux sont fuyants et gagnent peut-être dans le diamètre antéro-postérieur ce qu'ils perdent dans le diamètre vertical. Les plis du cerveau sont bien marqués ; pour les frontales, il y a des circonvolutions de dédoublement. La substance cérébrale de la convexité des hémisphères est absolument saine sur toute son étendue.

Face inférieure du cerveau : A la base, à part la congestion des enveloppes du cerveau, existent des altérations très nettes portant sur la pie-mère et sur le tissu nerveux. Les lobes frontaux, occipitaux et la partie postérieure des lobes sphénoïdaux, sont normaux, soit au point de vue de leur consistance, soit au point de vue de la membrane qui les recouvre. Il n'en est plus de même des autres régions de la base. Toute la partie constituée par l'hexagone de Willis est recouverte d'un dépôt blanc jaunâtre, fibrino-purulent, analogue au dépôt fibrino-purulent que l'on trouve dans les plèvres; il enserre la glande pituitaire, atteint légèrement les nerfs olfactifs, entoure les nerfs optiques au delà du chiasma et les nerfs moteurs oculaires communs, remonte le long du tronc basilaire sur la protubérance, qu'il recouvre, atteignant ainsi plus ou moins au niveau de leur émergence les nerfs de la base du cerveau; fait le tour des pédoncules, tapisse la fente de Bichat, et s'étend jusqu'à la face supérieure du cervelet. Ce dépôt recouvre tous les vaisseaux qui constituent l'hexagone de Willis; ces vaisseaux sont congestionnés, pleins d'un sang noirâtre, mais sans caillots.

Au niveau de l'hexagone, au-dessous du dépôt fibrino-purulent, évidemment de date récente, dont nous venons de parler, existe une masse de tissu conjonctif qui occupe toute la profondeur de cet hexagone, tissu compacte, fibreux, de date ancienne, et qui enserre complètement les organes qui se trouvent à ce niveau. Toute la pie-mère qui tapisse d'une part la circonvolution de l'hippocampe, d'autre part la partie antérieure des lobes sphénoïdaux et les deux lèvres de la scissure de Sylvius, est opaque et offre une teinte blanchâtre indiquant un travail relativement ancien. Les artères sylviennes des deux côtés, mais d'une manière plus marquée à gauche qu'à droite, apparaissent béantes dans un magma jaunâtre et renferment un sang liquide noirâtre.

Lorsqu'on cherche à séparer la pie-mère des portions sous-jacentes, on voit qu'elle adhère à la protubérance et aux différents nerfs de la base du cerveau (Pl. I, *fig.* 1); au pourtour de l'hexagone, on a quelques difficultés pour l'enlever avec le magma qui la recouvre; et le chiasma des nerfs optiques, la base de la glande pituitaire et les tubercules mamillaires sont complètement enserrés par du tissu conjonctif.

Le long des circonvolutions de l'hippocampe, la pie-mère ne peut s'enlever sans entraîner une certaine quantité de tissu nerveux, aussi bien à droite qu'à gauche. Au niveau de la partie antérieure des lobes sphénoïdaux, supérieurement et inférieurement, la pie-mère fait corps pour ainsi dire avec le tissu nerveux sous-jacent, qui est réduit à une véritable bouillie (Pl. I, *fig.* 1 et 2). Cette altération existe des deux côtés, mais est plus marquée à gauche qu'à droite, et ces adhérences s'étendent tout le long de la scissure de Sylvius, dont elles attaquent les deux lèvres, surtout la lèvre inférieure (Pl. II, *fig.* 1 et 2). En arrière de ces adhérences et sur une certaine étendue, il existe un ramollissement de la substance nerveuse (Pl. I, *fig.* 1 et 2, *a*, *b*). Les nerfs de la base, plus particulièrement les nerfs olfactifs, optiques et moteurs oculaires communs, ont peu de consistance et se laissent déchirer à la moindre traction.

Le bulbe et le cervelet paraissent sains ; il n'existe aucune lésion centrale; les noyaux, les ventricules sont normaux ; la lésion est entièrement périphérique et constituée par une méningo-encéphalite chronique de la base ayant subi dans ces derniers temps une poussée aiguë; elle occupe les points signalés plus haut et dont les figures de la Planche I et II nous paraissent donner une physionomie exacte.

La glande pituitaire est plus congestionnée qu'à l'état normal ; il n'y a pas de lésions osseuses ; les artères carotides internes sont béantes, d'un rouge noir, surtout la gauche.

Moelle : Du côté du rachis, rien de particulier ; au niveau des racines de la moelle, on voit une congestion très marquée.

La dure-mère est congestionnée, surtout à la partie inférieure, mais elle se sépare facilement des os. Elle n'est pas épaissie. En l'incisant à la partie postérieure, on voit, au-dessous, la pie-mère congestionnée et présentant en certains points des traces d'inflammation. Il y a quelques adhérences entre les deux membranes, au niveau du renflement lombaire, dans une étendue de quelques centimètres ; on les retrouve au niveau de la région dorsale. La vascularisation est très considérable à la partie inférieure et à la partie moyenne de la moelle. Chaque branche de la queue de cheval est accompagnée par des vaisseaux gorgés de sang ; dans toute l'étendue de la moelle, sauf à la région cervicale, on constate un développement très marqué des différents vaisseaux. La pie-mère n'a plus son aspect normal ; dans une grande partie de son étendue, elle est dépolie, boursouflée, et offre au niveau des points qui adhéraient à la dure-mère des dépôts fibrino-purulents blancs-jaunâtres, disséminés et minces, mais très nets.

A la région antérieure, la dure-mère est congestionnée, surtout à la partie inférieure ; la pie-mère est aussi congestionnée, mais moins qu'à la partie postérieure ; il n'y a pas d'adhérences, pas de dépoli, pas d'épaississement, pas de dépôts fibrineux.

La moelle a une consistance normale ; plusieurs coupes faites à différentes hauteurs montrent que la substance grise est congestionnée, surtout à la région lombaire.

Appareil circulatoire : Le péricarde ne présente rien de particulier ; il renferme environ 100 gram. d'un liquide jaune clair, de date récente.

Le cœur est dur, volumineux, surchargé de graisse à la base et au niveau du cœur droit ; la pointe est contournée sur elle-même. Une coupe faite à 3 centim. au-dessus de la pointe, à 2 centim. environ du fond du ventricule gauche, montre une hypertrophie concentrique très nette de ce ventricule ; la cavité admet à peine le petit doigt ; les colonnes charnues sont très volumineuses, les parois augmentées d'épaisseur.

Paroi antérieure.....	18	millim.	
— extérieure......	28	—	
— postérieure....	25	—	(en y comprenant une
— interne........	19	—	colonne charnue).

Les fibres musculaires sont très rouges, très résistantes, et nullement altérées.

Le cœur droit ne présente rien de particulier ; il y a un caillot qui se continue de l'oreillette dans le ventricule et dans l'artère pulmonaire ; les valvules pulmonaires sont normales.

Les valvules aortiques ne sont pas altérées ; elles sont suffisantes, souples, sans lésions.

L'aorte ne présente pas de traces d'inflammation, la couleur est normale ; à quelques millimètres au-dessus des valvules aortiques, on voit deux à trois plaques blanches d'athérome au début.

En poursuivant l'examen des vaisseaux des deux côtés, du cou jusqu'à l'encéphale, on ne constate pas d'altérations aiguës nettes ; il y a çà et là quelques plaques blanches, mais pas de caillots, pas de rougeurs inflammatoires.

Appareil respiratoire: Rien du côté des plèvres, quelques adhérences en arrière et aux sommets, mais pas de dépoli, pas de granulations. Les deux poumons ont leur volume normal, d'une coloration rosée en avant; ils crépitent bien. On sent aux sommets quelques noyaux durs, du volume d'une lentille, irréguliers. En un point, on voit à la surface du poumon une dépression linéaire de 1 centim. 1/2 de longueur, et en incisant on constate qu'il y a de la sclérose. Il n'y a pas d'autres altérations.

En arrière et à la base, les poumons sont noirs, engoués; un fragment surnage encore.

Appareil digestif et organes abdominaux: En ouvrant la cavité abdominale, on est frappé de voir la quantité de petites plaques noires, irrégulières, et de petites nodosités blanches que présente le péritoine sur tous les points, aussi bien sur le feuillet viscéral que sur le feuillet abdominal.

Le grand manteau de l'épiploon altéré adhère aux intestins et à la paroi de l'abdomen; les anses intestinales sont reliées les unes aux autres par d'anciennes adhérences. Il n'y a pas de liquide dans le péritoine; le travail inflammatoire est ancien; on constate en outre une coloration très rouge du mésentère, une congestion très intense des anses intestinales; les plus fines arborisations se voient nettement.

Le *foie*, volumineux, graisseux, adhère au diaphragme sur toute son étendue et présente à sa face supérieure des granulations saillantes qu'on peut saisir avec les doigts. La vésicule biliaire est remplie d'une bile noirâtre; on ne trouve pas de calculs.

Les *intestins*, ouverts dans toute leur étendue, ne présentent que de la congestion; il n'y a absolument aucune inflammation des plaques de Peyer.

Les *reins* sont volumineux, noirâtres, congestionnés.

La *vessie* ne présente rien de particulier.

Dans le *petit bassin*, la péritonite, caractérisée par des plaques noires et des granulations, est assez marquée; il n'y a ni liquide ni néo-membranes.

L'*utérus*, d'un volume normal, n'est pas altéré; il en est de même des *ovaires;* les *trompes* sont excessivement congestionnées et gorgées de sang noir.

Deux ordres de lésions, les unes aiguës, les autres chroniques, mais l'une et l'autre de même nature et intimement liées entre elles, existent chez Mme Gib.... du côté du cerveau. Les premières, que caractérise une méningite aiguë de la base, sont en rapport avec les accidents aigus qui ont mis fin à la vie de la malade ; les secondes, constituées par une périencéphalite chronique de la base, sont évidemment, ainsi que le prouvent leur aspect extérieur et le degré d'organisation du tissu conjonctif, corrélatives des troubles psychiques observés pendant la vie.

Ces troubles sont de deux ordres: les uns se rattachent à un délire lypémaniaque avec prédominance d'idées de persécutions, qui pendant assez longtemps paraît constituer toute la maladie; les autres indiquent un certain degré d'affaiblissement intellectuel relativement faible, mais qui s'accompagne de symptômes faisant supposer l'existence d'une lésion organique du cerveau. L'autopsie vient confirmer ce diagnostic en nous montrant chez Gib.... l'existence d'une périencéphalite chronique limitée à certaines régions de la base du cerveau. Ici encore, comme chez Dup.... et chez R..., nous retrouvons donc ce mélange de délire mélancolique et de démence évoluant côte à côte et s'accompagnant de lésions organiques du cerveau dont la nécropsie met en relief la nature inflammatoire et le siège (Pl. I et II).

Des causes diverses ont contribué, chez Gib..., à la production de la maladie. Parmi elles, les plus importantes nous paraissent être l'hérédité caractérisée par la cécité chez les ascendants et les collatéraux, des fatigues physiques et une lésion que nous n'avons fait que signaler dans le cours de cette observation, mais sur laquelle nous reviendrons plus loin, comme il convient: nous voulons parler de l'hypertrophie cardiaque.

OBSERVATION IV.

Mme Cous... est entrée à l'Asile le 3 septembre 1879, venant de la Maison d'arrêt, où elle était depuis le 30 juillet de la même année, comme prévenue de vol. L'internement à l'Asile est motivé, dans le certificat du médecin de la Maison d'arrêt, sur les actes, l'attitude et les paroles de Mme Cous.... Lors de son entrée à la prison, Mme Cous... refuse d'abord toute nourriture ; elle ne comprend pas pourquoi on l'a conduite en prison. Au bout de vingt-quatre heures apparaît de l'excitation qui se traduit par des injures et des menaces, principalement envers les religieuses. Puis Mme Cous... retombe dans le mutisme le plus absolu.

« Elle reste toute la journée sur son banc ; son regard fixe ne se détourne que si on appelle son attention avec persistance. Elle prétend ne pas entendre ce qu'on lui dit, des personnes que l'on connaît lui ayant enlevé l'ouïe.

»Loin de se repentir des vols qu'elle a commis, elle dit qu'elle recommencerait si on la mettait en liberté Tout cela est raconté d'un ton d'indifférence et de moquerie qui dénote une altération de l'état mental. Lorsqu'on conduit cette femme au préau, elle refuse d'entrer dans sa cellule, menaçant les personnes chargées de la surveillance, et on doit user de la force pour l'y conduire. »

Causes et mode de début de l'aliénation mentale. — Les différents renseignements que nous pouvons recueillir sur Mme Cous.., soit auprès d'elle, soit auprès de sa fille, nous montrent que le début de l'aliénation mentale de cette malade remonte déjà très haut.

Douée d'un caractère doux, Mme Cous... aurait eu une intelligence assez bien développée; elle était laborieuse et conduisait parfaitement sa maison. A l'âge de 24 ans environ, elle se maria, et on peut dire que, depuis ce moment, cette femme fut malheureuse. Son mari, d'un caractère irascible, était méchant, buvait à peu près tout ce qu'il gagnait, rentrait ordinairement ivre à la maison, et frappait alors sa femme, et souvent sur la tête. La misère, en même temps, commença à arriver ; la malade eut trois enfants, et elle était obligée de travailler pour les nourrir. Très attachée à ses enfants, elle supportait sans se plaindre les mauvais traitements de son mari pour lequel elle restait même affectueuse et concentrait ses peines. Il y a sept ou huit ans, apparurent chez Mme Cous... les phénomènes suivants:

Subitement, à certains moments, elle tombait n'importe où elle se trouvait, n'ayant pas le temps de chercher un point d'appui ; elle ne poussait pas de cri. Une fois à terre, elle restait immobile, ne répondait pas aux paroles qu'on lui adressait ; puis bientôt ces troubles disparaissaient, mais elle conservait toujours un peu de douleur de tête ; les vertiges ne laissaient après eux aucune trace de paralysie. Quel était, à ce moment, l'état intellectuel de Mme Cous..? C'est ce que nous ne pouvons dire d'une manière précise. Il y a cinq ans environ, elle devint sourde, et depuis cette époque sa fille a constaté chez elle des signes non équivoques d'aliénation mentale.

Mme Cous... devint bizarre, et comme elle n'entendait pas bien ce qu'on lui disait, elle s'imaginait qu'on parlait mal d'elle, qu'on lui criait des grossièretés, des injures, ou bien qu'on lui reprochait sa mésintelligence avec son mari. La nuit, elle ne dormait pas ; elle avait constamment sa lampe allumée, et, si on la lui éteignait, elle se relevait aussitôt pour la rallumer, sans vouloir dire pourquoi ; parfois, pendant ses insomnies, elle faisait des prières.

Des perversions sensorielles de la vue s'ajoutèrent à celles de l'ouïe. Il y a deux ans environ, elle racontait à sa fille qu'il y avait des personnes enterrées dans son écurie : elle les avait vues, disait-elle, et elle lui cita leurs noms. C'étaient des individus du village. Mme Cous... s'imaginait que toutes les personnes du village étaient liguées contre elle ; aussi s'isolait-elle complètement.

Dans les derniers temps, Mme Cous... ne travaillait plus ; elle vivait toute seule dans une chambre, se nourrissant du lait d'une chèvre qu'elle possédait. Un jour, les gendarmes, par erreur, lui prirent cette chèvre, ce qui l'affecta beaucoup. A partir de ce moment, elle allait en plein jour prendre dans la campagne des fruits et tout ce qu'elle trouvait. Si on lui faisait des reproches, elle s'emportait. Enfin, il y a trois mois environ, Mme Cous... vola du bois et des fruits à un de ses voisins : celui-ci porta plainte ; elle se battit avec le garde champêtre, et c'est alors qu'elle fut conduite à la Maison d'arrêt de Montpellier.

Tels sont les renseignements que nous avons pu recueillir sur le mode de début et la marche de l'aliénation mentale chez Mme Cous..., jusqu'au moment de l'entrée de cette malade à l'Asile.

Les causes principales de cette aliénation mentale nous paraissent être les *mauvais traitements* que lui faisait subir son mari, qui la frappait souvent sur la tête ; les *soucis* et la *misère* qu'entraînait la vie de débauche que menait le mari. Ce sont là en effet les deux seules causes que nous puissions trouver ; l'hérédité, elle-même est négative, si nous nous en rapportons aux renseignements fournis par la fille de la malade et la malade elle-même.

État de la malade durant son séjour à l'Asile. — Pendant un mois environ après son entrée à l'Asile, il fut impossible de recueillir aucun renseignement auprès de Mme Cous... Lorsqu'on la laissait tranquille, elle était assez calme, on l'entendait seulement murmurer quelques paroles ; parfois elle semblait se disputer avec des personnes imaginaires.

La conformation crânienne n'offre rien de particulier. L'examen des différents organes est muet ; on constate bien un peu de diminution dans la hauteur du foie, mais en pressant au-dessous du rebord des fausses côtes, les mains rencontrent un corps dur qui indique évidemment un abaissement de l'organe.

Les idées de persécutions sont les idées prédominantes dans le délire de cette malade. Comprenant mal ce qu'on lui dit, Mme Cous... s'imagine toujours qu'on parle d'elle et qu'on lui en veut ; mais il semble, en outre, qu'il y ait chez elle de véritables hallucinations de l'ouïe : son attitude et les colloques continuels qu'elle a à voix basse le prouvent.

L'indocilité et l'irritabilité sont considérables : veut-on lui faire faire quelque chose, immédiatement elle se fâche et se jette sur les personnes qui la commandent. Un jour, elle prend par le cou et frappe à coups de chaise une gardienne qui lui demandait de travailler. Quand on l'interroge sur le pourquoi de ces brutalités, elle répond qu'elle n'est pas malade, qu'on doit la faire sortir, et qu'elle n'a à recevoir d'ordre de personne ici. Elle reproche aux surveillantes de la frapper, de la priver de nourriture, etc. D'ailleurs, ajoute-t-elle, on la tourmente trop ; et alors, avec une expression de colère que reflète sa physionomie, qui devient pâle et dont le nez s'effile, elle se met à récriminer contre les persécutions qu'on lui fait subir et contre sa maintenue dans l'Établissement. Elle nous demande si on n'a pas honte de la garder ainsi enfermée loin de sa famille, de la garder ici, où les unes lui crient des injures, les autres lui enlèvent sa nourriture et iraient même, si elles l'osaient, jusqu'à lui cracher à la figure. On la frappe, on lui donne des coups, etc., et alors, s'animant de plus en plus à mesure qu'elle parle, elle menace la gardienne qui l'accompagne.

Mme Cous... ne se rend pas un compte exact du milieu dans lequel elle se trouve ; elle reconnait bien que certaines personnes qui l'entourent sont extravagantes ; mais probablement, si elles crient trop, c'est qu'on les persécute comme elle. Elle prend les unes pour les autres, les gardiennes et certaines des malades sont des personnes de son village qui continuent à la poursuivre, etc...

Au milieu de réponses très justes, il existe chez Mme Cous... une incohérence notable, surtout dans le délire, qui est parfois assez niais. De plus, la malade ne peut rendre compte d'une manière précise de ses idées délirantes ; elle a beaucoup de peine à poursuivre une idée, non pas que la surexcitation l'empêche de se fixer, mais bien parce qu'elle s'embrouille et qu'elle ne se souvient plus, au milieu d'une explication, de ce qu'elle a dit au commencement. La mémoire, surtout pour les choses récentes, est profondément atteinte ; la démence est, à un examen attentif, beaucoup plus considérable que ne semblerait le faire supposer un examen plus superficiel.

La physionomie de cette malade offre en outre des particularités intéressantes : le teint est pâle, les yeux sont battus, les muscles sont flasques, des stases sanguines existent au niveau des pommettes. L'union de ces perturbations physiques avec les troubles psychiques indique un affaiblissement de l'intelligence et donne à l'ensemble de l'aliénation mentale de Mme Cous... l'apparence d'une aliénation avec lésion organique du cerveau.

L'état précédent persiste tel jusqu'à la fin de décembre 1879 ; cependant, depuis quelque temps déjà, l'agitation avait diminué. En janvier, cette agitation tombe à peu près complètement. Le délire persiste, mais Mme Cous... est parfaitement calme; elle est devenue obéissante et travaille. Ce calme coïncide avec une amélioration notable de l'état physique; l'embonpoint est revenu, et pourtant la physionomie de cette malade n'a pas changé : ses yeux restent battus ; son teint est pâle, son regard terne ; les joues sont flasques et les pommettes arborisées par des stases sanguins. A ce moment aussi, la démence s'affirme nettement par la niaiserie du délire et la diminution de la mémoire. A la fin de janvier 1880, l'agitation réapparait, offrant les mêmes caractères qu'au début.

Les mois de février et de mars sont assez calmes; mais toujours, à certains moments, reviennent des accès d'agitation d'une durée plus ou moins longue. Il en est ainsi des mois d'avril, mai, juin, juillet et août.

La menstruation paraît toujours avoir été régulière.

Au commencement de septembre 1880, l'agitation réapparait, Mme Cous... parle dans le courant de la nuit, redevient indisciplinée, elle mouille son lit; la démence fait des progrès. Dans le courant du mois, cette malade devient plus fatiguée physiquement et intellectuellement; l'agitation est plus considérable, le teint plus pâle, plus blafard ; les yeux sont cernés, et Mme Cous.. maigrit.

L'examen de la poitrine révèle l'existence d'une pleurésie occupant tout le côté droit, ainsi que le prouvent la voussure de ce côté, l'abolition des vibrations thoraciques, une matité remontant jusqu'au sommet, l'absence absolue de murmure vésiculaire et l'existence de la voix de jeton.

La respiration est peu gênée, la malade n'éprouve aucune douleur; elle tousse, mais très peu, et ne crache pas. Aussi voudrait-elle continuer à manger et refuse de se soigner. Les forces cependant sont gravement atteintes; le pouls est petit, fréquent, régulier: il bat 104 pulsations par minute; la température oscille entre 38°,5 et 38°,3. Bientôt la fièvre tombe, il n'existe plus qu'une légère exacerbation vespérale. Puis, sous l'influence d'un vésicatoire et des diurétiques, l'épanchement disparaît au bout de trois semaines à un mois, laissant toutefois localement des traces physiques de son passage.

La malade peut quitter l'infirmerie et reprendre sa vie ordinaire; mais les forces ne reviennent pas, bien qu'à certains moments Mme Cous... mange beaucoup.

Elle reste toujours pâle, amaigrie, et au bout d'une quinzaine de jours les phénomènes suivants viennent s'ajouter aux précédents. La malade se plaint de violents maux de tête ; lorsqu'elle monte un escalier ou même lorsqu'elle marche, elle a comme des vertiges, et on est obligé de la surveiller, car elle perdrait l'équilibre ; il existe en outre des frissons ; elle a perdu l'appétit. Ces accidents s'aggravent, et, le quatrième jour, on constate un certain embarras de la parole, la langue est devenue comme pâteuse, et, quoique la malade essaie encore de résister aux soins qu'on lui donne, l'affaissement est chez elle assez marqué.

L'examen des organes contenus dans la cavité thoracique et abdominale ne révèle rien de particulier ; aussi, en se basant sur l'état de prostration intellectuelle dans lequel est Mme Cous..., sur l'existence d'une sensation de chaleur très appréciable au niveau du front, sur l'embarras de la parole signalé plus haut, sur une certaine déviation des traits du visage (la commissure labiale est entraînée du côté droit), sur le désaccord entre la température oscillant entre 39°,6 et 39° et le pouls qui bat 65 par minute, on s'arrête à l'idée d'une lésion inflammatoire du cerveau. Des dérivatifs sont appliqués (lavements, purgatifs, vésicatoires, etc.). Malgré ce traitement, les phénomènes morbides s'accentuent et la prostration devient plus considérable. Cette malade répond dificilement aux questions qu'on lui pose et a l'air de peu comprendre.

Le 12 décembre, ces troubles augmentent encore, et, quand sa fille vient la voir, Mme Cous ne la reconnaît même plus.

Le 14, à la visite du matin, nous trouvons cette malade couchée sur le dos, dans un état très voisin du coma ; Mme Cous... fume la pipe.

La respiration est fréquente et assez bruyante. Les yeux, à demi fermés, n'ont plus aucune expression ; les pupilles, dilatées des deux côtés, ne se contractent plus sous l'influence de la lumière ; l'excitabilité mécanique de la cornée a complètement disparu ; l'intelligence est abolie. Il existe, aussi bien à droite qu'à gauche, un état de raideur des muscles des membres : on a de la peine à étendre l'avant-bras sur le bras ; mais, tandis que du côté gauche le membre supérieur et le membre inférieur ne retombent pas inertes sur le lit, du côté droit l'inertie est complète, surtout au membre supérieur. On constate dans tous les muscles une petite trémulation qu'on peut comparer à la trémulation due au refroidissement.

Du côté de la face, la commissure labiale droite est légèrement entraînée.

Le cou est un peu plus volumineux qu'à l'état physiologique, ce qui tient au développement de la glande thyroïde. Lorsqu'on applique la main sur cette région, on perçoit une sensation de chaleur plus grande que celle qui existe au niveau du thorax découvert, et surtout que celle des membres et des épaules.

Lorsqu'on la soulève sur son lit, cette malade ne s'aide pas et la tête retombe en arrière. Il existe une raideur notable des muscles de la région postérieure du cou; on a de la peine à ramener la tête en avant.

Cette malade se plaint beaucoup quand on la fait passer de la station horizontale à la station verticale. Quand on la fait boire, la déglutition est très gênée.

L'examen de la poitrine est très difficile : on constate un peu de rudesse à gauche.

Le cœur n'offre rien de particulier à ses divers orifices.

Attitude des membres inférieurs : les cuisses sont à demi fléchies sur le bassin, les jambes sur les cuisses.

La rougeur de la peau s'obtient très facilement. La fonction urinaire et celle de défécation se font régulièrement.

Le ventre est un peu ballonné ; il existe un léger tympanisme, mais la paroi se laisse déprimer. La pression, qu'elle se fasse à la partie supérieure, au creux épigastrique ou à la partie inférieure, donne lieu chez la malade à des plaintes assez vives.

Le foie conserve les limites que nous lui connaissons.

D'une manière générale et à part la sensibilité assez vive que réveille la pression sur l'abdomen, il y a émoussement généralisé de la sensibilité ; toutefois cet émoussement tient, dans certaines parties du corps tout au moins, à l'état de prostration intellectuelle dans lequel se trouve la malade. C'est si vrai que l'émoussement qu'on constate dans tout le côté gauche, lorsque la malade est à l'état de repos, disparaît lorsqu'on produit chez elle de la surexcitation par des excitations répétées, ainsi que l'accusent alors les mouvements et les plaintes de la malade lorsqu'on la pique, soit à la face, soit au thorax, soit aux muscles.

A droite, au contraire, sans être complètement abolie, la sensibilité à la douleur est très diminuée; la malade ne porte plus sa main pour empêcher les piqûres et se plaint peu. Cette parésie de la sensibilité du côté droit est généralisée à tout ce côté.

La sensibilité à l'électricité suit absolument la même marche que la sensibilité à la douleur. Conservée à gauche, sauf le degré d'émoussement, qui paraît tenir uniquement à l'état de prostration intellectuelle, elle est considérablement diminuée dans tout le côté droit. Il n'en est pas de même de la contractilité électrique musculaire, dont l'énergie nous paraît identique des deux côtés et normale.

La température est à 39° ; le pouls, faible, dépressible, bat 110 pulsations.

14 décembre soir. L'état de prostration signalé ce matin a encore augmenté, et nous trouvons Mme Cous... dans un état de sueurs profuses ; 105 pulsations par minute, pouls fébrile.

Le 15, même état.

17 décembre 1880. Hier matin, à la visite, une certaine amélioration s'était produite dans l'état de Mme Cous.... Le coma avait diminué ; l'intelligence, complètement abolie la veille, était un peu revenue ; la malade entendait ; la rétine était excitable; Mme Cous... suivait des yeux les personnes qui l'entouraient ; la paralysie du côté droit était moins marquée. Dans le courant de la nuit du 16 au 17, cette malade s'agite ; elle se découvre, veut se lever, cherche à défaire son bandage, etc. Cet état d'excitation est produit par une stomatite cantharidienne survenue dans la nuit à la suite d'un vésicatoire appliqué sur la poitrine. La respiration

est devenue plus difficile; des quintes de toux se produisent fréquemment. L'examen de la poitrine révèle à la base, du côté gauche, de la matité et du souffle occupant la moitié inférieure du poumon.

17 soir. Les phénomènes d'excitation constatés ce matin ont disparu, et un état de dépression marquée s'est produit: coma, perte de la sensibilité rétinienne et conjonctivale, tendance au refroidissement; cependant la paralysie est toujours moins marquée à gauche que lors de notre dernier examen; la respiration est toujours difficile; il existe de la carphologie et, en outre, de petits tremblements ressemblant à des frissons et paraissant généralisés à tout le corps, mais à prédominance marquée du côté gauche. A certains moments, on constate que cette malade y voit, et à d'autres au contraire il y a cécité. L'état général est très mauvais. La déglutition se fait difficilement.

A onze heures du soir, son état s'aggravant progressivement, cette malade décédait.

Autopsie, faite vingt-quatre heures après la mort.

Cerveau: Boîte crânienne épaisse, résistante; pas de déformation.

Face convexe des hémisphères: Congestion intense, arborisations très marquées des deux côtés sur toute la surface. Pas d'épaississement. Au-dessous de cette membrane existent des stases sanguines.

Pie-mère: Congestion sanguine généralisée; arborisations sur toutes les circonvolutions. Coloration blanche des veines. Pie-mère transparente dans la plus grande partie de son étendue, sauf au niveau des 2/5 antérieurs des lobes frontaux. En ces points, outre une congestion plus intense que dans les autres régions, il existe quelques traînées et plaques blanchâtres indiquant un travail récent. Entre deux de ces plaques et la dure-mère, existent, du côté gauche, deux filaments se déchirant facilement et faisant adhérer la pie-mère à la face inférieure de la dure-mère. De ce même côté, cette opacité de la pie-mère se retrouve sur les trois circonvolutions frontales, mais surtout au niveau de la deuxième circonvolution, se dédoublant elle-même en deux circonvolutions secondaires. Du côté droit, ces altérations occupent la même étendue environ qu'à gauche, mais elles sont moins serrées et moins anciennes.

Au-dessous de la pie-mère, dans toute l'étendue du cerveau, on constate une certaine quantité de liquide séro-sanguinolent, surtout marqué au niveau du confluent des sillons et de la scissure de Sylvius des deux côtés ; ce liquide se déplace facilement sous la pression du doigt.

Lorsqu'on détache la pie-mère des circonvolutions, cette membrane s'enlève facilement dans presque toute l'étendue de ces dernières ; on ne constate en effet que quelques adhérences tout à fait à la région antérieure des circonvolutions frontales. A droite, ces adhérences sont limitées à une très faible étendue (Pl. III, *fig.* 3, n° 5) ; à gauche, elles sont un peu plus étendues, occupent la première circonvolution frontale au moment où elle se recourbe et empiètent un peu transversalement sur la deuxième circonvolution (Pl. III, *fig.* 2, n°s 5, 6). Les extravasations séro-sanguinolentes que nous signalions tout à l'heure sont exclusivement sous-pie-mériennes; le lavage du cerveau les fait disparaître complètement.

Circonvolutions : Les circonvolutions sont bien développées, elles ont conservé leur consistance normale dans la plus grande étendue du cerveau. Les circonvolutions des lobes occipitaux et pariétaux sont intactes ; il en est de même de la plus grande partie des lobes frontaux. Cependant, du côté gauche, à partir du point où les circonvolutions se recourbent pour devenir inférieures (Pl. III, *fig.* 2), il existe un ramollissement de la substance nerveuse, ainsi que le révèlent la pression des doigts et le raclage de ces parties, qui entraîne après lui une certaine quantité de cette substance ; à droite, on constate en ces mêmes points un peu de ramollissement, mais sur une moindre surface qu'à gauche ; seule, à droite, la première circonvolution frontale, à partir du point où elle se recourbe, est ramollie (Pl. III, *fig.* 3).

Les vaisseaux des hémisphères, gorgés de sang, ainsi que nous l'avons dit, n'ont subi aucune altération de structure.

Face inférieure des hémisphères : Il existe de chaque côté, au niveau des circonvolutions frontales, une dépression physiologique qui tient à la voussure des os du plancher de l'orbite.

Dure-mère : N'offre rien de particulier.

Pie-mère : Les circonvolutions recouvertes de la pie-mère sont très congestionnées, surtout en avant, au niveau des lobes frontaux inférieurs. La pie-mère a son apparence normale dans toute l'étendue des lobes occipitaux, dans la plus grande partie des lobes sphénoïdaux et à la partie antérieure des lobes frontaux ; il n'en est plus de même dans les régions médiane et postérieure de ceux-ci et à la partie antérieure des lobes sphénoïdaux. En ces points en effet, l'altération de la pie-mère est très nette ; elle s'accuse par l'aspect vitreux de cette membrane et par des traînées opaques disséminées principalement le long des lobes olfactifs et à la réunion du tiers moyen des lobes frontaux avec le tiers postérieur de ces mêmes lobes. Des travées de tissu conjonctif font adhérer la pie-mère qui recouvre la partie postérieure des lobes frontaux avec celle qui tapisse les lobes sphénoïdaux ; d'autres travées partant de la région antérieure des lobes sphénoïdaux vont rejoindre les nerfs optiques. La pie-mère qui recouvre la protubérance et le bulbe est congestionnée et a même subi un certain degré d'altération. Celle qui tapisse la partie postérieure des circonvolutions sphénoïdales, les lobes occipitaux et le cervelet, est saine.

Vaisseaux : Les vaisseaux, à peu près vides, sont sains ; cependant, et plus particulièrement au niveau de l'artère sylvienne du côté droit et de l'artère communicante antérieure, on remarque quelques petits points blanchâtres qui semblent dus à un commencement d'opacité.

Lorsqu'on cherche à séparer la pie-mère de la substance cérébrale, on constate en divers points des lobes frontaux l'existence d'adhérences plus marquées à gauche qu'à droite et surtout accentuées le long des lobes olfactifs (Pl. III, *fig.* 1, nos 1, 2, 3, 4, 6, 10, 11, 12).

Au niveau de la région antérieure des lobes sphénoïdaux, principalement du côté gauche, la pie-mère entraîne après elle de véritables îlots de tissu nerveux (Pl. III, *fig.* 1, n° 5) ; en arrière de ces points et sur une faible étendue, ramollissement de la substance nerveuse. Les circonvolutions de l'hippocampe (Pl. III, *fig.* 1, n°s 8, 15) sont, elles aussi, altérées, surtout du côté droit. La pie-mère qui recouvre la partie postérieure des lobes sphénoïdaux, les lobes occipitaux et le cervelet, est saine.

Circonvolutions : La consistance de la substance nerveuse est diminuée dans toute l'étendue des lobes frontaux inférieurs et à la partie antérieure des lobes sphénoïdaux (Pl. III, *fig.* 1, *a*, *b*, *c*, *d*) ; dans tout le reste de l'hémisphère, la consistance est normale ; il en est de même du cervelet, de la protubérance et du bulbe. Des coupes faites au niveau de ces différents points révèlent plutôt de l'anémie que de la congestion. Tous les nerfs de la base sont ramollis. Ce ramollissement se trouve encore au niveau des circonvolutions qui bordent la commissure antérieure du cerveau. Les ventricules sont complètement sains ; rien du côté des pédoncules et des ganglions de la base.

Face interne des hémisphères : La face interne des lobes frontaux, au niveau de la partie inférieure, a subi un certain degré de ramollissement ; il n'existe en ces points aucune lésion de la pie-mère et aucune adhérence entre cette membrane et la substance nerveuse.

Appareil circulatoire : Augmentation considérable du volume du cœur : celui-ci est en diastole. Aspect graisseux de tout cet organe, tassement de la graisse donnant lieu à de véritables crevasses sur le cœur. Pas de plaques athéromateuses, pas d'altérations valvulaires.

Dilatation considérable du ventricule gauche ; en même temps, amincissement très marqué des parois, qui sont en état de dégénérescence graisseuse. Le cœur droit est moins dilaté proportionnellement que le cœur gauche, mais les parois sont facilement déchirables. Il y a un caillot dans l'artère pulmonaire gauche. Dans la sous-clavière gauche, je trouve un caillot d'une longueur de 10 centim., il obture toute l'artère et fait un peu saillie dans l'aorte : c'est un caillot ancien ; il est blanc, très résistant. L'humérale gauche ne contient pas de caillots, elle est exsangue ; celle de droite au contraire contient du sang.

Appareil respiratoire : Les poumons sont augmentés de volume; il y a congestion généralisée à la région postérieure, surtout aux bases. Il y a simple congestion à la base droite, mais véritable inflammation à la base gauche; en ce point, un morceau du poumon plonge au fond de l'eau (hépatisation rouge). Cette pneumonie gauche coexiste avec un caillot pulmonaire gauche. Dans la plèvre gauche, adhérences récentes peu résistantes et disséminées sur tous les points.

Appareil digestif : La cavité péritonéale est surchargée de graisse; il y a des amas de tissu adipeux. Le péritoine présente en outre une coloration rouge, ce qui indique un léger état inflammatoire ; il y a quelques grammes de liquide dans le petit bassin.

Foie : Ne dépasse pas les limites normales, mais dégénérescence de tout l'organe.

Rate : Petite ; a subi une altération scléro-graisseuse.

Pancréas : N'est pas augmenté de volume ; grenu et paraît plus congestionné que normalement.

Reins : Sont augmentés de volume, surtout le rein gauche. Rein droit : séparation très nette entre la substance corticale et la substance médullaire ; le tissu des pyramides, par sa coloration rouge, tranche nettement sur la coloration de la périphérie, et, de plus, la région vasculaire qui sépare les deux substances étant très marquée, la substance corticale a un aspect plus blanchâtre qu'à l'état physiologique et se laisse plus facilement déchirer.

La substance médullaire est congestionnée dans toute sa profondeur.

Rein gauche : Les deux substances sont moins séparées que celles du rein droit et toutes les deux se laissent facilement déchirer.

Utérus : Cet organe a subi une altération évidente, ses parois sont plus épaisses qu'à l'état physiologique ($0^{m},015$) ; de plus, le muscle est en état de dégénérescence s'accusant par une coloration blanche particulière. L'ovaire du côté droit est ratatiné ; l'ovaire gauche offre une poche kystique renfermant environ

100 gram. d'un liquide complétement séreux, clair. Dans tout le petit bassin, le péritoine est considérablement congestionné ; on retrouve encore cette congestion dans toute l'étendue de l'intestin, surtout au niveau du péritoine.

Nous n'avons pas assisté au début de la maladie de Mme Cous... ; nous savons seulement que deux ordres de causes ont agi principalement chez cette malade dans la réalisation de l'aliénation mentale : des souffrances morales longtemps prolongées, des fatigues et des privations physiques. Au moment où Mme Cous... nous est amenée, nous constatons chez elle un délire à forme mélancolique et un degré assez marqué d'affaiblissement intellectuel. Ce mélange de délire et de démence, celle-ci suivant dans son développement une marche progressive et s'accompagnant d'une physionomie particulière, se continue jusqu'à la mort de la malade, qui succombe à des phénomènes de congestion cérébrale généralisée, mais surtout marquée à la base du cerveau.

A l'autopsie, outre des altérations rendant compte des troubles qui ont emporté la malade, nous retrouvons d'autres altérations beaucoup plus anciennes, caractérisées par un ramollissement de la substance grise périphérique des hémisphères avec inflammation de la pie-mère, altérations surtout marquées au niveau des lobes sphénoïdaux, mais s'étendant à tous les lobes frontaux inférieurs et empiétant même un peu sur les lobes frontaux internes et supérieurs (Pl. III).

OBSERVATION V.

Le 12 juin 1881, entrait à l'Asile la nommée Sim...., âgée de 41 ans.

Tous renseignements sur les antécédents héréditaires et personnels de cette malade, et sur le mode de développement de la maladie, nous manquaient absolument. Nous savions cependant que Mme Sim... avait dû quitter son mari, qui la rendait malheureuse, et qu'elle se livrait à des travaux physiques fatigants. Nous savions encore que, malgré ces travaux, qui l'appelaient beaucoup au dehors, on ne s'était aperçu du dérangement de ses facultés mentales que depuis quinze jours environ ; elle faisait du bruit toute la nuit, descendait dans la rue en chemise, et allait voler de côté et d'autre. Alors on la conduisit à l'hospice de Béziers, où elle brisait, cassait tout, et frappait les femmes qui l'entouraient; elle chercha plusieurs fois à se donner la mort. Nous savions enfin que la forme revêtue par le délire était la lypémanie avec tendances au suicide, ainsi que le prouve le certificat suivant du médecin traitant : « La femme Sim... est lypémaniaque avec tendances au suicide; elle a tenté déjà de se couper la gorge avec un couteau : il est donc indispensable de conduire la femme Sim... dans un établissement spécial et de l'y tenir renfermée ».

État de la malade pendant son séjour à l'Asile. — Lors de son entrée à l'Asile, la malade se présente à nous avec les symptômes suivants : Mme Sim... est amaigrie, sa physionomie est fatiguée, son teint a un aspect jaunâtre sur un fond pâle ; des plaques de congestion passive existent au niveau des pommettes; son aspect extérieur exprime un état d'hébétude beaucoup plus marqué à certains moments qu'à d'autres; ses yeux ternes, ses traits étirés et flasques, indiquent l'atonie des muscles de la face ; la parole est lente, la prononciation n'offre aucun trouble paralytique ; la langue, légèrement déviée à gauche, ne présente aucune trace de tremblement. Pas de troubles paralytiques. Les idées délirantes sont très embrouillées, cependant on distingue nettement des idées de tristesse et de persécutions; Mme Sim... s'imagine qu'on lui dit des injures, surtout pendant la nuit, et se plaint que des bêtes la piquent. A certains moments, cette malade semble plongée dans un véritable état de stupeur lypémaniaque. La mémoire est profondément atteinte ; Mme Sim... ne peut donner aucun renseignement sur ses antécédents.

Démence et mélancolie évoluent donc ensemble dans ce cas.

L'examen des différents organes est négatif ; seule la matité du cœur est un peu abaissée et les bruits de cet organe sont sourds, profonds et lents. L'artère radiale est un peu sinueuse ; le pouls est normal en fréquence, assez énergique, dépressible. La conformation crânienne est bonne.

Lorsqu'on suit Mme Sim... dans le cours de sa maladie, on remarque qu'il existe chez elle des périodes d'agitation et de dépression alternant entre elles, et d'une durée d'un jour en moyenne, souvent moins. Les signes d'affaiblissement intellectuel s'affirment : la malade ne se rappelle rien, ne retrouve pas son lit, se déshabille, ramasse tout ce qu'elle trouve autour d'elle, etc... Elle est méchante, brutale, frappe sans motif les autres malades, continue à se plaindre qu'on la tourmente. Quelques signes semblent indiquer qu'il existe chez Mme Sim... un certain degré d'excitation génésique que réveille la vue des hommes.

L'état précédent dure ainsi jusqu'au 5 juillet. A cette époque, Mme Sim... est atteinte d'une éruption de nature indéterminée, s'accompagnant de fièvre et ressemblant assez bien au début d'une variole. Au bout de trois à quatre jours, la fièvre disparaît, l'éruption pâlit, et Mme Sim... semble guérie de cette maladie incidente qui n'avait eu d'ailleurs aucune influence sur l'état mental. Bientôt l'éruption reparaît et s'accompagne d'une diarrhée d'une odeur excessivement fétide. Au bout de quelques jours, nouvelle disparition de l'éruption, mais continuation de la diarrhée et d'un état fébrile assez intense. L'état général devient mauvais, l'adynamie se manifeste et s'accentue rapidement. Un abcès se produit au niveau de la région sacrée et donne lieu à de la gangrène ; la diarrhée persiste, conservant toujours son caractère fétide; des plaques violacées se produisent du côté de la poitrine et se généralisent, des congestions hypostatiques des poumons se réalisent, l'asphyxie se produit : la malade meurt dans cet état, 9 août 1881.

Autopsie faite vingt-quatre heures après la mort.

L'intestin, le foie, les reins, ne révèlent aucune lésion ; le cœur est normal, à part une légère hypertrophie du ventricule gauche. Les poumons indiquent une congestion hypostatique très marquée, avec quelques points d'inflammation.

Encéphale. — Face convexe des hémisphères : A l'ouverture de la boîte crânienne, on trouve une congestion surtout veineuse des différents vaisseaux du cerveau. La dure-mère est normale dans sa texture ; il en est de même de la pie-mère, qui se sépare facilement de la substance cérébrale, qui n'offre aucune altération.

Face inférieure du cerveau : Les lobes occipitaux et la très grande partie des lobes sphénoïdaux sont sains ; il n'en est plus de même des lobes frontaux, qui offrent en certains de leurs points, principalement le long des circonvolutions qui bordent les nerfs olfactifs, des traces très nettes d'inflammation de la pie-mère, avec ramollissement de la substance grise sous-jacente (Pl. V, *fig.* 1, *a*, *b*, *c*, *d*,) et adhérences (Pl. IV, *fig.* 1, nos 1, 2, 3, 4, 5, 6). Cette inflammation gagne surtout à droite la partie interne et antérieure de l'extrémité des lobes sphénoïdaux (Pl. IV, *fig*, 1, no 1) et plonge dans l'intérieur de la scissure de Sylvius. Cette même altération se retrouve encore à la région interne des lobes frontaux, à peu près exclusivement à leur partie inférieure (Pl. IV, *fig.* 2, nos 1 ; *fig.* 3, nos 1, 2).

Dès l'entrée de Mme Sim... à l'Asile, deux ordres de troubles frappent chez cette malade : c'est, d'une part, l'existence d'un délire à forme mélancolique, et, d'autre part, l'existence d'un affaiblissement de l'intelligence arrivé à un degré assez marqué et s'accompagnant de troubles somatiques qui sont l'apanage des lésions organiques du cerveau. Des alternatives rapides d'agitation et de dépression se produisent, et à la mort, qui arrive à la suite de troubles généraux, on constate l'existence d'un ramollissement cérébral limité à une partie de la base du cerveau et à la partie inférieure de la face interne des lobes frontaux (Pl. IV).

---

§ II.

Avant d'aller plus loin, arrêtons-nous un instant sur les observations qui précèdent : ce sont elles qui ont attiré notre attention sur l'existence du type clinique dont nous poursuivons l'étude.

Et tout d'abord, si nous laissons de côté les questions de détail pour nous attacher seulement à ce qui forme le fond de ces différents faits, nous voyons que ceux-ci sont absolument semblables les uns aux autres.

Dans tous, le délire revêt la forme mélancolique; dans tous, existe un affaiblissement radical de l'intelligence ; dans tous enfin, on constate l'existence d'une lésion organique du cerveau que révèlent la clinique (habitus extérieur des malades, paralysies localisées, etc.) et l'anatomie pathologique.

Ces éléments : délire, démence, lésions organiques, que nous étudierons en détail dans la seconde partie de ce travail, offrent des caractères et, au point de vue de leur développement, des rapports qu'il nous est nécessaire de connaître actuellement.

Quoique le délire se manifeste à nous dans ces différents cas, tantôt sous la forme d'une lypémanie, tantôt sous la forme d'une folie des persécutions, tantôt sous celle d'une manie avec prédominance d'idées de tristesse et de persécutions, ce délire est un, quant au fond : un lien commun, la mélancolie, réunit ces différentes manifestations.

La démence se présente à nous avec des caractères tels qu'elle ne peut être confondue avec la démence qui termine ordinairement les aliénations mentales par troubles fonctionnels.

Chez Dup... (Obs. I) et chez R... (Obs. II), l'affaiblissement radical de l'intelligence s'affirme par des symptômes incontestables dès que tombe l'agitation du début, c'est-à-dire quelques semaines après la manifestation extérieure de la maladie; chez Sim... (Obs. V), cet affaiblissement prédomine sur le délire dès l'entrée de cette malade à l'Asile, à une époque très rapprochée du début de l'aliénation mentale; et si chez Gib... (Obs. III), son apparition est plus tardive que dans les cas précédents, il se révèle cependant à un moment de la maladie où il n'est pas permis de le regarder comme étant un affaiblissement intellectuel consécutif à la folie simple. Ainsi, dans les faits qui précèdent, la date de son apparition le prouve, la démence n'est pas consécutive au délire; ces deux éléments ont chacun leur autonomie.

Ce n'est pas tout : dans ces mêmes faits, la démence revêt une physionomie spéciale; elle s'accompagne de troubles somatiques. Ces troubles, très peu marqués chez Gib... (Obs. III) et chez Cous... (Obs. IV), existent cependant dans ces cas et se traduisent par une physionomie particulière, par des stases sanguines au niveau des pommettes, par la flaccidité des traits, etc.; tous symptômes dont nous apprécierons ailleurs la valeur diagnostique. Ces troubles s'accentuent chez Sim... (Obs. V) et surtout chez Dup... (Obs. I) et chez R... (Obs. II), où, à côté des symptômes précédents, on constate des paralysies localisées (chute des paupières, paralysie faciale, émoussement du sens de l'olfaction, etc.). En un mot, dans les observations que nous venons de rapporter, la démence s'accompagne de troubles somatiques révélateurs d'un travail organique du cerveau.

L'anatomie pathologique nous montre quelle est, dans

ces mêmes observations, la nature de ce travail organique; elle nous le montre (Obs. III, IV, V) constitué par une lésion absolument semblable à celle qui existe dans la paralysie générale, mais qui, différence essentielle, au lieu d'être diffuse, comme dans cette dernière maladie, reste limitée à certaines régions du cerveau.

L'association de ce délire à forme mélancolique et de cette démence, celle-ci non consécutive à celui-là; l'existence de cette lésion du cerveau caractérisée par un travail organique semblable à celui de la paralysie générale mais restant limité, ne sont-ils pas tout autant d'éléments qui, en s'unissant, donnent aux faits qui précèdent une physionomie spéciale et les mettent en dehors des groupes actuellement admis en aliénation mentale ? Nous l'avons pensé. Ces faits nous ont paru se rattacher à un type clinique méritant une étude à part, et qui, comme nous le verrons, trouve naturellement sa place dans le cadre encore si incomplet de la pathologie mentale. A ce type nous avons donné le nom de *démence mélancolique ;* nous justifirons plus loin cette dénomination.

D'autres faits, soit personnels, soit empruntés aux auteurs, vinrent bientôt confirmer ce que les observations précédentes nous avaient fait entrevoir, et nous montrer que les faits du genre de ceux qui précèdent sont plus fréquents qu'on ne pourrait le croire. Les observations de cette nature devenant plus nombreuses, l'étude des causes put être faite sur une plus large échelle. Cette étude fit alors ressortir l'existence, dans ces différents cas, d'un groupe de causes nous indiquant, sinon pourquoi se produisent des lésions cérébrales, du moins pourquoi ces lésions restent limitées et ne se diffusent pas comme dans la paralysie générale, et apporta ainsi l'indispensable appui de l'Étiologie aux données fournies par la Symptomatologie et l'Anatomie pathologique.

La plupart des dernières observations dont nous venons de parler, nous les retrouverons, chemin faisant, dans la seconde partie de ce travail ; nous voulons seulement rapporter ici quelques-unes d'entre elles qui, en même temps qu'elles viendront confirmer les enseignements de celles qui précèdent, nous permettront de serrer de plus près et de connaître dans son ensemble la constitution du type clinique dont nous venons de mettre en relief les principaux caractères, soit symptomatologiques, soit anatomiques.

§ III.

OBSERVATION VI [1].

La nommée Gr..., 44 ans, est entrée dans mon service le 10 février 1872.

La famille de cette femme est une famille d'extravagants ; son père, homme des plus excentriques, est mort d'alcoolisme ; son frère s'est toujours fait remarquer par des bizarreries de caractère et de conduite.

La femme Gr... elle-même avait toujours eu des façons singulières : presque continuellement agacée, énervée, susceptible, versatile, passant sans motif et avec la plus grande facilité de la gaieté à la tristesse, de l'apathie à l'activité exagérée.

D'ailleurs très bonne, obligeante, honnête, travailleuse.

Elle avait toujours été souffreteuse, se plaignant sans cesse de

[1] Voisin et Burlureaux ; *De la Mélancolie dans ses rapports avec la paralysie générale.*

palpitations, de névralgies lombaire et intercostale ; plusieurs fois elle fut prise de syncope dans la rue ; cependant elle n'avait jamais fait de maladie sérieuse. Sa vie se passa ainsi jusqu'au moment du bombardement de Paris : alors son intelligence commença à faiblir. Elle manifestait de la façon la plus exaltée ses émotions, ses terreurs ; elle répétait sans cesse qu'elle craignait que Paris ne devînt tout entier la proie des flammes, et elle continua à manifester ses craintes, même l'armistice signé.

Ses inquiétudes imaginaires s'accrurent encore pendant la Commune. Habitant Belleville, elle put voir le cortège des victimes conduites rue Haxo, et, quelques heures après, des fédérés furieux vinrent faire des perquisitions chez elle pour trouver son mari, qui avait refusé de prendre les armes. Dès lors cependant les deux mois qui suivirent, elle n'eut plus qu'une seule pensée, un seul ordre de paroles : « On va venir nous voler, disait-elle sans cesse à son mari ; emportons nos meubles, on va venir les prendre : fuyons. » Elle cesse de s'occuper de son ménage, de faire la cuisine; cependant elle travaillait encore chez elle de son état de couturière et prenait ses repas sans difficulté.

Six semaines avant son entrée à l'hospice, un soir, elle ne rentra pas chez elle, et vers dix heures son mari la trouva dans la rue allant à l'aventure.

Puis elle ne parla plus que de pétrole : une fois même elle en versa en guise d'eau dans la soupe de son mari. Enfin elle se mit à jouer avec des allumettes enflammées ; elle tenta de mettre le feu et de se jeter par la fenêtre, cassa ses meubles, déchira ses vêtements.

Cette excitation était surtout déterminée par des hallucinations de l'ouïe. Elle entendait souvent le bruit de la canonnade et des pas d'hommes qui venaient la voler. On avait la plus grande peine à lui faire accepter quelque nourriture.

Elle fut traitée par des potions calmantes et des bains sinapisés, puis enfin son mari se décida à la placer ici.

A son arrivée, nous la trouvâmes considérablement émaciée. Ses joues présentaient une teinte terreuse et cyanique ; les yeux étaient ternes, les pupilles égales mais resserrées.

Elle refusa de s'approcher de nous, se débattit violemment,

déclarant qu'elle ne voulait pas voir de médecin, et nous injuria.

C'est avec beaucoup de peine que je parvins à l'ausculter. Je ne trouvai rien d'anormal, ni au cœur ni dans les poumons. Le pouls, petit, régulier, donnait 80 pulsations à la minute. T. 37°, 4.

Pendant les premiers jours, à ces phases d'excitation succédèrent des périodes où la malade restait immobile, plongée dans une sorte de stupeur; puis l'agitation recommençait. Plusieurs matins nous la trouvâmes couchée, ne répondant à aucune question, prononçant quelques mots de terreur. Elle avait d'abord mangé sans trop se faire prier, mais bientôt elle refusa obstinément toute nourriture ; on fut donc obligé de la nourrir à la sonde œsophagienne.

L'amaigrissement augmente ; toujours nulle trace de fièvre, nul indice d'une affection thoracique ou abdominale.

Le 14 février 1872, elle eut une attaque épileptiforme.

Le 16, nous la trouvâmes furieuse, essayant de déchirer son drap avec ses dents, parlant de feu, de poudre ; pleurant, fixant certains points à la manière des hallucinées. Toujours sans fièvre.

Elle voulut avaler un petit morceau de linge qu'elle avait pelotonné, et frappa les infirmières qui s'y opposaient. On lui mit la camisole de force et on continua d'employer la sonde œsophagienne pour la nourrir.

Le lendemain, elle resta plongée dans une sorte de coma, les yeux continuellement fermés, ne répondant à aucune excitation. Elle succombe pendant la nuit.

Autopsie. — Au-dessous de la dure-mère, qui est normale, l'arachnoïde et la pie-mère étaient fortement congestionnées, et à travers des arborisations capillaires d'un rouge rutilant qui couvraient toutes les circonvolutions, serpentaient les veines, très dilatées.

Le sinus longitudinal supérieur était presque complètement obstrué par un caillot non adhérent, mais assez résistant et qui se prolongeait quelque peu dans quelques-uns des gros troncs veineux qui viennent aboutir à ce sinus ; ce sont les mêmes troncs qui se trouvaient les plus dilatés ; d'ailleurs ils étaient restés perméables.

Le tissu cellulaire sous-arachnoïdien était imbibé d'un liquide abondant, qui en un point, vers la partie interne du lobule pariétal gauche, formait comme un petit kyste. A la partie la plus élevée des hémisphères, au voisinage du sinus longitudinal, autour des veines dilatées, l'arachnoïde et la pie-mère présentaient un aspect louche, et là semblaient confondues entre elles et avec la dure-mère. La pie-mère adhérait à la substance corticale sur l'étendue d'un centimètre carré environ, à la partie la plus antérieure de la première circonvolution frontale gauche. L'arachnoïde offrait une lésion sur laquelle je m'étendrai quelques instants. (Cette membrane présentait des taches qui, d'après la description qu'en donne M. Voisin, paraissent constituées par des dilatations des vaisseaux capillaires.)

M. Voisin, en nous indiquant les points principaux qui caractérisent l'aliénation mentale de Gr..., va ramener cette observation dans le cadre de celles que nous avons recueillies nous-même. « En résumé, dit en effet le médecin de la Salpêtrière, cette malade, un an avant d'entrer dans mon service, avait été prise d'un délire mélancolique avec hallucinations et d'une légère teinte de débilité qui s'accentuèrent de jour en jour jusqu'à son entrée. » Quelques jours après son admission à la Salpêtrière, cette malade succombe à des congestions intenses du côté du cerveau, et, à l'autopsie, nous retrouvons des altérations semblables à celles constatées chez nos malades.

OBSERVATION VII [1].

La nommée Nic..., 41 ans, fleuriste, est entrée le 4 mai 1868 dans le service de M. Baillarger, dans un état de mélancolie avec stupeur, de mutisme absolu.

Pâleur intense de la face. Flaccidité des chairs. Fixité des yeux. Elle se déshabillerait à chaque instant, si on ne la maintenait

[1] A. Voisin et Burlureaux, *loc. cit.*, pag. 115.

pas. On ne pouvait la faire asseoir, tellement elle se tenait raide.

Pupille droite plus large que la gauche.

Pas de tremblement de la langue sortie hors de la bouche, ni des lèvres, ni des mains. Parole nette, non tremblée, mais lente. Parle à voix basse et toujours avec une expression de stupeur.

Force musculaire normale, me porte sur ses épaules. Sensibilité aux pincements normale.

Rien au cœur ni aux poumons. P. 68 ; Insp. 16.

Tumeur fibreuse de l'utérus.

Elle accuse des douleurs dans le ventre et dans tous les membres.

Mange lentement. Est propre.

Ne se rappelle pas, à son entrée, depuis combien de jours elle est ici, mais additionne bien de mémoire ; réfléchit en additionnant. Calme, mais est toujours dans la stupeur, et ne sort de cet état que pour essayer de mordre les personnes du service. Physionomie crispée. Dit être devenue malade à cause de la mauvaise conduite de son mari, qui lui aurait donné une maladie vénérienne. A perdu deux enfants, dont l'un de 23 ans.

24 mai. Perte de connaissance ; tremblement des quatre membres, du tronc ; convulsions cloniques du côté gauche de la face ; raideur des articulations ; pas de grimaces des yeux ; écume buccale ; lèvres violettes. Durée, une minute.

Reproduction réitérée des mêmes phénomènes. Série de convulsions ; cris, hurlements ; vomissements bilieux ; respiration forte, 32 insp. Pas de pouls radial à gauche, et à droite filiforme. 132 P. ; T. A. 38°,8.

Constipation. Urine dans le lit.

Mort dans la nuit du 25 au 26. N'a plus eu de convulsions. Même physionomie grippée. Pouls filiforme. T. A. 38°,6.

L'autopsie a montré les particularités suivantes :

Épaississement, infiltration par des plaques laiteuses des méninges de la base. La face antérieure du quatrième ventricule présente un sablé fin qui donne la sensation de langue de chat. Il n'existe pas d'adhérences entre les méninges supérieures et la substance corticale, mais cette substance présente un piqueté considérable par places.

Il existe une tumeur fibreuse utérine du volume d'une tête d'enfant, qui fait saillie dans le bassin.

L'observation de Nic... nous offre plus que des ressemblances avec les observations qui nous sont personnelles ; elle se confond avec elle. Là comme ici nous trouvons un délire mélancolique s'associant avec la démence, et ces deux ordres de troubles donnent à l'observation de Nic... une physionomie qui se rapproche beaucoup de celle de Cous... (Obs. IV) et de Gib.. (Obs. III); enfin, pour continuer encore mieux cette analogie, lorsque Nic... succombe à des attaques apoplectiformes, l'autopsie nous montre des altérations de même nature et occupant le même siège que celles qui existent chez nos malades.

L'observation XIII, que rapportent les mêmes auteurs, nous paraît être de même ordre que les précédentes ; il en est de même de la suivante.

OBSERVATION VIII [1].

La nommée M..., 53 ans, est entrée dans mon service le 14 décembre 1871, après être restée deux mois à l'asile Sainte-Anne, dont le médecin l'a jugée atteinte d'affaiblissement de l'intelligence avec amnésie partielle, illusions et hallucinations. Incohérence, accès d'agitation. — Peur de mourir de faim. Troubles de la motilité et embarras de la parole consécutifs à des attaques antérieures de paralysie incomplète, dont la première remonterait à huit ans, époque d'une suppression, devenue permanente, des règles par suite d'une frayeur.

Pas d'antécédents héréditaires.

La malade avait toujours eu une bonne santé ; mais, il y a dix ans, elle a commencé à avoir des attaques caractérisées par de la paralysie de motilité des mains, sans gonflement ni douleur, durant trois à quatre jours.

[1] A. Voisin et Burlureaux, *loc. cit.*, pag. 68.

Dans le commencement du siège, elle a eu de grandes frayeurs et a fait des actes extravagants. Elle se désolait toute la journée, ne s'occupait plus de son ménage, changeait de linge plusieurs fois par jour, et disait que quelque chose lui rongeait le ventre. Hallucinations terrifiantes de la vue et de l'ouïe. Elle a gâté. Agitation extrême pendant laquelle elle a cherché à mordre et à égratigner son mari.

Pas de douleurs des membres inférieurs, mais fourmillements dans les quatre extrémités.

Il y a deux ans, troubles utérins, catarrhe, pesanteur hypogastrique, qui ont persisté.

La malade, depuis de nombreuses années, s'était mise à boire de l'eau-de-vie, et souvent on l'a vue ébrieuse.

A son arrivée ici, elle est toujours en mouvement, cherche à mordre et à prendre tout ce qui est à sa portée. Obligation de l'attacher sur une chaise.

Elle pleure ; sa figure exprime la tristesse ; physionomie parfois grimaçante. Sillons naso-labiaux très prononcés.

Pupilles égales.

Pas de tremblement de la langue. Voix enrouée.

On ne peut examiner ses sens.

Rien de particulier sur le crâne.

Force musculaire considérable des membres supérieurs, mais il lui est impossible de se tenir sur ses jambes. Il suffit d'appuyer légèrement sur ses épaules pour la faire tomber en avant.

Une légère pression des apophyses épineuses et des gouttières des vertèbres dorsales est très douloureuse.

Pas de bruit de souffle au cœur. Maigreur extrême.

Se plaint beaucoup, mais il est très difficile de savoir en quoi consistent ses conceptions délirantes.

27 décembre 1871. Vésicatoire dans le dos.

10 janvier 1872. Extravagante dans ses paroles ; grossière, ordurière ; dit ne pouvoir parler, parce que sa *langue est paralysée*. Un peu de bégaiement.

12. L'examen du dos ne fait percevoir qu'un peu de douleur en pressant la troisième apophyse épineuse dorsale.

24. L'agitation est maintenant incessante.

21 février. Attaque apoplectiforme. Ne peut prononcer d'autre mot que celui de mère.

Incoordination. Équilibration presque nulle.

23. Parle mieux.

26. Grandes hallucinations sous l'influence desquelles elle s'est fait une bosse frontale en se frappant la tête sur des barreaux en bois. Rien au globe oculaire, mais les paupières sont toutes violacées.

La malade est restée toute la nuit dans un état complet d'incohérence, déchirant tous ses effets, pleurant presque toujours et poussant de grands cris.

27 mai 1874. Elle est tombée dans le coma à la suite d'une attaque apoplectiforme. T. A. 42°,3.

En touchant une main ou un avant-bras, on détermine de petites secousses cloniques. Ces secousses se communiquent aux membres inférieurs.

Respiration râlante. La région de la commissure labiale gauche est phlegmoneuse. Traînée lie de vin correspondant à un empâtement sous-cutané qui se prolonge jusqu'au niveau du sterno-mastoïdien, à deux travers de doigt au-dessous du maxillaire. Mort.

Autopsie. — L'encéphale pèse 1150. Hyperémie méningée considérable.

Épaississement et état fibroïde de la partie de méninge qui couvre l'espace interpédonculaire antérieur.

Les deux moteurs oculaires communs sont bridés fortement par cette méninge.

Adhérences des bulbes olfactifs à la méninge. Ces bulbes et les nerfs sont ramollis.

Les nerfs optiques paraissent sains. Les moteurs oculaires communs sont égaux. Les moteurs oculaires externes sont d'inégale grosseur; le gauche est de moitié plus petit. Les hypoglosses paraissent sains.

La méninge qui tapisse la protubérance est très-ferme, épaissie, ainsi que celle du bulbe.

Les deux lobes du cervelet sont symétriques. La méninge qui les couvre ne présente rien de particulier, n'est pas adhérente.

Épaississement et état granulé fin de l'épendyme du quatrième ventricule.

Hyperémie considérable des vaisseaux des méninges méningées; eugmases en plusieurs points.

Adhérences des méninges avec la substance corticale en plusieurs points des lobes sphénoïdaux et frontaux.

La substance corticale est dans ces parties notablement ramollie, et le grattage produit facilement des crêtes.

Des coupes perpendiculaires et transversales faites d'avant en arrière montrent en un grand nombre de points l'hyperémie de la substance corticale et centrale.

L'épendyme des ventricules latéraux est épaissi.

Une coupe perpendiculaire de la protubérance passant transversalement par les noyaux d'origine de la troisième paire, montre que ces noyaux sont fortement hyperémiés, très colorés, et que la substance grise qui leur est immédiatement inférieure est excessivement arborisée dans une étendue de 6 millim., jusqu'aux fibres pédonculaires transversales et longitudinales.

Moelle : Méningite spinale postérieure avec tractus pseudo-membraneux. Corps fibroïdes de l'arachnoïde au milieu desquels les racines postérieures sont cachées et comprimées.

Rien de semblable en avant.

Congestion pulmonaire. — Mollesse du foie.

L'autopsie de Mme M.... nous révèle des altérations qui, à part la plus grande extension du côté des lobes frontaux, se confondent avec celles qui existent chez Mme Gib... (Obs. III). Un épaississement de la pie-mère d'aspect fibroïde, et par conséquent de date ancienne, recouvre l'espace interpédonculaire antérieur et bride les moteurs oculaires communs. Cette inflammation gagne la protubérance, le bulbe, et s'étend aux lobes sphénoïdaux et frontaux inférieurs, donnant lieu en ces points à des adhérences des méninges avec la substance corticale, laquelle est notablement ramollie. Plusieurs attaques apoplectiformes, entraînant après elles des paralysies passagères, principalement de la langue, se produisent chez Mme M..... et celle-ci est emportée par l'une d'elles. Au point de vue psychique, on constate, comme chez nos malades, le même mélange de démence et de délire mélancolique avec hallucinations terrifiantes de la vue et de l'ouïe, et pendant plus d'un an, de février à mai 1874, époque à laquelle elle a succombé, cette malade est restée « dans un état complet d'incohérence, déchirant ses effets, pleurant presque toujours, et poussant de grands cris ; la démence avait pris des proportions considérables ».

Il existe chez Mme M..... une paraplégie que l'autopsie n'explique pas, quoiqu'il y ait cependant une lésion profonde de la moelle.

Jusqu'à présent, dans les observations que nous avons citées, les troubles sont allés progressivement en s'aggravant, soit que la maladie ait suivi une marche continue, soit qu'elle ait présenté des rémissions plus ou moins complètes, et la mort en a été généralement la terminaison.

Le fait suivant est plus consolant à cet égard : la malade, après avoir offert en effet l'ensemble clinique qui caractérise la démence mélancolique (délire mélancolique, idées de persécutions, hallucinations, tentatives de suicide, diminution de l'odorat, inégalité pupillaire s'associant dès les premières périodes de la maladie à de l'affaiblissement intellectuel), a pu, après cinq ans de séjour à la Salpêtrière, quitter cet établissement en état de grande amélioration et ne présentant plus, pour me servir des expressions de M. Voisin, qu'un peu de débilité intellectuelle.

OBSERVATION IX[1].

La nommée Hug..., âgée de 46 ans, est entrée dans mon service le 14 juillet 1874.

Les certificats portent : délire mélancolique, idées de persécutions, hallucinations, tentatives de suicide et de meurtre.

La malade a toujours été très nerveuse. Il y a six ans, elle a ressenti des phénomènes hystériques. Elle a eu beaucoup de chagrins, surtout après la mort de son mari, qui était malade depuis trois ans d'une maladie du cerveau. La guerre de 1870 l'a vivement impressionnée, et depuis ce temps elle est restée peureuse, effrayée ; se croyait poursuivie dans les rues ; entendait sans cesse des voix qui l'injuriaient derrière les murs. Depuis six mois, ses hallucinations ont augmenté : elle sentait des *mécaniques dans son corps ;* ces mécaniques correspondaient avec le plafond et disaient sa pensée. Elle sentait des odeurs de chlore qui la suffoquaient.

Dans ces derniers temps, elle se sauvait de sa chambre, afin de trouver les individus qui lui parlaient et qui étaient, croyait-elle, au nombre de deux à trois mille.

Depuis six mois, elle a fait plusieurs tentatives de suicide, et une nuit elle a cherché à étrangler sa fille. Dans les derniers huit jours, elle a eu du tremblement de tout le corps répété plusieurs fois par jour, mais sans perte de connaissance. La mémoire des faits récents a beaucoup diminué, elle ne terminait aucune chose ; il y a un mois, elle a présenté une fois quelques idées de richesse. Elle a dit à sa fille qu'elle avait des domestiques, un cocher, qu'elle allait être servie, qu'elle avait un héritage dont on l'avait frustrée. (Le dernier fait est vrai, il s'est passé il y a cinq ans ; à cette époque, elle ne paraissait pas s'en être préoccupée.)

A son arrivée ici, elle se présente avec une physionomie hébétée, presque de la stupeur, et les paupières demi-baissées. Il semble que la pupille droite soit plus large que la gauche, mais on ne peut l'affirmer.

[1] A. Voisin et Burlureaux, *loc. cit.*, pag. 28.

Odorat diminué, acuité visuelle égale des deux côtés ; mais elle dit avoir depuis un certain temps la vue brouillée, sans pouvoir expliquer si les deux yeux sont également brouillés. Ouïe normale, mais a des bourdonnements d'oreilles. Pas de tremblement de la langue ni des lèvres. Parole assez facile en ce moment, mais elle a eu de la difficulté de trouver les mots, il y a trois mois.

Lourdeur de tête; elle dit être assaillie par des idées qui la troublent ; il lui arrive, dit-elle, de parler *sans penser et inconsidérément.* Elle entend le jour et la nuit des voix qui lui parlent de choses affreuses ; elle a pensé qu'on voulait lui *couper le bras, la langue : « Croyez-vous que, dans mes rêves, je m'étais condamnée, moi et ma fille, à nous couper la langue et le bras ! »*

Elle a des hallucinations de l'odorat ; il lui semble qu'elle sent du chloroforme. A son refus de manger, elle donne pour raison : « *Ah! je ne puis pas dire cela ; c'est trop bête, trop effrayant* ».

Elle paraît être continuellement sous l'influence de grandes terreurs.

A la demande : Pourquoi elle a voulu tuer sa fille, elle répond : « Des idées, des idées dans la tête ; la police, les personnes tournent autour de moi, cela m'a épouvantée ».

La malade étant amenée près de la fenêtre, on constate que la *pupille droite* est un peu plus large, mais à un demi-jour les pupilles sont égales.

Très légers tremblements des mains levées en l'air. Fièvre musculaire des deux mains normale. Marche facile. Sensibilité à la douleur normale aux quatre membres et au tronc.

Souffle doux systolique au premier bruit du cœur et au cou. T. axill. ; 37°,5 ; P. 84°, développé.

Douleurs le long du tronc, palpitations, suffocations. Vésicatoire à l'occiput.

20 juillet 1874. Commencement du traitement par les bains froids à 20° ; séjour dans l'eau : dix minutes. Après ce temps, mise dans une couverture de laine où le réchauffement et la réaction se font bien. La malade en est retirée au bout d'une demi-heure.

28 août. Agitation extrême ; essaie toutes les journées à s'enfuir.

Pupilles inégales, droite plus dilatée. Tremblements fibrillaires fins sur les bords de la langue, sans ataxie.

11 septembre. Le traitement a été continué. Les bains sont donnés à la température de 12 à 13°.

Pupille droite toujours plus large que la gauche. Elle fait des réponses suivies sur ce qu'elle ressent. Mémoire assez bonne. Accuse toujours des douleurs frontales et des idées tristes. Elle entend encore des voix et elle dit toujours qu'on veut lui couper *bras et jambes;* a des idées de mort.

Odorat conservé. Pas d'ataxie. Parole facile. Dort peu. Chloral 1 gram.

25 septembre. Pupilles égales. A toujours des douleurs de tête et des hallucinations réitérées.

Elle commence à ramasser des cailloux.

3 octobre. Pupilles inégales, la droite plus large. Bains froids à 12°.

P. 70°, petit, irrégulier.

Avant le bain : T. axill. 37°,1.

Pendant le bain, le pouls monte à 82; devient plein, régulier et presque bondissant.

Respiration lente : 14 inspir.

Aussitôt après le bain : T. axill. 34°,2.

La réaction se fait bien.

9 octobre. Pupilles égales.

Elle me remet une lettre qu'elle avait écrite, il y a trois mois, à son frère. Une autre lettre écrite en janvier exprime un état de tristesse. Les caractères sont bien tracés dans les deux.

15 février 1875. L'état ne s'est pas amélioré ni aggravé. L'état dominant est toujours la mélancolie.

J'ai pris, depuis janvier 1872, la température de cette malade, deux fois par jour. Il ressort de mes observations qu'il survient de temps en temps de la fièvre qui vient corroborer mon diagnostic de paralysie générale.

La malade a quitté mon service en 1879, dans un état de grande amélioration et ne conservant qu'un peu de débilité mentale.

(*Voir au verso la température de la nommée* Hug., *du* 13 *janvier au* 20 *février* 1875.)

	Matin.	Soir.		Matin.	Soir.
Année 1875.			1er février	37.5	38.2
13 janvier	37.5	37.4	2 —	37.8	37.4
14 —	37.2	37.2	3 —	37.6	38
15 —	36.8	37.8	4 —	37.6	37.8
16 —	36.8	37.2	5 —	37.2	»
17 —	37	37.6	6 —	37.8	38
18 —	37.2	37.8	7 —	37.2	37.8
19 —	37.2	38	8 —	37	37.4
20 —	37.4	37.8	9 —	37.2	37.8
21 —	37.2	38.8	10 —	37	37.8
22 —	37.8	37.8	11 —	37.2	37.8
23 —	37.4	37.2	12 —	37.7	»
24 —	37.8	38.4	13 —	»	»
25 —	37.2	38.4	14 —	»	37.6
26 —	37.6	38.2	15 —	37.2	37.6
27 —	37.4	38	16 —	37	38
28 —	37.2	37.8	17 —	37.2	37.8
29 —	37.6	38.6	18 —	»	»
30 —	37.2	38.2	19 —	»	»
31 —	37.8	38	20 —	36.7	»

§ IV.

Les observations qui précèdent ont toutes été empruntées à l'intéressant travail de MM. Voisin et Burlureaux intitulé : *De la Mélancolie dans ses rapports avec la paralysie générale*, et couronné par l'Académie de Médecine.

La comparaison de ces observations avec celles que nous avons recueillies nous-même, nous a montré qu'elles leur sont semblables et que chacune d'elles vient confirmer l'existence du type clinique que nous cherchons à dégager : ici comme là, même expression symptomatologique, même mélange de délire et de démence ; ici comme là, mêmes lésions anatomiques constituées par une périencéphalite chronique localisée.

MM. Voisin et Burlureaux n'ont pas compris les faits

qui précèdent de la même manière que nous. Ces médecins les ont regardés comme appartenant à la paralysie générale, dont ils constitueraient la première période ; ils ont pensé que dans ces cas, si la mort n'était pas venue interrompre le cours de la maladie, une paralysie générale se serait développée. Cette interprétation mérite discussion, d'autant que cette discussion nous permettra d'établir d'une manière précise la place de la démence mélancolique dans le cadre nosologique.

Il serait difficile de nier qu'une étroite parenté unit ces faits à la paralysie générale. Cette parenté s'affirme, au point de vue anatomique, par l'existence, dans les deux cas, d'un travail organique de même nature, travail constitué par une périencéphalite chronique, et, au point de vue symptomatologique, par l'existence de troubles intellectuels et de certains troubles paralytiques localisés (chute des paupières, déviation de la commissure labiale, inégalité pupillaire, etc.), absolument semblables à ceux qu'on peut rencontrer dans la paralysie générale à forme mélancolique, à une certaine période de celle-ci. En un mot, cette parenté s'affirme par des [illegible] tels que ces faits doivent être considérés évidemment comme appartenant à la même famille que la paralysie générale. Mais de là à les confondre absolument avec cette dernière, il y a loin : il y a entre eux la différence qui sépare une inflammation localisée d'une inflammation diffuse ; et quant à l'analogie des symptômes, soit intellectuels, soit somatiques, elle s'explique parfaitement, comme nous le verrons, par l'analogie du travail organique et par le siège et la localisation de ce dernier.

Certes, la péritonite qui se localise au pourtour d'un organe contenu dans la cavité abdominale est une péritonite au même titre que celle qui se dissémine sur l'ensemble de la séreuse; et cependant quel est le Clinicien qui confondra ces deux ordres d'inflammation! En serait-il différemment entre les faits que nous envisageons et la paralysie générale? Évidemment non; peu importe le siège de l'inflammation : partout où elle existe, elle est soumise aux mêmes lois.

Est-ce, je le demande, l'élément *durée*, comme semblent le penser MM. Voisin et Burlureaux, pour les observations que nous leur avons empruntées, qui a manqué à ces mêmes observations ou à celles qui nous sont personnelles, pour que l'inflammation se diffusât, comme dans la paralysie générale? Cette interprétation me paraît difficile à admettre, puisque c'est par années qu'il faut compter dans la plupart de ces cas la durée de la maladie (Obs. I, II, III, IV, VI, VII, VIII, IX), et que la clinique (Obs. I, II, VIII) et l'autopsie (Obs. III, VIII) affirment l'existence de la lésion dès les premières périodes, dès le début même la maladie. Non, ce n'est pas l'élément durée qui a manqué à ces faits pour que le travail organique se diffusât; ce qui leur a manqué, c'est ce qui manque à toute inflammation qui reste localisée : les causes qui leur ont donné naissance, le terrain sur lequel ils se sont développés, ne se prêtent pas à cette diffusibilité. Cette interprétation, l'Étiologie l'affirme, et nous la retrouverons avec détails au chapitre de la Physiologie pathologique.

Si les observations dues à MM. Voisin et Burlureaux, comme celles qui nous sont personnelles, appartiennent à la même famille que la paralysie générale, elles ont donc une individualité propre, elles sont à cette dernière ce qu'une inflammation locale est à une inflammation diffuse; elles constituent évidemment un type clinique.

La constitution de ce type me paraît avoir une réelle importance, soit au point de vue scientifique, soit au point de vue pratique.

Au point de vue pratique : si MM. Voisin et Burlureaux ont confondu cette périencéphalite localisée avec la paralysie générale, les résultats nécroscopiques, ainsi qu'il ressort des explications données par ces auteurs, jouent dans cette manière de voir un plus grand rôle que la physionomie clinique que présentait la maladie. Le plus souvent, si j'en crois ce que j'ai vu, les faits de ce genre sont confondus avec les vésanies simples, ce qui se comprend d'ailleurs par l'allure qu'ils présentent à leur début, alors que le délire semble constituer toute la maladie. Puis, plus tard, lorsque la démence se confirme, ces faits sont rangés dans le groupe si vague des folies chroniques, à moins, comme nous le verrons tout à l'heure, qu'à l'affaiblissement intellectuel s'ajoutent des troubles paralytiques se généralisant, auquel cas ils sont regardés comme se transformant en paralysie générale.

Cette confusion entre des faits s'accompagnant de lésions macroscopiques du cerveau et la folie simple n'est-elle pas regrettable au point de vue thérapeutique? On ne traitera certainement pas ces deux ordres de faits de la même manière, et il me semble inutile d'insister davantage pour démontrer dans ces cas l'importance, en ce qui concerne le traitement, d'un diagnostic précis porté aussitôt que possible.

Au point de vue scientifique, la connaissance de cette périencéphalite localisée soulève d'importants problèmes d'Étiologie, de Physiologie pathologique et de Pathogénie ; elle permet d'étudier les rapports des lésions avec les symptômes, des causes avec les lésions, et son étude rapprochée de celle de la paralysie générale peut, à certains égards, éclairer cette dernière. Enfin l'existence de ce type clinique ramène sous les lois ordinaires de la pathologie cette périencéphalite qu'on ne connaît, pour ainsi dire, jusqu'à présent qu'en tant qu'inflammation diffuse, en nous montrant à côté de celle-ci une périencéphalite localisée, et comme trait d'union entre les deux, ainsi que nous allons le voir, une périencéphalite généralisée.

§ V.

Nous venons de séparer de la paralysie générale des observations confondues jusqu'à présent avec elle, et, les rapprochant d'observations personnelles, nous les avons montrées se rattachant à un type clinique nettement déterminé et que caractérise, au point de vue anatomo-pathologique, une périencéphalite chronique localisée. Mais la clinique nous montre que, limitée aux faits précédents ou à des faits de même nature, la connaissace de ce type serait incomplète.

Toute inflammation chronique localisée, lorsqu'elle ne rétrocède pas, a de la tendance à gagner les parties avoisinantes ; cet envahissement est parfois très lent, d'autres fois plus rapide, ce qui dépend beaucoup des conditions de terrain sur lequel s'est développée l'inflammation, et parfois, lorsque le terrain s'y prête, cette inflammation peut se généraliser à tout l'organe. La périencéphalite chronique localisée n'échappe nullement aux lois qui régissent l'inflammation en général, et dans ce cas la lésion, d'abord limitée, peut s'étendre aux parties contiguës, envahir progressivement la plus grande étendue ou toute l'étendue des hémisphères cérébraux. Les faits nous permettent de suivre cette marche envahissante du travail organique.

Chez Mme Gib... (Obs. III), comme nous le montrent les résultats de l'autopsie, l'inflammation, quoique de date déjà ancienne[1], s'est peu étendue au pourtour de son point de départ. Primitivement limitée à l'hexagone de Willis, elle ne fait que gagner la protubérance, les circonvolutions de l'hippocampe, la partie antérieure des lobes sphénoïdaux et les lèvres de la scissure de Sylvius (Pl. I et II).

Chez M... (Obs. VIII), l'inflammation, ainsi que le révèle son aspect, recouvre d'abord l'espace interpédonculaire antérieur, gagne la protubérance, le bulbe, et s'étend aux lobes sphénoïdaux et frontaux inférieurs, donnant lieu en ces points à des adhérences des méninges avec la substance corticale, laquelle est notablement ramollie.

Chez Cous... (Obs. IV), ainsi qu'il ressort de l'autopsie, le travail organique, d'abord limité à la partie antérieure des lobes sphénoïdaux, s'étend progressivement à toute l'étendue des lobes frontaux inférieurs, et empiète un peu sur les lobes frontaux supérieurs (Pl. III, *fig.* 1) et sur les lobes frontaux internes. Il en est de même chez Mol... (Obs. XVII, Pl. V).

Cette tendance à la généralisation du travail organique

[1] Voir, pour le rapport chronologique des lésions avec l'évolution de la maladie, le chapitre de l'Anatomie pathologique et celui de la Physiologie pathologique.

s'accentue encore davantage dans l'observation suivante, que nous empruntons à Calmeil [1].

OBSERVATION X.

Mme Françoise, âgée de 48 ans, demeurant à Paris, mariée à un commerçant, mère de plusieurs enfants, a reçu une éducation des plus brillantes. Elle a longtemps fréquenté le monde des littérateurs et des artistes, s'occupant de poésies, dévorant beaucoup de livres d'imagination et publiant pour son compte de nombreux romans. Ses productions, écrites avec facilité, ne lui coûtaient, assure-t-on, aucun effort de travail, aucune fatigue d'esprit. Elle vivait dans un accord parfait avec son mari, aimait beaucoup sa famille et jouissait d'un calme et d'un bonheur qui ne se démentaient jamais au milieu de tous les siens. Son caractère était prompt, mais doux et affectueux ; sa santé physique ne laissait rien à désirer.

A 45 ans moins quatre mois, cessation presque subite et définitive de l'écoulement menstruel. Presque aussitôt, disposition involontaire à la tristesse, appréhensions instinctives qui font craindre à Mme Françoise que son mari ou ses enfants ne soient ravis à sa tendresse. Elle n'ignore pas, elle apprécie très bien que ses craintes sont aussi puériles que chimériques ; mais sa volonté n'a plus assez de force pour dissiper complètement les nuages qui viennent par instants assombrir son imagination.

A 45 ans, symptômes définitifs de délire. Mme Françoise tombe dans la plus grande anxiété aussitôt qu'elle cesse d'avoir ses proches sous les yeux ; elle se livre alors à des lamentations ridicules, répétant jusqu'à satiété qu'elle ne les reverra plus, qu'ils ont probablement été engloutis dans quelque abîme, qu'ils ont pu être anéantis par la foudre, bien qu'il n'ait pas tonné. Le caractère de cette dame a cessé d'être confiant ; sa physionomie exprime l'inquiétude.

A 45 ans et demi, cet ensemble de symptômes persistant, Mme Françoise est placée dans une Maison d'aliénés, où ses conceptions déraisonnables disparaissent d'une manière assez rapide.

[1] Calmeil ; *Maladies inflammatoires du cerveau*, tom. I, pag. 440.

Déjà on était porté à la considérer comme entièrement rétablie parce qu'elle était rentrée dans ses habitudes de raison ; mais un examen plus attentif apprit qu'elle était menacée au contraire d'une affection cérébrale des plus graves. Il ne fut pas difficile de constater en effet que sa parole était par moments très embarrassée et qu'elle n'articulait plus nettement comme autrefois un assez grand nombre de syllabes. Mme Françoise jouissait d'ailleurs d'une santé parfaite ; l'ensemble de ses mouvements s'accomplissait sans la moindre irrégularité.

A 46 ans, les habitudes et les actions de Mme Françoise indiquent qu'elle jouit de la plénitude de sa raison ; son jugement est sain, ses idées sont saines et bien enchaînées ; elle est pleine de tendresse pour son mari, pour ses enfants, de sollicitude pour ses amis ; cependant elle trouve que son intelligence baisse, que ses conceptions manquent maintenant de variété, de promptitude et d'éclat, que sa mémoire ne la seconde plus comme elle le désire : cette appréciation n'est malheureusement que trop fondée, et Mme Françoise n'a certainement plus la même portée dans l'intelligence que par le passé.

Pendant le cours de sa quarante-septième année, augmentation progressive et considérable de la débilitation des facultés mentales, embarras toujours croissant de la parole. Commencement de pesanteur dans la démarche, défaut d'adresse dans les doigts des mains.

Pendant le cours de sa quarante-huitième année, attention nulle, oblitération de la mémoire et de la sensibilité morale, incapacité intellectuelle de plus en plus marquée, plus de prévoyance, de spontanéité dans les déterminations, nuls soins de propreté, symptômes de faiblesse très marquée du côté des membres abdominaux, dégradation physique et morale pénible à constater : cette malade est devenue maintenant capricieuse et déraisonnable ; elle pousse des cris et donne des signes d'impatience lorsqu'on s'occupe de sa tenue et de ses besoins.

Mme Françoise a succombé à 48 ans ; elle a cessé de se lever six semaines environ avant sa mort, et depuis longtemps déjà son siège était couvert d'énormes eschares. L'anéantissement de ses facultés intellectuelles et affectives était poussé alors aussi loin que possible. Ses bras ne se déplaçaient qu'avec lenteur, ses jambes ne pouvaient point supporter le poids du corps, tout le système musculaire était frappé d'impuissance, et la déglutition était devenue à peu près impossible : la démence et la paralysie générale avaient donc atteint alors, chez Mme Françoise, leurs dernières limites.

AUTOPSIE CADAVÉRIQUE. — Taille petite, proportions régulières; cheveux noirs, peau brune; eschares considérables et désorganisation profonde dans toute la partie inférieure du dos.

Les os du crâne, quoique minces, opposent une résistance considérable à l'instrument qu'on emploie pour les briser.

Au moment où l'on renverse à droite et à gauche les lambeaux de la dure-mère cérébrale, après avoir pratiqué sur cette membrane une double incision qui suit le parcours de la grande faux du cerveau, il s'écoule de la grande cavité de l'arachnoïde environ 200 gram. d'une sérosité trouble qui se trouve mélangée à des filaments et à des pellicules de fibrine récemment coagulée.

La pie-mère, examinée à travers le feuillet viscéral de l'arachnoïde, dans les régions supérieures et latérales de chaque hémisphère cérébral, paraît infiltrée par un produit trouble, grisâtre, en apparence concret, qui est comparé par les uns à du pus, par les autres à de l'albumine à demi-coagulée, mais qui nous paraît surtout composé de fibrine; cette même membrane présente une épaisseur considérable.

Un état d'infiltration en tout semblable à celui qui vient d'être décrit, s'observe encore sur toute la base du cerveau.

Sur cette même région, la surface extérieure de chaque hémisphère a pris une teinte brune tirant sur le verdâtre. Une portion du cervelet, les deux pédoncules du cerveau, le trajet des fentes cérébrales, les circonvolutions sur lesquelles reposent les nerfs olfactifs, l'entre-croisement des nerfs optiques, réfléchissent maintenant une couleur ardoisée qui s'avance aussi sur les côtés de chaque lobe cérébral, en suivant le parcours des deux scissures de Sylvius : cette couleur n'est point modifiée par des lavages répétés.

La pie-mère est très vasculaire et les nombreux vaisseaux qui entrent dans sa texture sont distendus par du sang; on la détache partout et sans aucune difficulté de la périphérie du cerveau.

La substance corticale superficielle a conservé partout sa consistance normale ; sur les régions supérieures et convexes des lobes cérébraux elle offre, lorsqu'on l'incise à une certaine profondeur, des reflets roses très prononcés. Dans les cornes d'Ammon, sa couleur est framboisée, ainsi que dans les couches optiques et dans les corps striés.

A la base de l'encéphale, la substance corticale est d'une couleur ardoisée, dans ses couches profondes comme à l'extérieur. Ses petits vaisseaux eux-mêmes réfléchissent une teinte noire qui leur donne l'apparence de crins enfoncés dans l'épaisseur de la substance nerveuse.

La substance médullaire est endurcie au centre de chacun des lobes cérébraux ; elle oppose une résistance très marquée à l'action du bistouri dans le voisinage des grands ventricules ; les vaisseaux qui s'y trouvent répandus en grand nombre sont injectés ; elle offre sur plusieurs points des nuances rosées.

Le corps calleux, la voûte à trois piliers et la cloison des ventricules ne paraissent pas altérés dans leur texture, mais ils présentent beaucoup de fermeté.

Le cervelet est sain, à part la coloration brune qui se remarque inférieurement sur quelques points limités à cet organe.

Le canal rachidien contient de la sérosité trouble et comme lactescente.

Toute la région postérieure de la moelle épinière est comme masquée par la présence d'un produit morbide qui offre l'aspect d'une gelée coagulée. Ce produit de l'exsudation est en rapport : d'un côté, avec la membrane propre de l'organe rachidien ; de l'autre, avec l'arachnoïde viscérale ; il n'est pas vascularisé.

La moelle épinière paraît exempte d'altération, ainsi que la moelle allongée.

Les poumons, vus à l'extérieur, semblent d'abord sains, mais les incisions qu'on pratique dans leur épaisseur mettent à découvert, à droite comme à gauche, quelques petites concrétions tuberculeuses.

Le cœur ne donne lieu à aucune remarque. L'origine de l'aorte ne présente aucune lésion.

Le foie descend très bas vers le bassin. Il est jaune, grumeleux, lourd : c'est à peine si on distingue l'emplacement de la vésicule du fiel, qui est entièrement atrophiée. A l'intérieur, le foie est graisseux.

L'estomac est sain. La membrane muqueuse du duodénum est rouge et comme hypertrophiée sur certains points. En parcourant le reste de l'intestin, on découvre encore d'espace en espace des espèces de boursouflements accompagnés de rougeur, au-dessous de tissu muqueux de l'intestin.

L'appareil urinaire, l'utérus, la rate, n'ont présenté aucune altération.

Cette observation est très importante sous plusieurs rapports; nous voulons seulement en dégager actuellement les points relatifs à la démonstration que nous poursuivons.

Mme Françoise présente pendant dix mois un délire à forme mélancolique qui disparaît à ce moment et fait place à un affaiblissement intellectuel auquel s'ajoutent des troubles dans l'articulation des mots. La démence et la paralysie font peu à peu des progrès toujours plus sensibles, et au bout de deux ans la paralysie généralisée et la démence ont atteint leur dernière limite. A l'autopsie, les lésions sont très accentuées à la base de l'encéphale, ainsi que le prouvent la couleur ardoisée des couches extérieures et profondes de cette partie du cerveau, et l'épaississement avec dépôt fibrineux de la pie-mère. C'est évidemment là qu'est le foyer principal de la lésion; c'est là qu'elle a débuté. Cet épaississement et ce dépôt se propagent : d'une part, du côté de la convexité des hémisphères cérébraux, sur les régions supérieures et latérales, et d'autre part sur les régions postérieures de la moelle, sans produire en ces points d'altérations de la substance médullaire.

Dans ce cas, la clinique et l'anatomie pathologique se

donnent la main pour nous montrer l'envahissement progressif, par une lésion d'abord limitée à la base du cerveau, d'une étendue très-considérable des hémisphères cérébraux. Il n'y a, chez Mme Françoise pas plus que dans les observations que nous avons rappelées tout à l'heure, aucune trace de dissémination du travail organique : celui-ci est tout d'un tenant.

L'observation qui suit est non moins importante que les précédentes pour démontrer la généralisation possible d'une périencéphalite d'abord localisée, généralisation que la clinique nous permet, pour ainsi dire, de suivre pas à pas.

OBSERVATION XI.

Le 11 octobre 1878, entrait à l'Asile le nommé Ful..., tailleur de pierre, âgé de 31 ans.

Le certificat du médecin traitant était ainsi conçu : « Ful... a été atteint, il y a deux mois et demi environ, sous l'influence d'une insolation et à la suite d'émotions morales violentes, de délire des persécutions. Ce délire, d'abord uniforme, a fait place à un état d'abattement, d'hébétude très marquée, alternant parfois avec des accès de colère sans motif. Le malade, assez docile d'abord, se refuse depuis quelque temps à tout traitement. On ne peut l'alimenter qu'avec beaucoup de peine ; ses paroles sont incohérentes.... »

Causes de l'aliénation mentale. — Antécédents héréditaires : Les aïeux paternels et maternels du malade nous sont complètement inconnus.

Le père, âgé de 65 ans, vit encore ; il a une bonne santé, mais il est d'un caractère méchant et excessivement violent. A la mort de sa femme, c'est-à-dire depuis plus de trente ans, il a abandonné ses enfants et n'a plus voulu les voir, quoiqu'il habite la même ville qu'eux.

La mère est morte à 30 ans, d'épuisement, reconnaissant pour cause principale la vie intolérable que lui faisait son mari. Elle n'avait qu'une sœur qui vit encore et qui a des attaques d'épilepsie.

Un frère du malade est mort à 35 ans, d'une fluxion de poitrine; une sœur à 18 ans, d'épuisement; une autre sœur, âgée de 26 ans, vit et jouit d'une bonne santé.

Le malade a un enfant de 11 mois qui se porte bien.

Antécédents personnels. — Lorsque sa mère mourut, Ful... avait un mois et fut recueilli par une tante. Son enfance se passa régulièrement; il alla à l'école, apprit très bien à lire et à écrire et devint un excellent tailleur de pierre. Ful... n'aurait jamais fait d'excès vénériens; quant aux boissons, il buvait volontiers des liqueurs fortes, de l'absinthe surtout, sans en arriver toutefois à l'ivrognerie proprement dite. Depuis quelque temps aussi, il travaillait beaucoup, et, à ce point de vue, il se fatiguait.

Ful... a toujours eu un caractère sombre, peu communicatif; il était irritable, violent et difficile à vivre. Il y a deux ans, lorsqu'il se maria, la tante qui l'avait élevé voulait s'opposer à son mariage. Ful... passa outre; d'où une brouille qui lui causa beaucoup de chagrin.

Dans son intérieur, Ful... trouva nombre de contrariétés, ce qui le rendit encore plus sombre et plus irritable.

Mode de début de l'aliénation mentale. — Le 28 juin 1878, taillant des pierres en plein soleil, il est atteint d'une insolation se traduisant surtout par des symptômes généraux et par de la pesanteur de tête.

Bientôt Ful... peut reprendre son travail; mais sa santé ne se rétablit pas complètement, l'appétit ne revient pas; ses camarades remarquent qu'il n'est plus dans son état normal, qu'il est plus sombre encore que de coutume, et ils le voient plusieurs fois avec étonnement jeter ses aliments après les avoir examinés.

Le 28 juillet, au réveil, sa femme s'aperçoit que Ful... a la figure enflée; il se plaint d'un grand mal de tête et est triste. La nuit suivante est très mauvaise. Le lendemain, le malaise augmente, le malade a l'air effrayé; il va trouver une personne qu'il connaît, lui demande pardon de l'avoir outragée, alors que rien de semblable ne s'est passé, et la supplie de ne pas le faire poursuivre.

A partir de ce moment, le délire est constitué et caractérisé par des idées de persécutions : Ful.... se figure être entouré d'ennemis ; ses parents lui veulent du mal, et à plusieurs reprises il se livre à des voies de fait contre sa femme et sa belle-mère. Il croit que les gendarmes sont à sa poursuite, et, dès qu'il entend marcher derrière lui, il prend la fuite, s'imaginant que ce sont eux qui viennent l'arrêter. Cet état d'agitation fait place bientôt, ainsi que nous l'indique le certificat du médecin traitant, à un état d'abattement et d'hébétude très marqué.

État du malade pendant son séjour à l'Asile. — Ce qui frappe chez Ful..., au début de son séjour à l'Asile, c'est un mélange d'idées de persécutions et de stupeur : on le voit conserver pendant des heures entières la même attitude, semblant entendre des voix et faisant à certains moments le geste de frapper quelqu'un, soit avec le pied, soit avec la main. Parfois, il se jette sur un malade ou sur un gardien pour les frapper, et quand on lui demande l'explication de ces actes il répond : « *Je ne sais pas* ». Il oppose souvent de la résistance aux différents ordres qu'on lui donne ; on a beaucoup de peine à attirer son attention sur quelque chose, cependant on parvient à lui arracher parfois des réponses assez justes ; mais pour tout ce qui concerne son état il ne peut rendre compte absolument de rien. Ful.... est considéré comme un malade atteint de lypémanie avec stupeur.

L'état précédent persiste ainsi pendant quatre mois. En mars, la stupeur augmente et s'accompagne des symptômes suivants : Ful... reste assis sur une chaise, la tête fléchie en avant, entraînée dans cette direction par une contraction des muscles fléchisseurs, lesquels apparaissent rigides. On a beaucoup de peine à relever la tête, et, lorsqu'on parvient à le faire, les fléchisseurs se contractent de nouveau immédiatement.

En sortant de cet état de stupeur, Ful.... reprend son attitude ordinaire, c'est-à-dire ce mélange de lypémanie et de stupeur que nous avions signalé au début. Seulement, on remarque qu'il existe un état d'hébétude qu'expriment la physionomie et l'intelligence de ce malade ; Ful.... ne se rend compte ni de ce qui se passe autour de lui, ni du milieu dans lequel il se trouve, la notion de temps est profondément atteinte ; quant aux idées, leur cercle en est restreint, et nous croyons juste la réponse du malade, qui, paraissant absorbé par ses pensées, nous dit pourtant qu'il ne pense à rien. A ces troubles intellectuels s'ajoutent un regard hébété, de la pâleur de la face, de la flaccidité des traits et des stases sanguines au niveau des pommettes.

Ces différentes perturbations somatiques et intellectuelles nous amènent tout naturellement à penser qu'il existe chez Ful.... une lésion organique du cerveau.

Dans le courant du mois d'août, aux troubles précédents se joignent : 1° des tremblements des masses musculaires de la face, principalement du côté droit ; 2° une certaine difficulté dans l'articulation des mots, tenant, soit à des contractions intempestives de certains muscles de la face, soit à des mouvements antéro-postérieurs et transversaux de la langue ; 3° un peu d'affaiblissement de la vue. Ces troubles, d'abord très peu marqués et assez fugaces même, s'accentuent peu à peu, — à part le dernier, — et ne laissent aucun doute sur l'existence d'une lésion organique du cerveau.

A partir de ce moment, en même temps que se continuent les idées de persécutions, devenues de plus en plus vagues, la démence fait des progrès et la paralysie augmente lentement et progressivement. D'abord limitée aux muscles de la face, elle s'étend peu à peu, dans le courant de l'année 1880, à tous les muscles de l'économie, ainsi que le prouve la Planche ci-contre, contenant un spécimen de l'écriture de Ful..., à la date du 16 novembre 1880.

Dans ce tableau, la trémulation musculaire et la pesanteur de la main s'accusent d'une manière on ne peut plus nette ; de plus, les mots sont incomplets et souvent Ful... écrit un mot pour un autre.

Les deux mots de la première ligne sont les trois premières lettres de son nom, Ful..., qui se compose de huit lettres et qu'il n'a pu arriver à compléter. Dans la seconde ligne, le malade a voulu écrire ses prénoms, Jean, Louis; il a oublié l'*a* du premier et l'*s* du second. Les premiers mots de la troisième et de la quatrième ligne sont une ébauche du mot Montpellier. Dans la cin-

PARALYSIE GÉNÉRALISÉE.

Spécimen de l'écriture de FUL... (Obs. XI.)

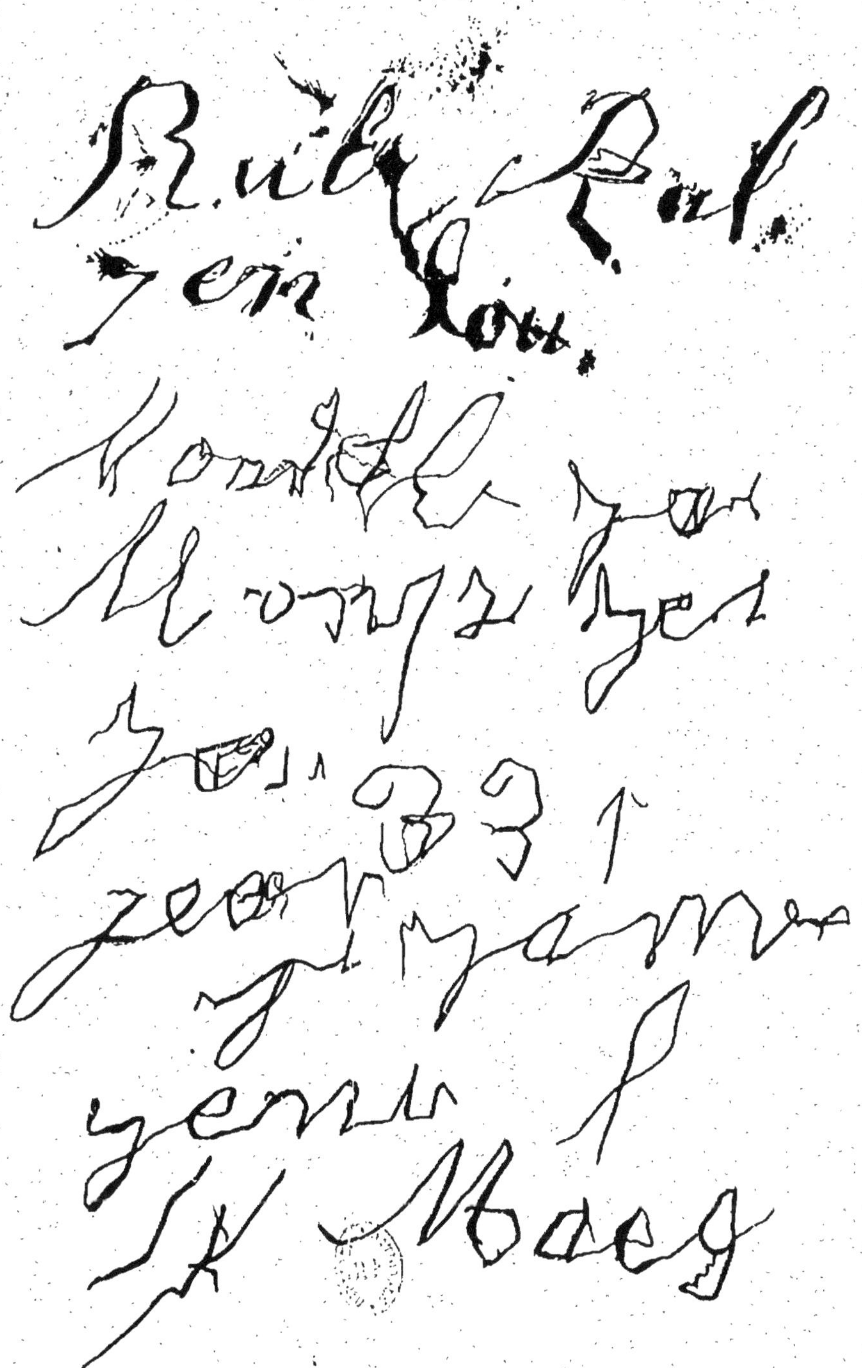

Imp. Boehm & fils Montp!

quième ligne, Ful... voulait écrire : « J'ai 33 ans ». Dans la sixième ligne, je demandais à Ful... d'écrire novembre; au lieu de cela, il écrit Jean. Dans la septième et la huitième ligne, ce malade voulait écrire le nom de sa femme, Marguerite; une première fois il mélange les deux premières lettres du mot Jean avec la première lettre du mot Marguerite, et une seconde fois enfin, après un essai infructueux, il arrive à tracer les trois premières lettres de ce nom.

A cette époque, Ful... présentait depuis quelque temps déjà l'ensemble des troubles qui caractérisent la démence paralytique avec prédominance d'idées de tristesse.

Dans le courant du mois d'octobre 1880, le 8, Ful... est pris d'une attaque épileptiforme laissant après elle, pendant une heure environ, un état de paralysie du bras droit. Le 3 novembre, une nouvelle attaque se produit, entraînant, comme la première, une paralysie passagère du bras droit. Ful... reste toujours irascible, souvent encore il semble qu'il se dispute avec quelqu'un, il se jette même à certains moments sur des voisins inoffensifs; cependant il n'existe plus aucune perversion sensorielle.

Le 22 février 1881, Ful... est pris d'une série d'attaques épileptiformes très intenses, qui durent de 7 heures du soir à 3 heures du matin, et donnent lieu à une paralysie complète de tout le côté gauche. Le 23, nouvelle série d'attaques qui durent vingt-quatre heures et à la suite desquelles succombe le malade.

L'autopsie n'a pu être faite.

En résumé, à la suite de causes parmi lesquelles, à côté d'une certaine prédisposition, doivent surtout être incriminés des soucis domestiques, une insolation et quelques excès de boissons, éclate, chez Ful... un accès d'aliénation mentale affectant la forme de la lypémanie avec stupeur. Cette stupeur cache derrière elle un état d'affaiblissement intellectuel dont les premiers symptômes s'affirment nettement, quatre mois environ après l'entrée de ce malade à l'Asile, et revêtent une physionomie qui fait penser à l'existence d'une lésion organique du cerveau. A ce moment, en effet, la maladie de Ful... a complètement l'apparence de la démence mélancolique. Cet état persiste ainsi du mois de janvier au mois d'août 1879, la démence s'accentuant très légèrement. Dans le courant de ce dernier mois, des troubles paralytiques limités à la face commencent à apparaître. Ces troubles se généralisent peu à peu, pendant l'année 1880, à tous les muscles de l'économie ; la démence s'accentue et la maladie de Ful... prend alors absolument l'aspect qu'offre à une certaine période la paralysie générale à forme mélancolique.

Dans ce cas, quoique l'autopsie n'ait pu être faite, le tableau de la maladie arrivée à sa dernière période revêt trop bien la physionomie de la démence paralytique pour qu'on puisse hésiter sur la nature des lésions qui existaient chez Ful... et sur leur généralisation à la plus grande partie ou à la totalité du cerveau. Cette généralisation, que nous permet de suivre pas à pas l'observation clinique, s'est faite lentement, progressivement, étape par étape.

L'observation qui suit, et qui a de nombreux points de ressemblance avec la précédente, dont elle se sépare surtout par des phénomènes congestifs plus intenses et par l'apparition, à un moment donné, d'un délire ambitieux, nous permet de suivre aussi la généralisation du travail anatomique. Je noterai seulement, dans ce cas, les étapes successives qu'a parcourues la maladie, voulant surtout insister sur les causes qui ont amené cette dernière, et dont la connaissance nous sera nécessaire pour la seconde partie de ce travail.

OBSERVATION XII.

Cla... avait 26 ans lorsqu'au mois d'août 1878 il entra à l'Asile.

Cet homme présentait les signes de la lypémanie avec impulsions suicidiques excessivement intenses et hallucinations de la vue. Il voyait devant lui un échafaud sur lequel montaient ses parents et lui-même, des animaux qui grimpaient sur lui et le suivaient partout. Peu à peu, les différents troubles psychiques qui précèdent, disparaissent, et au mois de mars 1879, Cla... pouvait être rendu à sa famille : les idées délirantes avaient alors complètement disparu ; depuis quelque temps déjà, notre malade était devenu raisonnable ; il n'existait plus chez lui, au point de vue psychique, qu'un peu d'inertie intellectuelle et de vague dans l'esprit.

Cependant il y avait certains symptômes somatiques qui donnaient à réfléchir. Si l'intelligence restait encore paresseuse, le système musculaire était, lui aussi, engourdi ; les traits du malade étaient étirés, ses yeux étaient creux, un peu éteints ; des congestions passives existaient par plaques au niveau des pommettes ; bref, il n'y avait pas dans la physionomie cette modification heureuse qu'on retrouve dans les cas d'intermission franche d'un accès d'aliénation mentale, et je songeais malgré moi aux rémissions de la paralysie générale.

Trois mois après sa sortie, au mois de juin 1879, Cla... rentrait à l'Asile, présentant de nouveau les signes de la lypémanie ; mais cette fois, au lieu d'agitation, existait un faible degré de stupeur. Le délire n'a plus la netteté de celui qui existait lors du premier accès, il consiste maintenant en un mélange d'idées de persécutions et d'érotisme; à certains moments, Cla... se jette sur les gardiens, qu'il accuse d'avoir tué sa femme ; d'autres fois, il nous affirme que, pendant la nuit, des femmes nues viennent autour de son lit. Les idées de suicide n'existent plus ; Cla... est au contraire devenu offensif. Ce délire offre en outre une teinte évidente de débilité ; la physionomie a quelque chose d'hébété, les traits sont flasques, le teint pâle et les pommettes arborisées par des stases sanguines.

Au commencement d'octobre, la stupeur s'accroît et va progressivement en augmentant ; Cla... passe toutes ses journées assis sur une chaise, la tête fléchie sur le cou : les muscles fléchisseurs sont contractés et on peut à grand'peine vaincre leur résistance ; aussitôt abandonnée à elle-même, la tête reprend sa position première ; on est obligé de faire manger le malade, qui mouille et salit sous lui. Cla... paraît comprendre les questions qu'on lui fait, mais malgré toutes les stimulations il répond constamment : « *Je ne sais pas* ». Il accuse des douleurs au niveau de la nuque. Les yeux de Cla... sont ternes, sans expression ; sa face est pâle et légèrement bouffie ; il existe en outre chez lui des tremblements fibrillaires des muscles de la face, tremblements très nets à la plus faible contraction musculaire ; quand on peut obtenir que le malade sorte la langue de sa bouche, on constate du côté de cet organe un tremblement généralisé et continu. Une lésion organique du cerveau existe évidemment dans ce cas.

L'état de stupeur qui précède se continue ainsi jusqu'au commencement de février 1880. A ce moment, le délire réapparaît et s'accompagne de quelques idées hypochondriaques peu prononcées. Cla... dit n'avoir plus de dents pour manger. La physionomie conserve l'aspect que nous lui connaissons ; les tremblements de la langue et des muscles des lèvres persistent. Vers la fin du mois, l'agitation s'accentue ; Cla... entend des voix qui lui disent qu'il a quatre enfants qui meurent de faim.

Quelques jours après, apparaissent des idées ambitieuses, revêtant absolument les caractères des idées ambitieuses des paralytiques généraux : Cla...ne parle que de millions, de décorations, d'intelligence supérieure, etc. Ces idées, dont on pouvait trouver les germes chez ce malade dès les premiers jours de février, étaient restées ainsi dans l'ombre pendant près de deux mois. Le malade se plaint de violents maux de tête au niveau du front. Les troubles paralytiques, surtout dans l'articulation des mots, augmentent ; la pupille saine (ce malade a une pupille artificielle) est très dilatée et paresseuse à la lumière.

L'état dont nous venons de parler dure ainsi, avec quelques faibles rémissions, jusqu'au mois de septembre, et fait place à un état de calme avec stupeur, semblable à celui que nous avons décrit plus haut.

Au mois de janvier 1881, les troubles paralytiques se généralisent aux membres supérieurs et inférieurs, l'écriture et la marche révèlent à ce moment un état d'incoordination très net. Pendant le courant de l'année 1881, la paralysie et la démence augmentent faiblement, les idées ambitieuses ne se reproduisent pas, et il n'existe plus chez Cla... qu'un sentiment vague de tristesse et de la fatigue.

Au commencement de l'année 1882, ce malade dépérit, et peu à peu l'état général devient très mauvais. Dans la seconde quinzaine de mai, il se produit chez Cla... des vomissements et des phénomènes d'asphyxie que n'expliquent ni l'état du cœur ni celui des poumons; le pouls est lent. Ces troubles se rattachent évidemment à une lésion de la base du cerveau, lésion que vient mettre nettement en relief, le 27 du mois, un écoulement de pus par l'oreille gauche; de l'engouement pulmonaire se produit, l'asphyxie augmente, et Cla... succombe le 30 mai.

Causes et début de l'aliénation mentale. — L'aliénation mentale de Cla... a débuté quinze jours environ avant la première entrée de ce malade à l'Asile, par les troubles relatés au début de cette observation; et en recherchant les causes de son développement, voici ce que nous trouvons.

Antécédents héréditaires. — Le père du malade avait un caractère excessivement jaloux, et cela à un point tel que cet état pouvait être considéré comme morbide; il mourut, à l'âge de 55 ans, d'une maladie qui nous est absolument inconnue.

Un oncle paternel du malade est un ivrogne actuellement dans l'abrutissement; cet oncle avait un fils qui, au point de vue politique, était excessivement exalté et suivait, en ce qui concerne l'ivrognerie, l'exemple de son père. Ce fils entra en 1880 à l'Asile, atteint d'une paralysie générale, et actuellement il est mort, emporté par les progrès de cette maladie cérébrale.

La mère de Cla... est un peu excentrique et emportée.

Le malade a perdu, à la suite de convulsions, deux enfants en bas âge ; il ne lui reste qu'une petite fille âgée de 6 ans et qui a eu des convulsions à l'âge de 5 ans.

Antécédents personnels. — Jeune, Cla... n'a pas eu de convulsions ; il était d'un caractère assez doux et soumis ; son intelligence était ordinaire, à l'école cependant il apprenait avec quelque difficulté. La conformation crânienne mérite d'ailleurs d'être signalée : le front est assez peu élevé et sur un plan de beaucoup inférieur à celui de la region occipitale. Les régions pariétales sont un peu aplaties. Cla... apprit le métier de serrurier ; il reçut un jour dans l'œil de la limaille de fer, et la blessure nécessita une pupille artificielle.

En grandissant, le caractère de Cla... se modifie : le malade devient un peu sombre, défiant, s'imagine facilement qu'on ne lui fait pas son droit, etc. Pas d'excès vénériens ; quelques excès de boissons. Comme maladie antérieure, Cla... eut à 18 ans environ une fièvre typhoïde, et pendant la guerre une dysenterie. Il se marie à l'âge de 20 ans, et cela contre le gré de sa mère, qu'il n'a pas revue depuis. Cette brouille avec sa famille le tourmentait beaucoup; de plus, lui qui, de par son caractère, avait une grande tendance à la jalousie, eut plus que des sujets de l'être : de là, des inquiétudes continuelles.

Il y a un ou deux mois, la maison où il travaillait fit faillite ; ce malheur atteignait doublement Cla... : il avait laissé en dépôt dans cette maison une certaine somme d'argent, et en second lieu il craignait de se trouver sans travail.

Signalons ce fait : Cla... : avait des hémorrhoïdes qui disparurent un mois avant l'invasion de la folie. Cependant rien ne faisait prévoir alors ce qui allait se passer, et ce n'est que quinze jours environ avant son entrée à l'Asile que Cla... est pris du violent accès d'aliénation mentale dont nous avons indiqué les principaux éléments.

Les faits de la nature de ceux que nous venons de rapporter, c'est-à-dire dans lesquels le travail anatomique suit une évolution progressive et en arrive à envahir de proche en proche la plus grande partie ou la totalité des hémisphères cérébraux, ces faits sont admis dans la science. Les auteurs les considèrent comme appartenant à la paralysie générale. C'est là une interprétation que nous ne pouvons accepter.

Il est vrai que tout dépend de la manière de comprendre la paralysie générale, et comme sous cette dénomination on confond, le plus souvent à mon avis, des choses très diverses, il est naturel qu'on y ait fait rentrer les observations qui précèdent. Mais il me semble que chaque auteur ne doit pas pouvoir à son gré modifier le sens des mots, et celui de paralysie générale me paraît très net.

En effet, si le terme de paralysie générale est une expression purement symptomatologique, rappelant simplement une paralysie envahissant l'ensemble du système musculaire de la vie de relation, il a comme synonymes, et cela, je crois pouvoir le dire, de l'avis de la très grande majorité des auteurs, des expressions anatomiques d'une grande netteté et qui indiquent le caractère fondamental de cette maladie : il a comme synonymes les termes de périencéphalite *diffuse*, de périméningo-encéphalite *diffuse*, d'encéphalite interstitielle *diffuse*[1].

[1] Je regarde, dans toute la première partie de ce Mémoire, la démence mélancolique et la paralysie générale comme étant toujours constituées par une encéphalite, c'est-à-dire par un travail inflammatoire. Nous verrons plus loin, au chapitre de l'Anatomie pathologique, si cette assimilation doit être absolue et si le ramollissement de la couche périphérique du cerveau, qu'on retrouve dans la paralysie générale et dans la démence mélancolique, ne peut reconnaître une autre origine que l'inflammation ; mais comme cette question est encore pour moi loin d'être complétement résolue ; comme, même résolue, elle ne changerait rien aux considérations que j'émets, j'accepte pour le moment la manière de

Ainsi, les auteurs ont pu varier sur le siège principal des lésions dans la paralysie générale ; ils n'ont pas varié sur le caractère de *diffusibilité* de ces lésions : ce caractère est constant. Cette diffusibilité, dont l'étiologie indique le plus généralement les causes, se reflète naturellement sur la symptomatologie et imprime à celle-ci dès son début, ainsi que nous le verrons tout à l'heure, une physionomie particulière.

La diffusibilité est donc le grand caractère du travail organique de la paralysie générale. Est-ce là ce que nous retrouvons dans les observations qui précèdent ? Loin de là. Nous voyons dans ces cas un travail, d'abord limité, atteindre progressivement les parties restées saines jusque-là ; en un mot, nous voyons un travail qui se généralise, comme nous pouvons voir une pneumonie d'abord limitée à un lobe du poumon envahir peu à peu le reste de l'organe.

A côté de la *périencéphalite diffuse*, ayant comme synonyme symptomatologique le terme de *paralysie générale*, doit par conséquent prendre place la *périencéphalite généralisée*, ayant comme synonyme symptomatologique le terme de *paralysie généralisée* et à laquelle appartiennent les faits de la nature de ceux que nous venons de citer. Qu'à un certain moment, lorsque dans les deux cas le travail anatomique a envahi la plus grande étendue des hémisphères cérébraux, la physionomie clinique de la maladie puisse être la même,

voir qui a cours dans la science sur la nature du travail organique de la paralysie générale, et par suite de la démence mélancolique, puisque les faits nous ont montré que ce travail est le même dans les deux cas.

cela doit être; mais jusque-là, tout dans leur évolution sépare ces deux ordres de faits.

Ce point ressortira plus nettement encore de ce qui va suivre, car maintenant se pose tout naturellement à nous la question de savoir si la démence mélancolique que caractérise, au point de vue anatomique, une périencéphalite localisée, peut être la première étape d'une paralysie générale, c'est-à-dire d'une périencéphalite diffuse.

Pour nous, nous ne possédons aucun fait qui nous permette d'établir cette transition.

Plus nous allons, plus nous observons, plus nous restons convaincu que, dès le début, la paralysie générale se révèle avec un cortège de symptômes qui ne permet pas d'hésiter sur son diagnostic, et qui traduit justement à l'extérieur cette diffusibilité qui est un des caractères du travail organique de cette maladie. Ces symptômes consistent en troubles intellectuels et somatiques : les premiers peuvent être variables; les seconds, qui portent à peu près exclusivement à ce moment sur l'articulation des mots, consistent en une espèce de psalmodie, d'hésitation dans la prononciation qu'une oreille exercée ne confondra pas avec les troubles de la parole consécutifs, soit à une paralysie linguale, soit à quelque parésie des muscles de la face, et qui sont bien évidemment en rapport avec la nature et le siège de la lésion[1]. Parfois, je le sais, ces troubles sont, à cette époque de la maladie, très difficiles à saisir ; ils sont fugaces, passagers ; mais quand on observe attentivement, quand on revient fréquemment à l'examen des malades, il arrive toujours un moment où ils deviennent évidents.

[1] Voir le chapitre de la Physiologie pathologique.

Existe-t-il dans la science des faits qui nous permettent de passer de la démence mélancolique à la paralysie générale ? Si, d'une part, on tient compte de la confusion que les auteurs ont faite entre la paralysie générale et la paralysie généralisée ; si, d'autre part, étant donnée, ainsi que nous venons de le voir, la difficulté qu'il y a à reconnaître, au début d'une paralysie générale, l'existence des troubles paralytiques qui la caractérisent, on exige que ces observations aient été recueillies par des hommes ayant l'habitude de l'examen si difficile des Aliénés ; si, dis-je, on réclame les conditions précédentes, on voit que les faits de cet ordre qui ont été publiés sont excessivement rares. Je ne connais guère qu'une observation dans laquelle une périencéphalite diffuse aurait débuté comme débute parfois la démence mélancolique, sous la forme d'une folie de persécutions. Ce fait, dû à M. Calmeil[1], le voici.

OBSERVATION XIII.

M. Joseph, âgé de 44 ans et 4 mois, guide du génie, a poussé l'amour du travail jusqu'à la fatigue ; son caractère est réservé, peu communicatif, et il fréquentait, en général, très peu les militaires de son grade ; il a éprouvé des embarras de fortune, des chagrins domestiques, qu'il était parvenu à dissimuler à ses plus proches parents.

A 44 ans, il est devenu sombre, inquiet, parfois taciturne ; on a pu s'apercevoir que l'application au travail lui devenait difficile et qu'il était en proie à des idées de défiance maladive. On se hâta alors de prendre des mesures pour lui procurer du repos, pour le faire surveiller et soigner d'une manière régulière, et il fut envoyé à Charenton.

[1] Calmeil ; *Traité des maladies inflammatoires du cerveau*, tom. I, pag. 329.

Lorsque nous l'examinâmes pour la première fois, sa contenance était sérieuse, sa physionomie rembrunie ; il avait l'air préoccupé, distrait, écoutait à peine, commençait une réponse qu'il n'achevait qu'à moitié, demandait ensuite à faire des confidences qu'il faisait longtemps attendre, et finissait par déclarer qu'il était en butte à des persécutions occultes, qu'il avait des ennemis secrets qui en voulaient à sa vie, qu'il se regardait comme perdu. On chercha à le dissuader de ces idées ; on lui fit appliquer quelques sangsues au siége, on lui fit administrer des bains, des purgatifs résineux, et on s'appliqua à le distraire.

Pendant le premier mois du traitement, il est constamment dominé par ses idées de défiance ; il a soin de se tenir loin des autres malades, n'adresse jamais la parole à personne, ne se livre à aucun jeu, à aucune lecture, semble dégoûté des hommes et des choses ; on sent la nécessité de le faire surveiller de très près, dans la crainte qu'il ne cherche à se détruire ; il est du reste calme, propre, bien portant physiquement.

Pendant le second mois de sa séquestration, M. Joseph continue à être concentré en lui-même, et certains jours il est profondément démoralisé : il s'imagine qu'on le considère comme un grand criminel et qu'on a l'intention de lui faire trancher la tête ; il prétend qu'on en veut aussi à sa réputation ; il craint beaucoup d'être empoisonné et il examine ses aliments avec le plus grand soin avant de se décider à prendre son repas. Sa parole est jusqu'ici exempte d'embarras, sa démarche sûre et facile. — Bains frais, bains sulfureux, ventouses sèches, bains d'affusion, lavements froids et purgatifs.

Après deux mois de traitement, les symptômes que nous venons de tracer n'ont encore subi aucune modification. Dans le cours du troisième mois d'isolement, M. Joseph devient moins sombre ; ses traits sont moins contractés, il cause davantage, il mange mieux ; mais on remarque aussi que ses conceptions sont bornées, que sa mémoire lui fait défaut et que sa prononciation tend à s'embarrasser.

Bientôt le découragement est remplacé par une gaieté mêlée d'insouciance ; M. Joseph mange beaucoup, consent à recevoir la visite de ses amis, n'exprime plus aucune idée de crainte ; il lui arrive cependant d'oublier ce qu'il a été à même de dire et de faire à une date récente, et la portée de ses facultés baisse d'une manière rapide.

Au bout de trois mois et demi d'isolement, M. Joseph est singulièrement amaigri. Il n'est plus capable de se diriger d'une manière convenable et se livre à des actions désordonnées ; ses discours sont incohérents et ses idées confuses; il n'est plus capable de veiller aux soins de sa personne; il lui arrive d'uriner dans son lit.

Pendant les quinze derniers jours de son existence, M. Joseph est réduit au marasme ; il est souvent malpropre ; il articule très difficilement les sons ; il présente des tressaillements dans les muscles de la face et dans ceux des membres ; il a des grincements de dents fréquents ; il peut encore déplacer ses bras avec assez de facilité, mais ses jambes fléchissent sous le poids de son corps et on est obligé de le tenir habituellement couché.

La mort a lieu vers la fin du quatrième mois de l'affection cérébrale. Lorsqu'elle s'est accomplie, l'épuisement des forces était poussé à ses dernières limites, l'intelligence était entièrement abolie et le système musculaire singulièrement affaibli.

Autopsie cadavérique. — Le crâne est vaste, régulièrement conformé, un peu oblong d'avant en arrière.

Il n'existe pas de sérosité dans la double cavité de l'arachnoïde cérébrale.

La pie-mère n'est que médiocrement épaissie, elle contient des vaisseaux nombreux, remplis de sang, de sorte qu'elle paraît rouge, comme si elle eût macéré dans un liquide colorant, lorsqu'on l'examine par transparence.

Elle adhère intimement à la couche corticale superficielle, sur la face supérieure des deux lobules cérébraux antérieurs, sur la face supérieure des deux lobules moyens, sur toute la région externe et convexe des deux hémisphères, sur tout le parcours des scissures de Sylvius. Lorsqu'elle a été séparée du cerveau, on remarque sur une foule d'emplacements de sa face interne de larges plaques de substance nerveuse peu consistante, de couleur rougeâtre, qu'on peut en détacher par le frottement d'un manche de scalpel.

Le relief des circonvolutions sur lesquelles les adhérences ont pris naissance est couvert, après l'enlèvement des méninges, d'excoriations humides et saignantes. Les coupes que l'on pratique dans l'épaisseur de ces mêmes circonvolutions mettent à découvert une substance corticale abondante, piquetée de vaisseaux et fortement colorée en violet; elle est molle sans être désagrégée.

La substance blanche des centres ovales du cerveau est ferme, poisseuse, traversée par de nombreux filaments vasculaires remplis de sang; elle se couvre de gouttelettes sanguines au fur et à mesure qu'on la débite par tranches.

Les corps striés sont rouges comme de la chair saignante; ils ne sont pas ramollis.

Les couches optiques sont colorées en violet sur certains emplacements qui se rapprochent de leur centre.

La pie-mère cérébelleuse est mince, finement vasculaire; les vaisseaux qui prédominent dans sa trame lui impriment une teinte violacée. Elle emporte, lorsqu'on cherche à la séparer des sillons du cervelet, une couche notable de substance grise facile à réduire en bouillie.

Lorsque le cervelet a été mis à nu, sa surface paraît humide, fortement rosée et comme excoriée. La substance profonde du même organe est plus ferme que l'élément cortical.

Les couches de substance grise qui s'observent dans l'épaisseur de la protubérance annulaire offrent une teinte rosée.

La moelle allongée est ferme, d'une couleur rose très prononcée dans ses régions latérales.

Les poumons sont emphysémateux, pénétrés de sérosité; ils contiennent en abondance de très petites productions tuberculeuses qui se trouvent disséminées partout dans leur épaisseur.

La membrane muqueuse qui recouvre les bronches est épaissie, humectée par une couche épaisse de mucus grisâtre; elle est injectée d'une couleur violacée.

Le cœur est charnu, à peu près sain sous tous les autres rapports.

Le foie est énorme, d'un brun jaunâtre. L'estomac est pâle à l'intérieur; les intestins sont réduits à un calibre des plus exigus; leur membrane muqueuse est pâle et très-amincie.

Les autres organes sont sains.

Chez M. Joseph, l'autopsie vient nettement révéler les lésions de la périencéphalite diffuse ; cependant, durant les deux premiers mois que ce malade a été soumis à l'observation de M. Calmeil, cet éminent médecin ne constate absolument que des symptômes se rapportant tous, comme il le dit lui-même, au délire mélancolique le plus sombre. C'est au bout de deux mois et demi seulement qu'apparaît un commencement d'affaiblissement intellectuel compliqué de gêne de la parole ; bientôt la démence fait des progrès, la paralysie s'étend à tout le système musculaire, et deux mois après l'apparition de ces derniers symptômes, le malade succombe. A ce moment, « l'épuisement des forces était poussé à ses dernières limites, l'intelligence était entièrement abolie et le système musculaire singulièrement affaibli ».

Comme chez certains de nos malades, un délire mélancolique paraît d'abord résumer chez M. Joseph toute l'aliénation mentale ; puis, apparaît de la démence, seulement celle-ci se complique de troubles paralytiques dus à un travail organique qui se diffuse rapidement à l'ensemble des hémisphères cérébraux.

La folie des persécutions a donc été, dans ce cas, la première étape d'une périencéphalite diffuse.

Je disais plus haut que le fait précédent était à peu près le seul cas de périencéphalite diffuse présentant des caractères suffisants d'authenticité que je connaisse dans la science et dans lequel la maladie aurait débuté comme débute parfois la démence mélancolique, sous la forme d'une folie des persécutions. Cependant on pourrait encore peut-être rapprocher de cette observation une autre observation publiée par M. Drouet dans les *Annales médico-psychologiques*[1], mais il me paraît inutile d'insister davantage sur ce point.

L'observation qui suit, et que j'emprunte à mon distingué Confrère M. Doutrebente[2], est intéressante, on le verra, à plus d'un titre et nous paraît faire naturellement suite aux faits qui précèdent.

OBSERVATION XIV.

T...., fleuriste, âgé de 35 ans, domicilié à Paris et originaire du grand-duché de Luxembourg, entre à la Clinique le 28 janvier 1880.

Nous ne possédons aucun renseignement sur les antécédents héréditaires ; pas d'alcoolisme, pas de syphilis. A l'âge de 27 ans, notre malade a reçu un coup assez violent sur la tête, ayant déterminé une bosse sanguine avec large ecchymose qui a laissé des traces pendant trois mois. Depuis ce temps, il a toujours eu des maux de tête assez violents.

25 janvier. Crise subite d'excitation dans la journée. T..... se met à crier, en disant : « Sauvez-vous, sauvez-vous ! je sens que je vais faire un malheur ! » Sa femme resta quand même près de lui. Il se plaignait de souffrir horriblement de la tête, s'accrochait à la fenêtre, de crainte de se précipiter dans la rue : la face était rouge et vultueuse, les membres étaient agités de tremblements généralisés. Le calme se fit cependant au bout de quelques heures ; mais, dans l'état intermédiaire, entre les périodes d'agitation et de calme, T..... avait manifesté des craintes d'empoisonnement. Vers huit heures du soir, nouvelle crise d'agitation de courte durée, et, pendant la nuit, une série de crises d'heure en heure, jusqu'au moment où l'agitation devint permanente. Il prétend qu'on lui a changé sa femme, que c'est une autre femme qui a couché à côté de lui ; il veut l'étrangler. La peau était chaude,

[1] Drouet ; *Annales médico-psychologiques*, 1871.

[2] Doutrebente ; *Annales médico-psychologiques*, mars 1880.

brûlante ; les larmes, la salive, coulaient abondamment. On le conduit à la Préfecture le 26 au matin. Par des renseignements tardifs, nous avons appris que l'agitation avait été précédée d'une période d'incubation de quinze jours, pendant laquelle T..... se plaignait d'être poursuivi par la police ; il voyait partout des mouchards ; on lui mettait de la boue dans son encre pour l'empêcher de faire ses comptes, etc. De plus, les maux de tête habituels étaient depuis trois mois d'une violence inouïe. Il devenait triste, soucieux, chagrin, et peu communicatif ; il ne voulait pas souffrir la moindre conversation. Dans les derniers jours enfin, il aurait eu des cauchemars affreux, des visions de fantômes et des aberrations auditives. Il entendait le pas des mouchards dans l'escalier de sa maison d'habitation.

26. Certificat du Dr L..... — « Manie aiguë. Rechute. Déjà traité en 1878 pour paralysie générale. Violente excitation avec rémissions ; préoccupations confuses; larmes. Idée dominante qu'on veut le faire passer pour un voleur ; tendances hypochondriaques.»

27. Certificat du Dr M..... — « Léger affaiblissement intellectuel avec excitation. Idées hypochondriaques et idées de persécutions. Parole légèrement hésitante par moments. »

28. Lorsque T..... est soumis à notre observation, nous constatons qu'il est en proie à un délire aigu incohérent, généralisé, avec alternatives d'excitation et de dépression. Il est difficile d'attirer l'attention du malade, toutefois il veut bien nous reconnaître. Impossible de l'interroger et d'obtenir des réponses aux questions qu'on lui pose. Il est violent, désordonné dans ses gestes et ses actes; il refuse les aliments, brise tous les objets qui sont à sa portée et se frappe contre les murs de sa cellule ; léger état fébrile, inégalité pupillaire, insomnie.

En présence de phénomènes aussi accusés, nous portons le diagnostic de méningo-encéphalite aiguë. Mais au bout de quarante-huit heures la fièvre devient plus violente ; il y a de la dyspnée et de la toux. Nous plaçons le malade à l'infirmerie.

Une pneumonie droite devient évidente et se caractérise par les signes habituels fournis par l'auscultation, la percussion et l'expectoration. Cette maladie intercurrente revêt rapidement un caractère de gravité exceptionnelle. Elle domine la situation ; l'état mental devient de plus en plus effacé.

Le malade meurt le 6 février dans la nuit.

L'AUTOPSIE, faite par M. Chambard, directeur du laboratoire, a été rédigée par M. Vallon, interne de Sainte-Anne et aide de laboratoire.

Cavité crâniene. Parois osseuses : Rien de particulier.

Dure-mère : Pas d'adhérences, pas de pachyméningite, injection des régions postérieures.

Arachnoïde : Œdème sous-arachnoïdien.

Vaisseaux : Pas d'athérome.

Surface de l'encéphale : Légère opalescence de la pie-mère dans les régions antérieures au niveau des sillons, un peu d'injection de cette membrane.

Nerfs crâniens : Adhérence des bulbes olfactifs qui se déchirent quand on veut les soulever. Les autres nerfs ne paraissent pas altérés.

Hémisphère gauche	595	gram.
Hémisphère droit................	605	—
Mésocéphale, cervelet et bulbe......	165	—
TOTAL........	1365	gram.

Hémisphère gauche : Rien au ventricule latéral ; adhérences de la pie-mère, principalement au niveau de la partie antéro-externe du lobe sphénoïdal, où, après enlèvement, on voit une plaque d'excoriation. Sur les circonvolutions frontales, on trouve des plaques disséminées peu nombreuses, peu étendues et peu profondes.

Les circonvolutions sont de consistance ferme ; leur épaisseur et leur coloration sont normales.

Rien à observer après les coupes verticales et transversales.

Hémisphère droit : Les adhérences sont sensiblement plus marquées qu'à gauche, surtout au niveau des lèvres de la scissure sylvienne ; elles occupent la partie antérieure du lobe sphénoïdal ; en ces points, la substance grise est ramollie.

Rien à observer après les coupes verticales et tranversales.

Bulbe ; protubérance et cervelet : Pas de granulations épendymaires sur le plancher du quatrième ventricule.

Cavité thoracique. Poumon gauche : Congestion du lobe inférieur.

Poumon droit : Dans toute la moitié postérieure du lobe inférieur, le tissu pulmonaire est compacte, la surface d'une coupe est finement granuleuse. Quelques petits fragments nagent entre deux eaux, quelques-uns restent au fond du vase : ce sont les points où la consistance du poumon est considérable et où la pression donne le liquide le moins aéré. Le lobe inférieur est le siège d'un œdème avec pneumonie au deuxième degré au niveau du bord postérieur.

Cœur : Surcharge graisseuse ; volume normal, mais le ventricule gauche est globuleux ; après la coupe, on constate une légère hypertrophie concentrique. — Le ventricule droit est rempli de caillots mous et cruoriques. Pas de lésions valvulaires.

Cavité abdominale : Rien au *foie. Rate* ferme et d'une coloration rouge foncé.

Reins congestionnés.

Remarques. — Il n'est pas sans intérêt de savoir que T.... a eu, en 1878, une paralysie générale constatée par cinq médecins ; cette paralysie à forme grave nous avait plusieurs fois mis dans l'obligation de porter un pronostic fatal, lorsqu'au bout de sept à huit mois survint une rémission tellement nette, tellement accusée, qu'une sortie par suite de guérison fut proposée à l'autorité compétente. Une fois dehors, notre malade reprit ses occupations habituelles et ne donna plus aucun signe de l'ordre physique, moral ou intellectuel capable de faire soupçonner les accidents antérieurs. Nous avons eu l'occasion de le rencontrer à Paris dans le courant de l'année dernière et de constater, *de visu*, l'intégrité parfaite de sa santé.

Nous avions à cette époque rédigé l'observation suivante :

24 août 1878. Premier certificat : Dr L... du S...— « Démence paralytique. Affaiblissement marqué de l'intelligence, de la mémoire, de la volonté, de la sensibilité et du mouvement. — Opti-

misme. Contentement. Embarras de la parole. Nulle conscience de ses actes. »

25 août 1878. Deuxième certificat : Dr B... — « Paralysie générale. Affaiblissement des facultés intellectuelles et de la mémoire. Idées délirantes de satisfaction. Périodes d'agitation avec violence. Insomnie. Hésitation de la parole. Pupilles inégales. »

1er septembre. Certificat du Dr D... — « Paralysie générale caractérisée par l'affaiblissement des facultés, particulièrement de la mémoire, l'inégalité pupillaire, le tremblement fibrillaire de la langue. Idées ambitieuses. Le malade se trouve entièrement heureux ; il gagne beaucoup d'argent, etc. »

Quelques jours après, le malade est transféré à Ville-Évrard, où la paralysie générale est de nouveau constatée par les deux médecins de cet établissement. Pendant les mois d'octobre, novembre et décembre 1878, aucun changement bien appréciable, sauf toutefois dans l'agitation, qui avait cessé pour faire place à un état de béatitude, de contentement et de satisfaction. Les symptômes physiques précités : inégalité pupillaire, hésitation de la parole, tremblement fibrillaire de la langue, auxquels s'était surajouté le tremblement si caractéristique de l'orbiculaire des lèvres avant et pendant l'émission des mots, étaient fortement accusés. Pendant les deux premiers mois de l'année suivante, la maladie suivait un cours régulier ; c'est seulement dans la première quinzaine de mars que la rémission commence à se faire remarquer et à s'accuser de plus en plus.

T... sort de Ville-Évrard au mois d'avril 1879.

Remarques. — Les lésions trouvées à l'autopsie étaient des lésions récentes, peu caractérisées, comme on en trouve parfois à l'autopsie des malades morts de délire vésanique aigu (manie suraiguë, méningo-encéphalite à forme rapide) ; elles ne peuvent être rattachées au premier *accès de paralysie générale*. Comme il est difficile d'admettre la guérison de la sclérose interstitielle ou sa régression après l'évolution lente, mais progressive, d'un processus morbide pendant sept à huit mois, faut-il donc admettre que l'état congestif seul est capable de produire des phénomènes aussi accusés et aussi prolongés ? Si oui, il devient possible d'expliquer les temps d'arrêt, les pseudo-guérisons ou les guérisons réelles.

Nous avons tenu à citer l'observation précédente telle que l'a rapportée M. Doutrebente, c'est-à-dire avec les réflexions dont l'accompagne notre Confrère. Nous voudrions en faire ressortir les particularités suivantes.

T... a eu un premier accès d'aliénation mentale dont tous les symptômes rappellent ceux de la démence paralytique ; cet accès disparaît si complètement que le médecin de Ville-Évrard qui soigne ce malade le regarde comme guéri et provoque sa sortie de l'Établissement.

Pendant huit ou neuf mois, T... paraît absolument rétabli ; puis survient un second accès qui débute par des maux de tête d'une violence inouïe et par un changement de caractère ; plus tard, une violente crise d'agitation se produit ; les idées de tristesse, de persécutions et d'hypochondrie dominent la scène ; on constate en outre un léger degré d'affaiblissement intellectuel, la fièvre s'allume, une pneumonie se déclare et emporte le malade en quelques jours.

A l'autopsie, on trouve du côté de l'encéphale des lésions de périméningo-encéphalite qui, d'après leur degré d'organisation, ne peuvent être qu'en rapport avec le dernier accès de folie. Ces lésions, qui se disséminent sur les régions frontales, où elles sont très peu marquées, ont leur foyer maximum en certains points de la base du cerveau : à gauche, principalement au niveau de la partie antéro-externe du lobe sphénoïdal, où la pie-mère adhère à la substance grise ; à droite, où elles sont plus marquées qu'à gauche, au niveau des lèvres de la scissure de Sylvius et de la partie antérieure du lobe sphénoïdal. En ces points, la surface grise est ramollie.

Les troubles qui ont existé chez T... pendant la vie et les lésions qu'on constate chez ce même individu à l'autopsie, offrent plus que des analogies avec les lésions et les troubles qui existent chez nos malades atteints de démence mélancolique ; ils se confondent absolument. Là comme ici, même mélange d'idées délirantes à forme mélancolique et d'affaiblissement intellectuel, mêmes altérations anatomiques. Cependant, étant donnés, d'une part les antécédents de T..., et d'autre part la tendance à la dissémination que manifestent chez lui les lésions cérébrales dès le début de la maladie, ainsi que le prouvent ces traînées opalescentes que signale M. Doutrebente du côté des lobes frontaux, bien probablement la marche qu'aurait suivie l'aliénation mentale chez T... eût été différente de celle suivie chez les malades dont nous avons rapporté l'histoire dans notre premier groupe. T... était évidemment pour nous à la première période d'une paralysie générale. Mais il n'en est pas moins vrai qu'au moment de sa mort cet individu présentait l'ensemble des caractères de la démence mélancolique ; et comme les altérations de cette dernière sont, ainsi que nous l'avons dit, absolument de même nature que celles de la paralysie générale, l'autopsie de cet homme nous permet d'assister pour ainsi dire au début des lésions qui caractérisent la démence mélancolique, puisque les altérations étaient en rapport, nous le répétons et M. Doutrebente y insiste, avec les troubles psychiques observés pendant le second accès d'aliénation mentale.

Un autre enseignement résulte encore pour nous de l'observation de T... : elle vient appuyer ce que nous disions plus haut de l'existence des troubles de la parole dès le début de la paralysie générale et de la difficulté qu'il y a alors à les constater. Deux médecins ayant tous les deux, si je lis bien les noms derrière les initiales, une grande habitude des maladies mentales, observent T..., et cela à peu près au même moment; l'un d'eux note chez ce malade de l'hésitation de la parole, cette hésitation passe inaperçue pour l'autre.

§ VI.

Les observations que nous avons réunies dans la première partie de ce travail nous paraissent suffisantes pour dégager le type clinique dont nous poursuivons l'étude. Résumons brièvement les enseignements qu'elles renferment.

A côté de la périencéphalite diffuse, doit prendre place une périencéphalite localisée pouvant parcourir toutes ses périodes en tant qu'inflammation localisée ou pouvant au contraire envahir progressivement la plus grande étendue de la périphérie du cerveau; en un mot, pouvant se généraliser.

Cette périencéphalite localisée donne lieu, au point de vue clinique, dans les cas que nous envisageons, à des symptômes dont les plus saillants sont un délire à forme mélancolique et de l'affaiblissement radical de l'intelligence, délire et affaiblissement indépendants l'un de l'autre.

Je dis : dans les cas que nous envisageons. En effet, la périencéphalite localisée n'a pas toujours comme expression symptomatologique le mélange de délire mélancolique et de démence que présentent les faits qui précèdent. Si dans cette encéphalite la démence existe toujours, du moins à une certaine période de la maladie, le délire peut s'exprimer sous une forme toute autre que la forme mélancolique, et on peut voir, par exemple, apparaître un délire ambitieux ou encore une agitation maniaque sans détermination délirante bien précise. Il existe dans la science et je possède des observations qui me permettent, je crois, d'établir d'ores et déjà ces deux derniers groupes de faits. Mais avant d'aborder ces différents points, j'ai voulu soumettre au jugement de mes Confrères l'étude de la périencéphalite localisée s'accompagnant de délire mélancolique ; c'est elle que j'ai observée le plus souvent et elle reste, d'une manière générale, plus nettement localisée que les deux autres.

Les considérations précédentes me paraissent justifier la dénomination de *démence mélancolique*, que nous avons donnée au type clinique dont nous poursuivons l'étude, et indiquer la place de ce type dans le cadre nosologique.

SECONDE PARTIE.

DESCRIPTION DU TYPE CLINIQUE : DÉMENCE MÉLANCOLIQUE.

Dans la première partie de ce travail, nous avons cherché à dégager du groupe des aliénations mentales, et cela en nous appuyant sur les faits, un type clinique auquel nous avons donné le nom de démence mélancolique.

Ce type, nous devons actuellement l'étudier de plus près, en faire la description symptomatologique, en suivre la marche, en rechercher les lésions et les causes, établir autant que faire se pourra sa pathogénie et la physiologie pathologique de ses principaux symptômes, en indiquer enfin le diagnostic, le pronostic et le traitement.

CHAPITRE PREMIER.

Symptomatologie.

TABLEAU CLINIQUE DE LA MALADIE.

Période prodromique et mode de début. — C'est rapidement, souvent même brusquement, que se manifeste à l'extérieur la démence mélancolique.

Un soir, en rentrant des champs, Mme Gib... (Obs. III) croit entendre des voix qui lui disent : « Il y aura beaucoup de morts demain » ; la nuit, l'insomnie est complète ; le matin, la malade se plaint de céphalalgie, de sifflements d'oreilles ; elle a des hallucinations de l'ouïe, croit qu'on lui dit des injures et qu'elle est dans la misère la plus profonde.

Mme Dup.... (Obs. I) se couche bien portante ; le matin en se réveillant elle se plaint d'avoir des fourmillements dans les doigts et des douleurs dans le bras et l'épaule gauches ; elle est obligée de garder le lit. A ce moment, Mme Dup... a toute sa connaissance ; mais le lendemain apparaît brusquement une violente agitation avec désespoir et impulsions suicidiques très marquées.

T... (Obs. XIV) est pris tout à coup, dans le courant de la journée, d'une crise subite d'excitation et se plaint de souffrir horriblement de la tête.

R... (Obs. II) se dispute avec des voisines ; à partir de ce moment, son caractère change, elle entend des voix, s'imagine qu'on la persécute, et l'aliénation mentale se constitue rapidement.

Cette rapidité, cette brusquerie dans la manifestation extérieure du délire, toutes les observations dans lesquelles j'ai pu préciser le mode de début de la maladie, me l'ont montrée. Cependant, lorsqu'il est possible de se procurer des renseignements complets sur les antécédents des malades, on apprend que depuis quelque temps déjà un certain changement s'était produit dans leur caractère: ils étaient devenus impressionnables, s'émotionnaient pour un rien et exagéraient les moindres contrariétés (Obs. I, III, XIII, XV, etc.). D'autres fois c'est un sentiment de découragement, c'est un besoin d'isolement, c'est une tristesse insurmontable qui s'emparent des futurs malades [1]. D'autres fois enfin, il se produit des congestions du côté de l'encéphale, congestions de courte durée, mais qui peuvent se répéter et entraînent après elles un certain degré d'affaiblissement intellectuel, parfois même des paralysies incomplètes (Obs. VI, VIII)[2]. Souvent, aux troubles précédents s'ajoutent des maux de tête qui dans certains cas prennent une grande intensité (Obs. XIV, XV).

Tels sont les phénomènes qu'on rencontre le plus généralement dans la période prodromique de la démence mélancolique. Les troubles qui constituent cette période peuvent durer un temps plus ou moins long, quelques jours, des mois, quelquefois même un an et plus, puis le délire apparaît.

Ce délire se révèle sous la forme mélancolique et revêt généralement au début une grande intensité.

Tantôt ce sont les idées lypémaniaques qui prédominent.

[1] Calmeil; *loc. cit.* Observ. 46, 47, 52.

[2] Voir en outre Calmeil, *loc. cit.* Observ. 60.

Ceux-ci se lamentent : eux et leurs enfants sont perdus, leur famille est détruite, on va les faire mourir. Ceux-là sont dans la misère la plus profonde, ils ont entraîné dans leur ruine leur famille tout entière. Chez tous existent des perversions sensorielles, l'anxiété et le désespoir sont profonds, et le plus souvent se produisent des tendances au suicide et des impulsions suicidiques très-marquées (Obs. I, XI, XII XV, XX, etc.).

Tantôt les idées de persécutions dominent la scène. Leurs ennemis s'acharnent après eux ; ils les entendent, ils viennent, ils sont là, ils vont les faire mourir ; des perversions sensorielles existent, l'agitation est intense, et ici encore existent fréquemment des tendances au suicide (Obs. III, IV, X, XIV, XVII, etc.).

Tantôt enfin les idées de tristesse et de persécutions mélangées l'une à l'autre paraissent secondaires à un état maniaque (Obs. II, XX).

Au début, des phénomènes de congestion cérébrale et un certain état fébrile accompagnent généralement le délire : la face est rouge, le pouls est tendu, souvent dépressible, variable de fréquence suivant les cas, mais généralement assez peu fréquent ; la peau est chaude et moite, la langue saburrale et rouge sur les bords. Cet état fébrile, que je décris en me basant sur deux cas observés par moi et d'après les renseignements que j'ai pu recueillir, soit auprès des parents des malades, soit auprès des médecins traitants, est, dans la grande majorité des cas, de peu d'importance, et souvent même passe inaperçu ; il dure quelques jours au plus. Aussi le délire attire-t-il seul l'attention du médecin ; il paraît résumer et dans certains cas même il résume toute l'expression symptomatologique de la maladie, qui est classée alors, suivant la prédominance des symptômes, soit parmi les lypémanies, soit parmi les folies de persécutions, soit parmi les manies avec prédominance d'idées de tristesse et de persécutions.

Parfois cependant, déjà à ce moment et au milieu de ce cortège revêtant si bien l'apparence de la folie par troubles fonctionnels, apparaissent quelques symptômes d'ordre, soit psychique, soit somatique, qui semblent se rattacher à une lésion plus profonde du cerveau. C'est une incohérence plus grande que dans la folie simple ; c'est, pendant les périodes de calme relatif qui se produisent dans le courant de la journée, un état d'obnubilation intellectuelle qu'accusent les malades eux-mêmes (Obs. III, XV) ; ce sont des troubles passagers de la parole, qui devient lourde, embarrassée ; ce sont des fourmillements dans les membres, c'est une chute commençante des paupières (Obs. I, II, III). Ces troubles, il est vrai, sont peu marqués ; il faut les rechercher pour les constater. Certains d'entre eux sont fugaces, ce sont ceux qui se rapportent à l'élément somatique; et quant à ceux qui se rattachent à l'intelligence, ils peuvent si bien s'expliquer par l'ébranlement que fait subir au cerveau l'agitation dont sont atteints les malades, qu'on les néglige complètement au point de vue du diagnostic.

Période d'état. — L'aliénation mentale est constituée, elle entre dans la période d'état ; nous avons à l'étudier en ce moment et à la suivre dans sa marche. Pour cela, invoquons les faits.

Gib... entre à l'Asile six semaines environ après l'apparition du délire. L'agitation du début a beaucoup diminué, mais les idées délirantes restent les mêmes. Sa physionomie porte le cachet de la tristesse ; Gib... raconte volontiers tous les ennuis, toutes les persécutions que lui ont fait subir des ennemis inconnus ; elle nous dit toutes les tentatives de suicide qu'elle a faites. Ici, les malades avec lesquels elle se trouve, parlent mal d'elle, lui disent des injures; elle s'imagine que ses ennemis l'ont ruinée, l'ont réduite, elle et ses enfants, à la plus profonde misère ; aussi refuse-t-elle absolument le régime que le médecin lui a marqué : elle ne pourrait pas le payer. La mémoire, provoquée, a conservé toute sa netteté : les réponses de Gib... sont précises et justes. En un mot, cette malade présente l'ensemble des caractères cliniques de la folie des persécutions, et c'est comme étant atteinte de ce genre d'aliénation mentale qu'elle est considérée. On ne peut en effet attacher à ce moment une réelle importance, ni à un état d'embrouillement de l'intelligence dont cette malade se plaint et qui, dit-elle, lui rend difficile l'enchaînement des idées, ni à quelques stases sanguines qui arborisent les pommettes, et à un certain air d'hébétude qui fait contraste avec la précision des réponses de la malade. Ces troubles sont si peu marqués et le délire est si net, que celui-ci attire seul l'attention.

La maladie évolue, des périodes de calme et d'agitation alternent entre elles. Pendant les dernières, les idées de persécutions reprennent plus d'importance ; pendant les premières, les rémissions sont incomplètes et l'on est frappé de certains faits qui n'existent pas dans la folie des persécutions ordinaires. Au point de vue physique, Gib... reprend de l'embonpoint, mais la physionomie ne s'éclaircit pas, les traits ont quelque chose d'atone, les yeux sont battus, les stases sanguines des pommettes persistent. Au point de vue psychique, le calme est revenu il est vrai, mais la malade reste indifférente à son état ; elle ne se préoccupe pas de sa situation ; le milieu dans lequel elle est lui convient ; elle semble avoir oublié sa famille et ses enfants ; elle qui autrefois dirigeait complètement sa maison, ne cherche même plus à savoir ce qui s'y passe ; ses idées sont toujours embrouillées ; abandonnée à elle-même, elle paraît plongée dans de profondes réflexions, et quand on lui demande à quoi elle pense, elle répond : « *à rien* » ; et cela est vrai. La physionomie a toujours quelque chose d'hébété. Ce n'est pas là simplement de la stupeur, il existe évidemment un état de dépression intellectuelle plus profond.

L'état que nous venons de décrire, et dans lequel on rencontre un mélange de délire et de dépression intellectuelle, celle-ci d'une importance beaucoup moindre que celui-là, persiste tel, pour ainsi dire, pendant tout le cours de la maladie. Cependant les périodes de calme vont augmentant de durée, et les symptômes indiquant un état d'affaiblissement intellectuel s'affirment, quoique dans de faibles proportions. La malade succombe rapidement à des accidents de la base du cerveau, et à l'autopsie on rencontre, du côté de cet organe, des lésions très nettes, de nature inflammatoire, dont les unes, aiguës, se rattachent aux phénomènes qui ont mis fin à la vie de la malade, et dont les autres, chroniques, se relient évidemment à l'évolution de la maladie.

Mme Dup..., on s'en souvient, est cette malade chez laquelle le délire avait été précédé, pendant quarante-huit heures, de symptômes de congestion du côté du cerveau. Lorsqu'elle entre à l'Asile, six semaines environ après le début de sa maladie, Mme Dup... présente toutes les apparences d'une lypémanie anxieuse. Nuit et jour elle se lamente ; elle est perdue, on va lui faire subir les plus cruels supplices ; ses enfants, ses parents, doivent être morts. Tout le monde autour d'elle lui dit des grossièretés; on lui raconte les tortures auxquelles on va la soumettre, elle voit des fantômes passer devant ses yeux; il est inutile qu'elle mange : elle va mourir. Elle est tellement effrayée que chaque fois qu'elle aperçoit le médecin ou la surveillante en chef, elle court à eux et, les mains jointes, les supplie de ne pas lui faire de mal ; l'insomnie est complète; les idées de suicide sont excessivement marquées ; Mme Dup... cherche à se donner la mort, soit en s'étranglant, soit même en s'introduisant du linge dans l'arrière-gorge. Lorsqu'on réussit pendant quelques instants à distraire cette malade de ses idées délirantes, elle répond convenablement aux questions qu'on lui pose. Elle n'est pas folle, ne sait pourquoi « on l'a amenée à l'Asile avec toutes ces Aliénées », et elle cherche à donner une explication plausible de sa folie et de ses actes. Le regard est vif et exprime l'intelligence.

Le délire qui précède est bien fait pour attirer toute l'attention du médecin; cependant, lorsqu'on examine de plus près la malade, on est frappé par quelques particularités psychiques et somatiques. Mme Dup..., qui refuse toute alimentation, se plaint qu'on ne lui donne rien à manger et à boire, elle rabâche constamment la même chose, et elle, qui se rend compte parfaitement du milieu dans lequel elle se trouve, ne croit pas avoir quitté Cette, où elle habitait. Les traits du visage ont une flaccidité qu'on ne rencontre pas d'ordinaire dans la lypémanie par troubles fonctionnels ; les yeux sont creux, battus;

les paupières, surtout celles du côté gauche, recouvrent les globes oculaires un peu plus que normalement. Il existe des stases sanguines au niveau des pommettes, et parfois même, quoique d'une manière très fugitive et non constante, lorsque la malade veut commencer une phrase, les muscles de la lèvre supérieure sont animés de petits trémoussements.

A côté du délire, il existe donc chez Mme Dup... des symptômes, soit intellectuels, soit physiques, qui obligent à penser que, dans le cas actuel, il y a plus qu'une simple perversion de l'intelligence; que celle-ci est affaiblie et qu'il existe une lésion organique du cerveau.

Suivons la marche de la maladie.

Peu à peu, l'intensité du délire diminue ; les illusions, les idées de suicide, l'anxiété, disparaissent ; les idées de tristesse et de crainte persistent. Tandis que certains symptômes perdent de leur importance, disparaissent même, d'autres au contraire s'accentuent. Le cercle des idées délirantes se restreint, la malade redit souvent les mêmes choses ; la mémoire s'affaiblit, la chute des paupières s'accentue et devient très nette, l'expression de la physionomie perd de sa vivacité, l'œil s'éteint, les traits restent flasques, les stases sanguines persistent, le teint prend une coloration jaunâtre sur un fond pâle; il n'y a plus de doute : si Mme Dup.. est toujours une lypémaniaque chez laquelle prédominent des idées de crainte, les symptômes que nous venons de signaler en dernier lieu prouvent qu'à cette lypémanie s'ajoute un affaiblissement radical de l'intelligence ; et si on tient compte de l'ensemble de l'habitus extérieur de la malade et des paralysies localisées qui existent chez elle, toute hésitation est impossible : cette démence est de nature organique,

Chez R..., la maladie se présente d'abord à nous avec le cortège de la manie à laquelle se rattachent des idées de tristesse et de persécutions. Bientôt le délire perd de son intensité, l'affaiblissement radical de l'intelligence s'affirme et des troubles somatiques, d'abord très-peu marqués, douteux même, s'accentuent ; la physionomie de la malade, son habitus extérieur, une chute des paupières, un certain émoussement du sens de l'olfaction, indiquent que le travail cérébral qui existe chez R... est de nature organique.

Les observations qui précèdent nous paraissent mettre en relief les symptômes principaux qui caractérisent la démence mélancolique : *délire, affaiblissement radical de l'intelligence et troubles somatiques* ; elle nous paraissent, en outre, exprimer d'une manière très nette la physionomie clinique de cette forme d'aliénation mentale à sa période d'état et pendant son évolution.

Le *délire* est celui que nous connaissons déjà pour l'avoir rencontré à la période de début. Il s'exprime sous la forme mélancolique, soit qu'il revête le cachet de la lypémanie, soit qu'il revête celui de la folie des persécutions ou de la manie avec prédominance d'idées de tristesse et de persécutions. On y rencontre, ainsi que le prouvent les différentes observations que nous avons relatées dans le cours de ce travail, les multiples éléments qu'on peut trouver dans ces différentes formes d'aliénation mentale : agitation, anxiété, perversions sensorielles, stupeur, idées hypochondriaques, etc... Nous retrouverons tout à l'heure ce délire envisagé d'une manière générale et dans ses principaux éléments.

La *démence* s'affirme par la niaiserie du délire et des actes, par l'apathie et l'indifférence des malades, par une diminution de la mémoire, etc., et par l'ensemble des *troubles physiques* révélateurs de la nature organique du travail cérébral : physionomie des malades, flaccidité des traits, yeux battus, paupières inférieures plissées et comme infiltrées, stases sanguines au niveau des pommettes et des ailes du nez, coloration particulière de la face, paralysies localisées, etc...

C'est l'association des éléments précédents qui donne à la démence mélancolique sa physionomie propre, et, comme cette association se fait suivant les cas dans des proportions variables, elle rend très difficile la description d'un type unique de cette maladie.

Chez Dup... (Obs. I), les phénomènes de congestion cérébrale qui précèdent l'éclosion du délire, les stases sanguines des pommettes, la chute des paupières, le trémoussement des muscles des lèvres, un certain degré de niaiserie du délire, sont tout autant de symptômes qui existent dès les premiers temps de l'apparition de l'aliénation mentale. Il en est de même chez R... (Obs. II) et chez Rou... (Obs. XIX).

Chez Gib... (Obs. III), au contraire, ce qui frappe pour ainsi dire seul pendant une longue période de l'aliénation mentale, c'est le délire des persécutions, et c'est à peine si quelques symptômes physiques et somatiques laissent deviner que derrière lui se cachent d'autres troubles plus profonds.

Cette variabilité, suivant les cas, dans l'association des différents éléments essentiels de la démence mélancolique, se retrouve dans la plupart des observations que nous avons rapportées. Tandis que chez Sim... (Obs. v), chez Gr... (Obs. vi), chez Nic... (Obs. vii), chez M... (Obs. viii), etc., la démence était, dès les premières périodes de la maladie, aussi marquée que le délire, chez Mme Françoise (Obs. ix), chez Ful... (Obs. xi), et chez Cla... (Obs. xii), au contraire, nous n'avons rencontré pendant plusieurs mois aucun trouble pouvant indiquer l'existence d'un affaiblissement radical de l'intelligence ou d'une lésion organique du cerveau.

Durant l'évolution de la maladie, l'association des trois éléments principaux de la démence mélancolique reste aussi très variable. Chez Gib... (Obs. iii), la mélancolie parcourt toutes ses périodes, sans que la démence et les troubles somatiques soient très marqués. Chez Dup... (Obs. i) et chez R... (Obs. ii), ces deux ordres de symptômes s'accentuent assez vite et dominent bientôt la scène.

Marche et terminaison.— Pour compléter le tableau clinique de la démence mélancolique, suivons rapidement la marche de cette dernière. Dans les cas les plus ordinaires, celle-ci suit une marche progressive, l'agitation diminue, disparaît même; les idées mélancoliques persistent toujours, mais elles perdent peu à peu leur netteté ; la démence s'affirme, souvent très lentement, et l'aliénation mentale peut ainsi rester longtemps stationnaire (Obs. i, ii, xv, xix, xx, etc...).

Assez souvent la démence mélancolique affecte une marche rémittente, les rémissions sont plus ou moins complètes (Obs. iii, x, xi). Enfin parfois il y a des alternatives rapides d'agitation et de dépression (Obs. v).

Quant aux modes de terminaison de la maladie, les

faits nous les montrent variables. Tantôt la démence mélancolique se termine par des attaques apoplectiformes ou épileptiformes, par un état comateux (Obs. IV, VI, VII, VIII) ; tantôt par des accidents aigus de la base du cerveau (Obs. III) ; tantôt par la paralysie généralisée (Obs. X, XII); tantôt par des complications (Obs. XVII) ; tantôt enfin les accidents aigus disparaissent, il ne reste plus qu'un peu de débilité intellectuelle, et les malades peuvent être considérés comme guéris (Obs. IX).

En résumé donc, la démence mélancolique se présente à nous de la manière suivante : *Après une période prodromique plus ou moins longue, apparaît rapidement, souvent même brusquement, un délire à forme mélancolique pouvant occuper pendant un certain temps toute la scène pathologique, ou être accompagné dès le début, quelquefois même précédé par des signes révélateurs d'un affaiblissement radical de l'intelligence et d'une lésion organique du cerveau. Ces symptômes de lésion organique, de démence, de délire, s'associent dans des proportions variables: les deux premiers s'affirment généralement de plus en plus ; la maladie suit une marche progressive, soit continue, soit rémittente ; parfois au contraire il semble qu'elle puisse rétrocéder en partie ; enfin elle se termine de manières diverses.*

Maintenant que nous connaissons dans son ensemble la physionomie clinique de la démence mélancolique, nous devons en étudier de plus près les principaux symptômes, la marche et la terminaison.

ÉTUDE CLINIQUE DES PRINCIPAUX SYMPTOMES.

Les symptômes que nous avons trouvés comme caractérisant la démence mélancolique, sont de deux ordres : les uns, psychiques, ont trait, soit au délire, soit à la démence ; les autres, somatiques, indiquent l'existence d'une lésion organique du cerveau.

A. — TROUBLES PSYCHIQUES.

a. *Délire*. — Le délire, nous l'avons vu, est, pendant les premières périodes de la maladie, l'élément prédominant du genre d'aliénation mentale que nous étudions actuellement ; parfois même, à ce moment, on ne retrouve que lui comme expression symptomatologique. Nous avons vu aussi qu'il revêtait toujours la forme mélancolique et affectait les caractères, soit d'une lypémanie, soit d'une folie des persécutions, soit, mais plus rarement, d'une manie avec prédominance d'idées de tristesse et de persécutions.

La lypémanie est la forme sous laquelle s'exprime le plus souvent le délire. Cette lypémanie se présente à nous avec les caractères de la lypémanie par troubles fonctionnels; on y retrouve les différents éléments symptomatologiques qui existent dans cette dernière ; et nous reportant à nos observations nous pourrions plus particulièrement décrire une *lypémanie anxieuse* et une *lypémanie stupide*. Cette description ne serait pas à sa place ici, et nous renvoyons à cet égard le Lecteur aux ouvrages spéciaux de pathologie mentale. Nous voulons seulement nous demander si la lypémanie qui accompagne la démence mélancolique ne se distingue pas par quelques symptômes de la folie lypémaniaque simple. Ces faits nous répondent négativement ; à peine constate-t-on dans la première une prédominance de certains symptômes : l'anxiété est, au début du moins, généralement très marquée, les idées de suicide pour ainsi dire la règle, et les idées de ruine, de déshonneur, excessivement fréquentes, atteignent une grande intensité (Obs. I, III, X). Quant à la stupeur, qui mériterait de nous arrêter un instant, son étude trouvera mieux sa place tout à l'heure lorsque nous connaîtrons les conditions de milieu dans lesquelles se manifestent les idées délirantes chez le dément mélancolique.

Comme la lypémanie, la folie des persécutions se présente à nous avec les caractères que nous lui connaissons dans la folie des persécutions ordinaires. Si au début les idées de terreur sont généralement très-marquées, si le moindre bruit fait croire aux malades que leurs ennemis s'approchent, si les tendances au suicide sont fréquentes, ces différents phénomènes indiquent l'intensité du délire, rien de plus. Notons toutefois qu'à côté des idées de persécutions existent, dans tous les cas de démence mélancolique dont le délire revêt la forme que nous envisageons actuellement, des idées de tristesse qui ont aussi une grande importance, et c'est seulement sur une simple prédominance des premières que l'aliénation mentale est rangée parmi les folies des persécutions et non parmi les lypémanies. L'observation de Gib... (Obs. III) nous est un exemple de ce que nous avançons.

Quant à l'apparence maniaque qu'affecte parfois le délire dans la démence mélancolique, c'est au début seulement de la maladie qu'on peut croire avoir affaire à une manie avec prédominance d'idées de tristesse et de persécutions ; les symptômes d'un affaiblissement radical de l'intelligence et d'une lésion organique du cerveau s'affirment bientôt (Obs. II, XIX).

Les faits nous montrent donc que dans la démence mélancolique le délire, envisagé dans ses divers éléments, n'offre rien de particulier et qu'il prend les allures de celui qu'on rencontre dans les formes mélancoliques de la folie. Mais lorsqu'on envisage ce délire dans le milieu où il se produit, on le voit emprunter à ce dernier des caractères qu'il nous est nécessaire de connaître.

Chez un individu quelconque, le délire est naturellement en rapport avec l'étendue de l'intelligence. Lorsque celle-ci est restreinte, comme chez l'idiot, le délire se ressent, dans son expression symptomatologique, du défaut de développement intellectuel ; lorsqu'elle est affaiblie, comme chez le dément, la débilité intellectuelle imprime son cachet au délire, qui devient niais et se meut dans un cercle plus ou moins restreint, Or, dans la démence mélancolique, souvent dès le début, existe un affaiblissement radical de l'intelligence que peut dissimuler jusqu'à un certain point l'agitation qui existe dans les premières périodes ou dans le cours de la maladie, mais qui ne tarde pas à se préciser ; cette débilité intellectuelle se reflète naturellement sur le délire ; celui-ci devient niais, les malades répètent constamment les mêmes choses.

Ce délire, marqué ainsi au coin de la déchéance intellectuelle, se retrouve chez tous les malades dont nous avons rapporté l'histoire ; sa débilité est plus ou moins prononcée, suivant le degré de l'affaiblissement intellectuel; lorsque celui-ci est considérable, le délire devient incohérent (Obs. v, vii). Les actes sont en rapport avec les idées, leur niaiserie est patente, et, comme les paroles, ils traduisent le plus ou moins de démence (Obs. i, iv, v, vi, vii, xvii, etc.).

Cette débiltité du délire, qu'on peut retrouver ainsi dès les premières périodes de la démence mélancolique, est un symptôme important au point de vue du diagnostic de cette dernière d'avec la lypémanie simple. Certes, cette débilité peut exister dans celle-ci, mais elle est alors consécutive et ne se produit qu'à une période avancée, comme la démence, dont elle est un des éléments.

Un autre caractère du délire dans la démence mélancolique, c'est l'absence de systématisation; l'agitation peut disparaître, de longues périodes de calme peuvent se produire; le délire ne se systématise pas.

Nous venons d'étudier les principaux caractères du délire dans la démence mélancolique; envisageons-le maintenant pendant la marche de cette dernière.

Au début, il est généralement très intense et très net, puis il va s'effaçant, laissant à l'affaiblissement intellectuel la première place. Cet effacement se fait d'une manière plus ou moins rapide (Obs. i, ii, iii); dans certains cas, il conserve une intensité notable pendant toute la durée de la maladie (Obs. xv, xvii). Parfois, après une période de calme plus ou moins longue, et pendant laquelle il n'existe plus qu'un sentiment de tristesse généralisée, réapparaît une nouvelle crise d'agitation; le délire reprend alors de l'acuité et on peut retrouver les différents éléments qui le constituaient au début; le plus souvent cependant, l'acuité n'est jamais aussi grande qu'à ce moment.

Les caractères généraux du délire dans la démence mélancolique nous étant connus, revenons en quelques mots sur certains éléments de ce délire, idées de suicide, stupeur, perversions sensorielles, qui, à cause de leur importance, méritent, pensons-nous, quelques considérations particulières.

Il est en outre deux ordres d'idées délirantes: les idées religieuses et les idées hypochondriaques, que nous avons dû jusqu'ici laisser dans l'ombre, et qui, quoique ne jouant pas un rôle de premier ordre dans la démence mélancolique, s'y rencontrent cependant et doivent par conséquent être signalées.

Idées hypochondriaques. — Les idées hypochondriaques qui, venons-nous de dire, ne nous paraissent pas avoir un rôle important dans la démence mélancolique, sont de deux ordres : ou bien elles se rattachent à des altérations de la sensibilité générale et rentrent dans le domaine des perversions sensorielles : les malades se plaignent alors de ne pas avoir de forces (Obs. III, XX), de recevoir des coups (Obs. IV, XVII); ils accusent des sensations de brûlure à l'intérieur (Obs. XVII), de mécaniques dans le corps (Obs. IX), etc.; ou bien, ce qui est plus rare, ces idées paraissent purement cérébrales : ainsi Cla... (Obs. XII) s'imaginait à un moment donné n'avoir plus de dents. C'est surtout dans les cas où la démence mélancolique tend à la généralisation, que se retrouve ce dernier genre d'idées hypochondriaques, et son étude me semble absolument se confondre avec celle des idées de même ordre qui peuvent exister dans la paralysie générale; nous n'insisterons donc pas à cet égard.

Idées religieuses. — Deux fois, dans les différentes observations que nous avons recueillies, nous avons constaté l'existence d'un délire religieux. Une fois (Obs. XIX), ce délire était évidemment secondaire et s'accompagnait d'excitation génésique, avec laquelle il paraissait avoir des relations assez intimes. Dans le second cas, les idées religieuses faisaient davantage corps avec le délire; on les retrouvait dès le début de celui-ci, et, en suivant le développement de la folie, on pouvait les rattacher à la disposition d'esprit antérieure du malade.

Idées de suicide. — Les idées de suicide sont excessivement fréquentes dans la démence mélancolique; peu importe la forme que revêt le délire. Ces idées sont intimement liées à l'agitation, à l'anxiété que présentent les malades; aussi ne les retrouve-t-on que dans les premières périodes de la maladie, alors que l'intensité du délire est considérable. Elles revêtent souvent à ce moment un caractère impulsif très marqué: on se souvient à cet égard de l'observation de Mme Dup... (Obs. I), qui s'introduisait des morceaux de linge dans la bouche pour s'étouffer. C'est pour échapper aux ennemis qui le poursuivent que le dément mélancolique, persécuté, tente de se suicider; c'est pour éviter de plus grands malheurs à sa famille, c'est pour échapper lui-même au sort qui l'attend, que le lypémaniaque veut se laisser mourir de faim ou attente à ses jours. Lorsque l'anxiété et l'agitation disparaissent, les idées de suicide disparaissent aussi (Obs. I, II, III, XII).

Stupeur. — La stupeur est un symptôme fréquent du

type clinique que nous étudions : certains malades passent rapidement d'un état d'excitation violente à un état de dépression marquée (Obs. v, vi). Dans ces cas, la stupeur s'accompagne de caractères spéciaux qui ne se retrouvent pas dans la stupeur des aliénations mentales par troubles fonctionnels, et que traduisent parfaitement les symptômes que nous relations dans l'observation de Sim... (Obs. v.) : physionomie hébétée, flaccidité des traits, congestions passives au niveau des pommettes, affaiblissement intellectuel. Ces caractères se retrouvent encore, mais moins accentués, chez Gib... (Obs. iii), chez Cous... (Obs. iv), et, à un moment donné, chez Ful... (Obs. xi) et chez Cla... (Obs. xii). Au début de la maladie cependant, et les deux dernières observations en font foi, la stupeur peut rappeler complètement celle qui existe dans les vésanies simples ; toutefois, quand on observe de près, on constate déjà certains symptômes qui mettent en garde contre la nature véritable de cette stupeur : ce sont surtout les irrigations sanguines qui arborisent les pommettes et un certain relâchement des traits de la face.

Perversions sensorielles.— La sensibilité, soit générale, soit spéciale, peut jouer un rôle dans la démence mélancolique. — La céphalalgie est un symptôme très fréquent de cette dernière maladie, et dans les périodes d'agitation, surtout au début, elle revêt une intensité considérable. Dans ces cas, la douleur crânienne peut être généralisée et avoir une telle violence qu'elle fait dire aux malades que leur tête éclate (Obs. i, xiii, xv) ; plus souvent, cette douleur est limitée à certains points du crâne, au sommet (Obs. iii), plus rarement à la région occipitale (Obs. xi).

Dans quelques cas, l'élément douleur peut être le point de départ de véritables perversions sensorielles. Mme Mol..., atteinte d'une lésion tuberculeuse des poumons, se plaint qu'on lui brûle la poitrine et qu'on lui donne des coups entre les épaules. — Une autre démente mélancolique atteinte d'une lésion hépatique, et que j'observe en ce moment, tient constamment son soulier appliqué sur la région malade : c'est par là qu'on la fait souffrir, etc.

J'ai hâte d'en arriver aux perversions se rattachant aux organes des sens, comprenant sous cette dénomination les hyperesthésies, les anesthésies, les faux jugements, les illusions et les hallucinations.

L'*hyperesthésie* sensorielle est généralement un symptôme des premières périodes de la démence mélancolique, et elle atteint le plus souvent le sens de l'ouïe ; les malades peuvent difficilement supporter le bruit, et nous avons vu plusieurs d'entre eux se boucher les oreilles afin de ne rien entendre (Obs. I, III, etc.).

L'*anesthésie* se constate parfois et plus particulièrement dans les dernières périodes de la maladie. Les malades deviennent plus ou moins sourdes (Obs. IV) ; la vue s'affaiblit (Obs. XI) ; souvent la sensibilité olfactive est émoussée (Obs. I, II) : Mme R.... (Obs. II) sent parfaitement l'irritation produite par du poivre placé sur la langue ou dans le nez, mais ne peut distinguer l'odeur de cette substance, qu'elle confond avec celle du tabac. Enfin, dans les cas où la démence mélancolique se termine par des accidents aigus de la base, la cécité devient la règle (Obs. III, IV).

Les *faux jugements* jouent un grand rôle, et cela pendant toute la durée de la maladie ; ils se rattachent plus particulièrement aux sens de la vue et de l'ouïe. Les malades s'attribuent tout ce qu'ils entendent et s'imaginent que les cris et les injures qui se disent, s'adressent à eux (Obs. I, II, III, IV, X, XV, XVII, XIX, etc.). Le bruit des pas dans les escaliers leur annonce l'arrivée de leurs ennemis qui les poursuivent et viennent les prendre (Obs. XI, XIV). Souvent, sans qu'il y ait, à proprement parler, illusions, et en se basant sur une ressemblance plus ou moins réelle, ils croient reconnaître, parmi les personnes qui les entourent à l'Asile, des personnes qu'ils ont connues au dehors (Obs. XVII, XIX).

L'élément douleur est lui aussi le point de départ de faux jugements. Mme Mol.... (Obs. XVII), par exemple, s'imagine que les douleurs diverses que font naître chez elle, soit un état d'anémie profond, soit surtout une lésion tuberculeuse des poumons, sont dues à ses persécuteurs.

Ces faux jugements ont une importance considérable, ils sont le point de départ d'excitations constantes qui contribuent à donner de l'intensité au délire.

Les *illusions objectives* ont une influence beaucoup plus effacée que les faux jugements ; cependant elles existent souvent. Mme R... (Obs. II) s'imagine que lorsqu'elle passe à côté de deux surveillantes, et seulement à côté de ces deux surveillantes-là, celles-ci lui disent des injures. D'autres fois, les malades prennent les uns pour les autres, et dans ces cas il y a véritablement illusions ; la physionomie de la personne en présence de laquelle ils se trouvent, revêt la physionomie de celle qu'ils croient reconnaître (Obs. XVII).

Enfin, en dehors de toute excitation venant de l'extérieur, existent assez souvent des perversions sensorielles de nature exclusivement subjective.

Ces perversions se présentent le plus généralement avec certains caractères cliniques qu'il est bon de connaître. Elles ne sont pas continues, elles apparaissent seulement dans les périodes d'acuité de la maladie et sont en rapport intime avec les poussées qui se font du côté de l'encéphale; elles affectent généralement le sens de l'ouïe et de la vue ; elles n'ont pas la netteté des hallucinations proprement dites et semblent beaucoup plutôt se rapporter à des sensations subjectives qu'à de véritables hallucinations : c'est du feu qu'aperçoivent les malades (Obs. XI) ; c'est une ombre qui les suit (Obs. III) ; ce sont des fantômes qui passent devant leurs yeux ; les voix qu'ils entendent ne leur tiennent pas des conversations suivies, ce sont certaines paroles qu'elles leur disent. En un mot, ces perversions sensorielles ont quelque chose d'indécis ; l'organe central où aboutit l'impression extérieure paraît moins atteint que la partie périphérique du sens; ce sont des perversions qui revêtent le caractère de celles que j'ai étudiées dans un autre travail et auxquelles j'ai donné le nom d'*illusions subjectives*[1]. Nous retrouverons cet ordre de faits au chapitre de la Physiologie pathologique; les résultats nécroscopiques sont nécessaires pour nous en rendre un compte exact. Cependant, parfois il peut exister au début de la démence mélancolique de véritables *hallucinations*. Cla... (Obs. XI) voyait nettement un échafaud sur lequel lui et sa famille montaient.

[1] Mairet; *De l'Illusion en général, des sensations visuelles comme causes d'illusions.* Th. de Montpellier, 1876.

b. DÉMENCE. — L'affaiblissement radical de l'intelligence est un symptôme que les faits nous ont montré pouvoir se présenter à une époque plus ou moins rapprochée de l'éclosion de la maladie. Mais le moment de son apparition est toujours suffisamment rapproché du début pour qu'on ne puisse pas confondre cette démence avec une démence consécutive au délire et pour qu'on soit obligé de la regarder comme ayant une évolution indépendante de celui-ci. Démence et délire peuvent être les effets d'une même cause, mais évidemment ce ne sont pas deux états dont l'un tient l'autre sous sa dépendance : c'est là un point essentiel, qui me paraît ressortir de tous les faits que nous avons publiés, et sur lequel nous reviendrons au chapitre de la Physiologie pathologique.

Les symptômes révélateurs de l'affaiblissement intellectuel sont de deux ordres : psychiques et somatiques ; nous trouverons tout à l'heure ces derniers.

Les troubles psychiques, qui frappent tout d'abord dans l'ordre d'idées que nous poursuivons actuellement, sont caractérisés par un état d'embrouillement de l'intelligence sur lequel les malades attirent l'attention, insistent même. Ils ne peuvent plus, disent-ils, débrouiller leurs idées comme autrefois (Obs. III, XV). Plus tard, apparaissent ces phénomènes de niaiserie du délire que nous connaissons, et d'autres troubles que mettent nettement en relief nos observations. Les malades ne se préoccupent pas de leur situation, leurs sentiments affectifs sont diminués, leur mémoire est atteinte surtout par les choses récentes, et la déchéance intellectuelle s'affirme dans des proportions plus ou moins considérables. Ces proportions sont en effet très variables : tandis que chez Sim... (Obs. v), la démence est, dès les premières périodes de la maladie, pour ainsi dire aussi marquée que le délire, tandis que chez Dup...et chez R...(Obs. I, III), elle prend rapidement la première place, chez Gib... elle reste au second plan pendant toute la durée de la maladie. N'oublions pas enfin que l'agitation qui existe chez les malades peut dissimuler jusqu'à un certain point, et cela pendant assez longtemps (Obs. XVII), l'existence de la déchéance intellectuelle.

B. — Troubles somatiques.

Sous la dénomination de troubles somatiques, je range toutes les modifications que peut subir l'état physique dans la démence mélancolique. Ces modifications se rapportent, les unes à l'état général, les autres aux altérations qui existent du côté du cerveau.

Les troubles reflétant l'existence d'une lésion organique du cerveau sont plus ou moins précis. Je ne parlerai pas ici des troubles paralytiques généralisés qu'on retrouve dans la démence paralytique consécutive à la démence mélancolique ; je me bornerai à l'examen des troubles somatiques de la démence mélancolique, parcourant toute son évolution en tant que démence mélancolique. Dans ce cas, ces troubles, qui généralement vont s'accentuant avec les progrès de la maladie, consistent plus particulièrement en modifications de la physionomie des malades, en paralysies localisées, en fourmillements et endolorissement des membres, en vertiges et en attaques apoplectiformes ou épileptiformes.

Dans la démence mélancolique confirmée, la physionomie des malades revêt généralement un aspect particulier : les traits ont perdu de leur tonicité ; les yeux sont battus, le regard a quelque chose d'hébété; les paupières inférieures, plissées, sont souvent comme infiltrées; la face offre une coloration particulière: sur un fond d'un blanc mat, s'étale une coloration jaunâtre plus ou moins marquée qui porterait à croire que le sang a subi quelque dissolution, et, fait important, des stases sanguines arborisent les pommettes et les ailes du nez. Cette physionomie ayant des caractères aussi accentués que ceux que nous venons de décrire, n'existe guère que dans les cas de démence mélancolique déjà anciens; aussi faut-il savoir en reconnaître les premiers linéaments, qu'on retrouve souvent dès les premières périodes de la maladie et qui se traduisent par un teint pâle sur lequel tranchent des stases sanguines au niveau des pommettes, par le plissement des paupières inférieures, par un certain relâchement des muscles de la face et par un air hébété ; tous symptômes surtout appréciables pendant les périodes de calme et dont nous empruntons plus particulièrement la description aux Observations I, II, IV, XV, XVII, XIX. Cet aspect particulier de la physionomie n'est pas propre à la seule démence mélancolique, on le retrouve encore dans la démence paralytique et assez généralement dans les aliénations mentales se rattachant à une altération organique du cerveau ; mais, rapproché des troubles psychiques que nous connaissons, cet aspect est, à notre avis, d'une grande portée comme signe diagnostique.

Ce n'est pas tout : souvent, à côté des troubles précédents et les complétant, en existent d'autres que caractérisent des paralysies localisées (Obs. I, II, VII, IX, XIX, XX). C'est une légère déviation des muscles d'un côté de la face, se traduisant par un entraînement de la commissure labiale, par une légère trémulation lorsque les malades commencent une phrase ; c'est un peu d'embarras de la parole, embarras passager et semblable à celui qu'on rencontre parfois dans des cas d'hémiplégie ; c'est un peu d'inégalité pupillaire ou plutôt un peu de paresse dans la contraction de la pupille ; c'est un certain degré d'émoussement du sens de l'olfaction, c'est enfin une chute des paupières. Ce dernier symptôme est un des plus fréquents et me paraît avoir une valeur diagnostique importante ; il peut exister dès le début de la maladie (Obs. I, II) ; généralement il est alors peu prononcé et s'accentue progressivement. Les deux paupières peuvent être atteintes, mais le plus souvent la paralysie prédomine d'un côté; dans nos observations, sur six cas où elle existait, elle était surtout marquée du côté gauche.

Aux troubles précédents, dont la valeur comme signes diagnostiques et comme signes indiquant la nature organique du travail central n'est pas discutable, s'ajoutent parfois d'autres troubles ayant pour siège les membres. Ce sont des fourmillements, de l'endolorissement au niveau principalement des membres supérieurs. Aux faits que j'ai déjà rapportés, et dans lesquels on retrouve ces symptômes, je puis ajouter les deux suivants, que j'observe actuellement. C..., dément mélancolique, se plaint de fourmillements au niveau des deux bras ; ces fourmillements, actuellement très peu marqués et fugaces, étaient beaucoup plus accentués au début de la maladie, il y a trois mois environ. G... est une démente mélancolique qui se plaint parfois de pesanteurs, d'endolorissement au niveau du bras gauche.

Enfin, pour compléter l'exposé des troubles somatiques du premier ordre, rappelons d'une part ce sentiment de fatigue généralisée que nous avons retrouvé chez Gib... (Obs. III), chez Cous.. (Obs. IV), chez R.. (Obs. XX), et, d'autre part, ces vertiges et ces attaques apoplectiformes ou épileptiformes qui se produisent, soit avant l'apparition du délire (Obs. IV, VIII), soit au début (Obs. II), soit dans le cours ou à la fin de la maladie (Obs. IV, VI, VII, VIII, XI, XV, etc.). Sans aller jusqu'aux vertiges et aux attaques, les congestions du côté de l'encéphale sont fréquentes au début de la démence mélancolique et pendant les périodes d'exacerbation ; elles s'accusent par de la céphalalgie, par une élévation plus grande de la température crânienne, par des sensations de bourdonnements, de battements vasculaires dans l'intérieur de la tête, par une coloration plus intense de la face, et parfois par un certain état fébrile.

Au début de la maladie, le chiffre thermique peut atteindre une élévation assez considérable et osciller entre 38°,5 et 39°.

Pendant le cours de la maladie, à moins qu'il n'y ait complications, comme chez Ma.... (Obs. XV), où l'inanition avait produit un véritable état de fièvre, ou comme chez Mol... (Obs. XVII), qui était atteinte de phtisie pulmonaire, l'apyrexie est la règle ; les malades ont même une tendance au refroidissement, mais à certains moments on peut constater, dans le cours de la maladie, une élévation de la température, élévation qui me paraît en rapport avec les congestions sanguines qui se font du côté du cerveau. Dans ce cas, l'élévation thermique est généralement de peu d'importance, le thermomètre oscille entre 37°,5 et 38° ; rarement il dépasse ce chiffre, et cette élévation est de courte durée. (Voir à cet égard, pag. 68, le tableau de la température de la nommée Hug..., que nous avons emprunté à M. Voisin.)

A part les troubles que je viens de signaler, l'état général ne révèle aucun symptôme qui puisse nous arrêter longtemps. Dans les périodes d'agitation, la nutrition se ressent naturellement du refus que les malades opposent souvent à toute nourriture. Lorsque le calme revient, l'alimentation se faisant régulièrement, l'état général s'améliore vite, l'embonpoint peut même devenir assez considérable ; cependant la nutrition continue à pécher par certains côtés; les malades, qu'on me permette l'expression, font plus de graisse que de sang, et il arrive un certain moment où la détérioration physique s'accentue.

L'examen des différents organes peut être muet ; d'autres fois on rencontre des lésions variables, mais qui d'une manière générale indiquent un état de dégénérescence plus ou moins avancée.

MARCHE.

En étudiant les principaux symptômes de la démence mélancolique, nous avons montré quelle était leur évolution. Nous ne reviendrons donc pas sur cet ordre de considérations ; nous voulons seulement insister sur l'ensemble de la marche de la maladie.

La démence mélancolique suit une marche, soit continue, soit rémittente.

Parfois, après une période d'acuité plus ou moins longue, le calme revient; le délire, tout en conservant son caractère mélancolique, perd de son intensité, la démence au contraire fait des progrès (Obs. I, II, III, IV, XIX). Dans ces cas, la maladie arrivée à une certaine période peut rester stationnaire pendant un temps parfois très long (Obs. I, II, XIX). D'autres fois, tout en suivant ainsi une marche progressive vers la démence, l'agitation se continue, avec des périodes de calme relatifs, pendant toute la durée de la maladie : c'est ce qui arrive chez Mol... (Obs. XVII) et chez Ma... (Obs. XV).

Lorsque la démence mélancolique suit une marche rémittente, les rémissions sont plus ou moins complètes, plus ou moins longues.

Ici, la rémission ne porte que sur l'agitation, et on voit apparaître à des intervalles variables, parfois dans une même journée, des périodes de dépression et d'excitation (Obs. V). Là les rémissions sont de beaucoup plus longue durée : un mois, six semaines, et même davantage, et vont généralement s'allongeant avec l'ancienneté de la maladie (Obs. III, IV, etc.).

Dans certains cas, on peut croire que la torpeur intellectuelle et physique qui persiste, est le contre-coup de l'agitation qui existait jusque-là (Obs. XII). Dans d'autres cas, il ne peut y avoir aucun doute : l'intelligence reste toujours atteinte (Obs. III, IV, XV). C'est même dans ces périodes de calme relatif qu'on constate le mieux les différents symptômes sur lesquels nous avons insisté, et qui prouvent que l'intelligence est plus profondément atteinte qu'on ne l'aurait cru pendant les périodes d'agitation. C'est alors en effet que s'affirment cet embrouillement intellectuel, cette diminution de la mémoire et des sentiments affectifs, cette indifférence des malades sur leur situation, cette physionomie particulière, etc. ; en un mot, ces différents symptômes sur lesquels nous avons suffisamment insisté plus haut.

TERMINAISON.

En traçant le tableau clinique de la démence mélancolique, nous avons vu que cette maladie pouvait se terminer de différentes manières. Tantôt elle poursuit toute sa marche en tant que démence mélancolique; tantôt des complications emportent le patient pendant le cours de la maladie ; tantôt le travail anatomique se généralise et donne lieu à une paralysie généralisée ; tantôt enfin la guérison se produit, guérison incomplète, le malade conservant toujours plus ou moins de débilité intellectuelle. Il est bon, pensons-nous, d'étudier d'un peu plus près ces différents modes de terminaisons.

Dans le premier cas, c'est-à-dire lorsque la démence mélancolique aboutit à la mort, en parcourant toute son évolution en tant que démence mélancolique, celle-ci se termine, soit par des attaques apoplectiformes ou épileptiformes, ce qui est le cas le plus fréquent, soit par des accidents aigus de la base.

Lorsque les malades succombent à des attaques apoplectiformes ou épileptiformes, ou bien ces attaques entraînent après elles un état comateux (Obs. VI, VII), ou bien elles se répètent coup sur coup et emportent le patient en quelques heures; c'est ce qui arriva dans l'observation suivante.

OBSERVATION XV.

Mme Ma..., 60 ans, est entrée à l'Asile le 7 juin 1879.

Antécédents héréditaires.— Les renseignements que nous pouvons recueillir sur les antécédents héréditaires de Mme Ma... sont les suivants.

Une tante paternelle a été aliénée. Trois tantes paternelles étaient sujettes à des migraines. Une cousine germaine est actuellement en traitement à l'Asile.

Antécédents personnels. — Mme Ma... a un tempérament nerveux et une tendance marquée au pessimisme. Elle était très intelligente. Depuis la ménopause, cette malade est sujette à des migraines violentes d'une durée inaccoutumée, quatre à cinq jours et quelquefois même plus. Dans les dernières années, elle a eu des chagrins domestiques qu'elle concentrait beaucoup ; il y a quelque temps, sa fille, à laquelle elle avait donné, en la mariant, une grande partie de sa fortune, fit de mauvaises affaires ; notre malade dut lui donner peu à peu tout ce qui lui restait d'argent, et cela à l'insu de son mari. Ce fut là pour Mme Ma... une source de soucis permanents.

Mode de début de la maladie actuelle. — L'accès d'aliénation mentale pour lequel Mme Ma.. a été conduite à l'Asile s'est produit assez rapidement, et cela sous l'influence de la vive émotion que ressentit cette malade lorsque son mari s'aperçut des détournements d'argent qu'elle faisait au profit de sa fille. Le délire se traduisit par une lypémanie anxieuse très marquée. Mme Ma... a peur, elle s'imagine qu'elle est perdue ainsi que son mari et sa fille ; s'approche-t-on d'elle, immédiatement elle se met à crier : « Laissez-moi, laissez-moi ! je n'ai rien fait ! » Elle a ruiné sa famille, c'est à cause d'elle que cette dernière va être réduite à la misère, etc.. Sous l'influence de ces idées diverses, la malade refuse absolument toute alimentation et cherche plusieurs fois à se suicider en sautant par la fenêtre. Quelques jours après, Mme Ma... était amenée à l'Asile.

État de la malade pendant son séjour à l'Asile. — Mme Ma... frappe tout d'abord par l'aspect de tristesse répandu sur toute sa physionomie : l'anxiété est intense, les sentiments de crainte sont excessivement marqués ; constamment elle supplie qu'on ne lui fasse pas de mal ; elle a peur. De quoi ? Elle n'en sait rien. C'est là un sentiment général qui l'enveloppe et qui s'impose. Elle ne peut rester un moment tranquille : toute la journée, elle parcourt la cour et le chauffoir de long en large, en gémissant, et, la force-t-on à s'asseoir, constamment elle remue les jambes et les bras ; il existe des secousses dans les muscles de l'avant-bras gauche. Mme Ma... refuse de manger : il est inutile qu'elle mange, elle est perdue, et on met dans ses aliments des substances qui la rendent plus malade. (Après chaque repas, à cause du grand état de faiblese dans lequel est la malade, elle est plus agitée.) Insomnie, cauchemars. Ni illusions ni hallucinations, mais faux jugements multiples et pour ainsi dire continuels; elle s'attribue tout ce que disent les autres malades. État physique très mauvais, émaciation très considérable ; traits flasques, yeux battus, haleine mauvaise, lèvres sèches, peau sèche et chaude ; pouls fréquent, rebondissant, légèrement dicrote et facilement dépressible. Il existe évidemment un certain état fébrile.

La lypémanie est continue, mais à certains moments se produisent des accès, et quand Mme Ma... est plus calme, elle nous dit qu'elle ne comprend pas comment tant d'idées bizarres peuvent entrer dans son esprit : cela vient, ajoute-t-elle, tout d'un coup; alors les idées de peur augmentent, et en même temps en naissent d'autres, toutes plus bizarres les unes que les autres ; mais parmi elles, il en est quelques-unes qui sont comme une tentative de la malade à expliquer le pourquoi de son état. Ainsi, elle s'imagine que son mari a épousé une autre femme et que c'est là la raison pour laquelle on la laisse ici ; cependant, ajoute-t-elle, « je n'y crois pas ». L'idée lui vient encore qu'elle n'a pas été suffisamment religieuse et que le diable la punit.

Le délire revêt donc complètement la forme de la lypémanie anxieuse avec tendances au suicide. Si on cherche à savoir où en est quant au fond l'intelligence, voici ce que répond l'observation. Nous copions textuellement à cet égard les notes que nous avons prises le 29 juin 1879, c'est-à-dire trois semaines après l'entrée Mme Ma.... à l'Asile.

« La malade, interrogée, répond assez bien aux questions qu'on lui pose, sa physionomie exprime l'intelligence, et cependant elle ne sait pas l'année dans laquelle nous sommes, ne peut nous indiquer le jour de la semaine et ne se rend pas compte du milieu dans lequel elle se trouve ; mais ces dernières particularités tiennent peut-être à l'état d'anxiété extrême que présente Mme Ma... et qui lui empêche de faire attention à ce qui l'entoure. »

Sous l'influence d'une alimentation plus régulière et d'un traitement approprié, les phénomènes d'inanition et le mouvement fébrile que nous avions constatés, disparaissent ; une amélioration psychique se produit, et le 26 septembre 1879 nous notions :

« Une amélioration sensible s'est produite dans l'état de Mme Ma... Cette malade est actuellement beaucoup plus calme que par le passé ; l'acuité du délire a disparu, il n'existe plus dans sa tête ces idées délirantes bizarres qui s'y pressaient en foule ; toutefois les sentiments tristes persistent toujours, elle est inquiète et comme agacée, dit-elle ; de plus, elle se plaint de ne plus se souvenir des choses comme autrefois. Au début, nous avions déjà noté cette perte de la mémoire ; on pouvait alors l'attribuer aux préoccupations qu'entraînaient après elles les idées délirantes. Aujourd'hui, cette explication n'est plus possible ; il faut, je crois, rattacher cet état de choses à un certain degré d'affaiblissement intellectuel.

» L'état physique de Mme Ma... s'est, lui aussi, beaucoup amélioré, mais les traits restent flasques, les yeux battus; les paupières inférieures sont plissées, le teint est pâle, des stases sanguines existent au niveau des pommettes. Je n'ai constaté aucune lésion organique du tube digestif et de ses annexes. A part les faux jugements, il ne me paraît avoir existé, à aucun moment du délire, de perversions sensorielles ; la malade, qui actuellement se rend mieux compte de ce qu'elle ressent ou ressentait, les nie d'une manière absolue ; elle nous dit seulement qu'elle s'attribuait les grossièretés que pouvaient dire les autres malades. »

Le 28 septembre 1879, Mme Ma... sort de l'Asile. Son mari

veut la garder auprès de lui ; mais bientôt, sous l'influence des excitations extérieures, un nouvel accès s'empare de la malade, et dix-sept jours après sa sortie on est obligé de la ramener à l'Asile. Mme Ma... présente alors, moins la grande intensité, des symptômes délirants absolument semblables à ceux qui existaient lors de son premier séjour dans l'Établissement ; nous n'y reviendrons donc pas. Bientôt les troubles révélateurs d'un affaiblissement intellectuel dont nous signalions plus haut l'existence, s'accentuent : non seulement la malade répète constamment les mêmes choses ; non seulement elle ne peut plus rendre exactement compte de ses idées délirantes dont le cercle se restreint, mais la mémoire est, elle aussi, profondément atteinte.

La physionomie conserve les caractères que nous lui connaissons ; un nouveau symptôme s'est ajouté aux précédents, c'est une chute de la paupière du côté gauche.

Pendant l'année 1880, l'état mental de Mme Ma... subit peu de changement. Au mois de novembre de la même année, nous constatons pour la première fois certains troubles caractérisés par de violents maux de tête, par de l'affaissement, et par un état vertigineux. Ces troubles disparaissent du jour au lendemain sans laisser après eux de traces sensibles ; ils se reproduisent assez souvent dans le courant de l'année 1881, deviennent fréquents pendant le mois de mai 1882, et, le 19 de ce même mois, la malade meurt à la suite d'une série d'attaques épileptiformes avec paralysie de tout le côté gauche et déviation de la tête et des yeux de ce même côté.

L'autopsie ne peut être faite.

Dans l'observation de Mme Ma..., nous retrouvons les symptômes principaux que nous avons rencontrés dans les autres observations de démence mélancolique. A côté du délire lypémaniaque évolue un affaiblissement radical de l'intelligence dont les symptômes, alors très effacés, se retrouvent cependant dès les premières périodes de la maladie ; la physionomie de la malade, les stases sanguines au niveau des pommettes, la chute des paupières, reflètent les caractères que nous signalions comme se retrouvant dans la démence mélancolique et comme indiquant l'existence d'un travail organique du cerveau. La démence fait des progrès ; des accidents vertigineux s'ajoutent aux troubles précédents et une série d'attaques épileptiformes viennent enlever la malade.

D'autres fois, avons-nous dit, la démence mélancolique peut se terminer par des accidents aigus de la base du cerveau. L'observation de Gib... (Obs. III) nous est un bel exemple de ce mode de terminaison. Dans ce cas, sur une périencéphalite chronique se greffe une inflammation aiguë des méninges donnant lieu à des troubles sur lesquels nous avons suffisamment insisté à propos de l'observation de cette malade, pour qu'il nous suffise de rappeler ici leur existence.

Un *second* mode de terminaison est celui dans lequel le travail organique semble rétrocéder ou tout au moins s'arrêter dans sa marche, et où les malades guérissent, ne conservant plus qu'un peu de débilité intellectuelle. Cette terminaison, vers laquelle doivent tendre naturellement tous les efforts du médecin, est jusqu'à présent très rare, mais il y a tout lieu d'espérer qu'elle deviendra de plus en plus fréquente, au fur et à mesure que la démence mélancolique, mieux connue, permettra, dès les premières periodes, un traitement régulier basé sur des indications précises. Depuis que notre attention est attirée vers l'existence de la démence mélancolique, nous n'avons pas encore rencontré ce genre de terminaison. M. Voisin a été plus favorisé que nous : nous lui avons emprunté, on s'en souvient, une observation on ne peut plus nette à cet égard. Il s'agit d'une femme de 46 ans (Obs. IX) chez laquelle existaient : de la démence, un délire caractérisé par des idées de tristesse et de persécutions, avec hallucinations et tendances au suicide, une physionomie hébétée, une diminution de l'odorat; en un mot, les différents symptômes de la démence mélancolique. Chez cette malade, l'état aigu disparaît assez vite, l'état mélancolique persiste longtemps; mais cinq ans environ après son admission à l'Asile, Mme Hug... peut être rendue à sa famille, ne conservant, pour me servir des expressions de M. Voisin, qu'un peu de débilité intellectuelle.

Un *troisième* mode de terminaison de la démence mélancolique est celui dans lequel cette maladie se termine par la démence paralytique. Nous ne parlons pas ici de ces cas où la démence mélancolique n'est qu'un épisode passager de la paralysie générale, comme dans l'observation que nous avons empruntée à Calmeil (Obs. XIII), épisode qu'on peut comparer à ces fluxions au sommet des poumons, premiers symptômes parfois d'une tuberculose miliaire diffuse ; nous avons en vue ces faits dans lesquels le travail anatomique, se généralisant de plus en plus, aboutit à une paralysie généralisée. Lorsqu'il en est ainsi, on voit souvent la paralysie se produire progressivement, sans secousse ; on peut suivre pas à pas la marche du travail organique, qui met un temps plus ou moins long à se généraliser (Obs. X, XI). D'autres fois l'envahissement, tout en se faisant progressivement, est entrecoupé par des phénomènes de congestion ; du délire ambitieux (Obs. XII) peut se manifester et dans certains cas remplacer complètement le délire mélancolique (Obs. XVI). D'autres fois enfin, ce sont des attaques apoplectiformes qui sont le point de départ de la généralisation du travail organique ; le fait suivant en est un exemple.

OBSERVATION XVI [1].

La nommée D..., 43 ans, est entrée le 15 janvier 1867 dans mon service, dans un état d'excitation maniaque. Elle en était sortie, il y a deux mois, guérie d'un accès de mélancolie qui s'était accompagné d'une tentative de suicide.

Pas d'hérédité.

Depuis huit ans, elle est sujette à des douleurs épigastriques, à des vomissements, et mange peu.

Depuis six ans, douleurs et faiblesse dans le membre supérieur droit, à plusieurs reprises différentes. Elles les a éprouvées jusqu'à trois fois en une semaine. Dans ces derniers temps, elles se sont accompagnées de bredouillement, de demi-perte de connaissance, d'actes incohérents, pendant quelques minutes au moins et deux heures au plus. Dans les intervalles, elle ne conservait d'abord qu'un peu de céphalalgie, mais peu à peu la mémoire a diminué, et la faiblesse momentanée du membre supérieur droit est devenue définitive.

En août 1866, le mari, rentrant un soir, a trouvé sa femme brandissant un couteau, criant : Aux assassins ! disant à son mari : *Les vois-tu ces can.., ces assassins !* Le mari l'a gardée deux jours dans cet état, mais elle s'est précipitée par la fenêtre d'un premier étage, et a été transportée à la Charité, et enfin ici.

Elle a fait dans mon service un premier séjour de six mois. Retournée chez elle, elle a eu de nouveau des hallucinations terrifiantes, criait : *A l'assassin!* Elle eut de plus quelques accès épileptiformes caractérisés par perte de connaissance, convulsions toniques et cloniques partielles, écume à la bouche et hébétude consécutive.

Elle cessa de s'occuper régulièrement de son ménage, se prit d'une jalousie excessive et non raisonnée envers son mari ; enfin, elle fut prise d'une attaque apoplectiforme pour laquelle elle a été amenée dans mon service.

[1] Voisin et Burlureaux ; *loc. cit.*, pag. 50.

A son entrée, le symptôme le plus saillant consistait en aphasie ; trois mois après, la malade avait repris complètement l'usage de la parole et manifestait des idées de richesses, de satisfaction.

Je constatai en outre de l'ataxie de la langue, de la difficulté à parler, un certain degré d'amnésie et de démence qui fit des progrès d'autant plus rapides qu'elle fut prise en quelques mois de trois séries d'attaques épileptiformes.

En juin 1868, l'état de démence paralytique était des plus marqués.

Mémoire très faible. Pleurs et rires enfantins. Elle dit qu'elle est belle, qu'elle a quatre robes de soie. Sa parole est ânonnée ; on sent qu'elle a beaucoup de peine à trouver les mots.

Elle se plaint souvent de céphalalgie frontale et de douleur épigastrique.

Les pupilles sont égales et contractiles.

La malade a vécu jusqu'en mars 1871, et a succombé à une affection organique du cœur accompagnée d'hydropisie.

L'observation de D... présente deux phases bien distinctes. Dans la première, on trouve de la démence de nature évidemment organique, ainsi que le prouvent les troubles somatiques qui l'accompagnent et qui existaient avant même le début de l'aliénation mentale ; à cette démence s'ajoute un délire des persécutions avec hallucinations terrifiantes. C'est dans cet état que D... entre à l'Asile, où elle fait un séjour de six mois. Retournée chez elle, le délire mélancolique réapparaît ; à ce moment, une attaque apoplectiforme se produit, laissant après elle des troubles paralytiques principalement caractérisés par l'aphasie ; trois mois après, ces troubles disparaissent et sont remplacés par des idées de richesses et de satisfaction, par de l'ataxie de la langue et de la difficulté à parler ; puis peu à peu la paralysie se généralise et, deux ans environ après la première entrée de cette malade dans l'Établissement, l'état de démence paralytique était des plus marqués. En un mot, nous voyons dans un cas de démence mélancolique des attaques apoplectiformes être le point de départ de la généralisation du travail anatomique.

Nous n'insisterons pas davantage ici sur ce mode de terminaison : les faits que nous avons rapportés dans la première partie de ce travail et les développements auxquels ils ont donné lieu, nous ont permis de suivre dans ces cas l'évolution clinique de la maladie et l'évolution du travail organique.

Enfin, des complications diverses peuvent emporter le malade dans le cours de la maladie : Mol.. (Obs. XVII) succombe à une phtisie pulmonaire ; T,.. (Obs. XIII) à une pneumonie ; D... (Obs. XVI) à une lésion cardiaque, etc.

DURÉE. — FRÉQUENCE.

La durée de la démence mélancolique est variable suivant les cas. Tandis que cette maladie dure plus de sept ans chez Cous. (Obs. IV), elle se termine en quelques mois chez Sim... (Obs. V), et dans d'autres cas nous la voyons durer un an, deux ans, trois ans et plus. Je ne crois pas pouvoir encore fixer une limite moyenne à cette durée.

Quant à la fréquence de la démence mélancolique, elle me paraît assez grande ; cependant l'avenir seul pourra nous éclairer à cet égard.

CHAPITRE II.

Anatomie pathologique.

La démence mélancolique est une aliénation mentale qui s'accompagne toujours de lésions organiques du cerveau. Ce fait, que met parfaitement en relief la seule symptomatologie, ressort nettement des différentes observations avec autopsie que nous avons réunies.

Parfois les lésions cérébrables existent seules; souvent à ces lésions s'ajoutent des altérations d'autres organes. Occupons-nous d'abord des premières.

LÉSIONS ENCÉPHALIQUES.

Les altérations qui siègent du côté du cerveau sont de deux ordres : les unes sont constantes et intimement liées à l'évolution de la maladie, les autres peuvent manquer. Ces dernières consistent principalement en congestions plus ou moins intenses des vaisseaux et se rattachent évidemment en très grande partie aux accidents qui ont entraîné la mort.

Pour ne rien livrer au hasard dans l'étude des lésions encéphaliques de la démence mélancolique et pour fixer nettement les idées à cet égard, faisons appel à une des observations dont nous avons rapporté l'histoire.

Mme Cous...(Obs. IX), on s'en souvient, est cette malade qui succomba assez rapidement à des troubles se rattachant à une lésion de la base du cerveau. A l'autopsie, on rencontre une congestion intense des vaisseaux de la dure-mère, les veines sont gorgées d'un sang noirâtre, la pie-mère est très congestionnée, et au-dessous d'elle, sur toute l'étendue du cerveau, mais principalement au niveau du confluent des sillons et de la scissure de Sylvius des deux côtés, existe une certaine quantité de liquide séro-sanguinolent qui se déplace facilement sous la pression du doigt et que le lavage fait disparaître.

A part la congestion des vaisseaux, la dure-mère est intacte sur tous les points du cerveau. La pie-mère a conservé son apparence normale sur presque toute la face convexe des circonvolutions, sauf au niveau des 2/5 antérieurs environ des lobes frontaux. En ces points, outre une congestion plus intense, existent quelques traînées blanchâtres, surtout marquées sur la seconde circonvolution frontale ; ces traînées, de peu d'importance, se rattachent, ainsi que le prouve leur texture, à un travail inflammatoire de date relativement récente. A la partie inférieure des hémisphères, la pie-mère conserve son apparence normale sur toute la surface des lobes occipitaux, sur la partie postérieure des lobes sphénoïdaux et à la partie antérieure des lobes frontaux. Cette membrane est manifestement altérée à la partie moyenne et postérieure de ces derniers lobes et à la partie antérieure des lobes sphénoïdaux ; dans ces derniers points, elle présente un aspect vitreux et des traînées opaques disséminées principalement le long des lobes olfactifs ; cette altération est très nette à la réunion du tiers moyen des lobes frontaux avec le tiers postérieur de ces mêmes lobes. Des travées de tissu conjonctif font adhérer la pie-mère qui recouvre la partie postérieure des lobes frontaux avec celle qui tapisse la région antérieure des lobes sphénoïdaux; d'autres travées partant de la région antérieure des lobes sphénoïdaux vont rejoindre les nerfs optiques.

A la convexité du cerveau, la pie-mère se détache facilement sur toute l'étendue des circonvolutions, sauf au niveau des points où les lobes frontaux se recourbent pour devenir inférieurs, et cela aussi bien à droite qu'à gauche. A cet endroit, la substance grise des hémisphères est ramollie, tandis qu'elle conserve sa consistance normale sur tout le reste de la surface des circonvolutions, et la pie-mère entraîne avec elle, en plusieurs points, une certaine quantité de substance nerveuse sous-jacente (Pl. III, *fig.* 2, n°s 5, 6). A la base, la consistance du cerveau, normale au niveau des lobes occipitaux et de la partie postérieure des lobes sphénoïdaux, est diminuée sur toute l'étendue des lobes frontaux, à la partie antérieure des lobes sphénoïdaux et le long des circonvolutions de l'hippocampe. Lorsqu'on cherche à détacher la pie-mère de la substance nerveuse, on constate entre cette membrane et le cerveau des adhérences disséminées sur les lobes frontaux (Pl. III, *fig.* 1, n°s 1, 2, 3, 4, 6, 10, 11, 12), occupant toute l'épaisseur du bord antérieur des lobes sphénoïdaux sur une plus grande largeur à gauche qu'à droite (Pl. III, *fig.* 1, n°s 5, 13, 14), et se disséminant de nouveau sur les circonvolutions de l'hippocampe, où elles sont plus serrées à droite qu'à gauche (Pl. III, *fig.* 1, n°s 8, 15, 16). Si, le cerveau étant placé sur sa face convexe, on soulève la partie antérieure des lobes sphénoïdaux qui recouvre les lobes frontaux, et si on écarte les lèvres de la scissure de Sylvius, on retrouve en ces points encore un ramollissement de la substance nerveuse et des points d'adhérences entre elle et la pie-mère, plus marqués sur la lèvre inférieure de la scissure que sur la lèvre supérieure (Pl. III, *fig.* 2, n°s 1, 2, 3; *fig.* 3, n°s 1, 2, 3). Les nerfs de la base du cerveau sont ramollis, la protubérance et le bulbe tranchent par leur couleur pâle sur le reste du cerveau; les noyaux, les ventricules, sont intacts; le cervelet est sain.

L'autopsie de Mme Cous... nous montre du côté de l'encéphale les deux ordres de lésions dont nous parlions plus haut. D'une part, une congestion intense des vaisseaux des méninges qui donne même lieu à des suffusions sanguines; d'autre part, une lésion de la pulpe cérébrale caractérisée par du ramollissement auquel se rattache en certains points une inflammation de la pie-mère.

Étudions ces deux ordres de lésions encéphaliques en les envisageant d'une manière générale et commençons par la plus importante, le ramollissement cérébral.

RAMOLLISSEMENT DE LA SUBSTANCE GRISE DES HÉMISPHÈRES CÉRÉBRAUX.

Toutes nos observations nous montrent dans la démence mélancolique l'existence du ramollissement de la substance grise des hémisphères cérébraux. C'est là une lésion constante et qui peut être regardée comme la caractéristique anatomique de l'aliénation mentale dont nous poursuivons atuellement l'histoire. On comprend donc facilement que nous attachions une grande importance à l'étude de cette altération, qui soulève plusieurs questions dont les plus intéressantes nous paraissent être les suivantes :

1° Quelle est la nature de ce ramollissement?

2° Quels sont les rapports qui existent entre le ramollissement et l'évolution de la maladie ?

3° Quel est le siège qu'il occupe à la surface du cerveau ?

NATURE DU RAMOLLISSEMENT. — Chez Mme Cous..., dont nous venons de résumer l'histoire anatomique pour ce qui concerne le cerveau, on constate, en même temps que le ramollissement de la substance grise périphérique, une inflammation de la pie-mère, laquelle ne peut se séparer du cerveau sans entraîner avec elle une certaine quantité de tissu nerveux. Dans ce cas, l'inflammation joue évidemment un rôle. Ce rôle de l'inflammation, nous le voyons s'affirmer encore davantage dans d'autres faits. Chez Mme Gib..., (Obs. III), l'hexagone de Willis, sur toute son étendue et dans toute sa profondeur, est rempli par une masse de substance conjonctive, produit évident d'un travail inflammatoire dont les irradiations se retrouvent d'une manière très nette à la partie antérieure des lobes sphénoïdaux, le long des circonvolutions de l'hippocampe, dans l'intérieur de la scissure de Sylvius et au pourtour de la protubérance. Dans ce cas, la nature inflammatoire du ramollissement cérébral ne peut être mise en doute : nous sommes en présence d'une périencéphalite chronique. Le cerveau de Sim... présente aussi à l'autopsie des lésions de la périphérie du cerveau se rattachant, comme dans le cas précédent, à l'inflammation ; il en est évidemment ainsi chez Gr..... (Obs. VI), chez Nic.... (Obs. VII), chez M.. (Obs. VIII), chez Aug.. (Obs. XXI) etc.; et lorsque la maladie se termine par la démence paralytique, c'est encore ce ramollissement inflammatoire qui existe dans la grande majorité des cas.

En un mot, dans les faits que nous venons de rappeler, le ramollissement est le résultat d'un travail inflammatoire, et, pour me servir du terme consacré, il est le résultat d'une périencéphalite chronique ; il se confond ainsi absolument, à part la dissémination, avec celui qu'on regarde comme caractérisant la paralysie générale.

Ce ramollissement reconnaît-il toujours pour cause une inflammation ? C'est là une question que m'obligent à me poser certains faits dans lesquels la dégénérescence me paraît devoir être seule incriminée. Voici un de ces faits.

OBSERVATION XVI.

Mme Mol..., âgée de 50 ans, entre à l'Asile le 8 septembre 1876.

Mme Mol... est atteinte depuis cinq ans environ d'une aliénation mentale dont les principales causes paraissent être des chagrins domestiques prolongés et l'établissement de la ménopause, les premières ayant joué un beaucoup plus grand rôle que la seconde dans la réalisation de la folie.

Les renseignements que nous pouvons recueillir nous permettent de rejeter toute influence héréditaire dans le développement de l'aliénation mentale; nous serons moins affirmatif en ce qui concerne la phtisie, nos renseignements à cet égard sont incomplets.

Mme Mol... est d'une constitution peu forte, d'une taille peu élevée, et sa conformation thoracique est défectueuse; cependant elle n'a jamais été malade dans le courant de sa vie, elle a toujours mené une conduite régulière et n'a fait aucun excès. D'un caractère un peu original, Mme Mol... était bonne, et son intelligence dans ses grandes lignes était assez bien développée. Elle s'est mariée à l'âge de 21 ans, n'a eu aucun enfant et a été très malheureuse avec son mari, qui était brutal, ne pouvait la supporter, la frappait souvent, avait une conduite très irrégulière, et, il y a cinq ans environ, quitta même complètement sa femme pour aller vivre avec une concubine. C'est à ce moment qu'il faut faire remonter le commencement de l'aliénation mentale, de même qu'il faut rechercher la principale cause de son développement dans les chagrins domestiques dont nous venons de parler, chagrins sans cesse renouvelés et toujours concentrés, et auxquels s'ajoutèrent même de la misère physique : son mari dépensa toute la fortune qu'elle avait. Les différents renseignements que nous avons réunis sont tous d'accord à cet égard.

Nous ne pouvons reconstruire d'une manière absolument complète la marche de la maladie pendant les cinq ans qui séparent le début de celle-ci du moment où Mme Mol... est entrée à l'Asile. Voici seulement ce que nous savons. La conduite de son mari avait depuis quelque temps déjà rendu Mme Mol... triste, son caractère s'était aigri, elle était devenue irritable; mais le délire apparut assez brusquement et se traduisit par de la surexcitation, des idées de persécutions et des perversions sensorielles de l'ouïe et de la vue ; elle voyait passer comme des fantômes devant ses yeux, parlait à tort et à travers et en voulait beaucoup à son mari ; elle se disputait et se battait avec ses voisines. A cette période d'agitation succédait une période de calme relatif; Mme Mol... reprenait alors ses occupations, mais, nous disent ses parents, « *elle ne pouvait plus travailler régulièrement, elle était comme imbécile* ». Puis une nouvelle poussée survenait, suivie d'une nouvelle période de calme, et ainsi de suite.

L'état précédent, avec ses périodes d'agitation et de calme, dure trois ans environ; alors l'agitation devient plus forte, plus continue et s'accompagne toujours des mêmes idées de persécutions et des mêmes perversions sensorielles ; la malade s'échappe souvent de la maison. Ses parents se décident à la conduire à l'Hôpital-Général, où elle reste dix-huit mois. Sous l'influence du calme qu'elle trouve dans ce milieu, l'agitation diminue, mais les idées délirantes persistent toujours ; elle parle constamment seule, se dispute avec des personnages dont elle entend les voix, prend les uns pour les autres, et se livre à des actes qui indiquent non seulement l'extravagance, mais encore la niaiserie : c'est ainsi qu'elle a pris l'habitude de courir à travers les dortoirs pour nettoyer les vases, et toute la journée, si on ne l'en avait empêchée, elle se serait livrée à cette occupation. Peu à peu, l'agitation réapparait; Mme Mol... devient turbulente, tapageuse, acariâtre, et on l'amène à l'Asile.

Le délire et la détérioration physique attirent d'abord seuls l'attention chez Mme Mol.... Le délire est caractérisé par des idées de tristesse et de persécutions, par une agitation assez intense et par des perversions sensorielles se rapportant à différents sens. L'état physique de Mme Mol... est mauvais : pâle, les yeux battus, le teint terreux, la respiration anxieuse, le pouls petit, fréquent, dépressible, la peau sèche sans élévation de température, tout en elle indique un état de détérioration physique très marqué. En interrogeant de plus près cette malade, on ne tarde pas à s'apercevoir que l'intelligence est atteinte dans son fond, que cette atteinte est même de beaucoup l'élément prédominant de l'aliénation mentale. Surexcitée et directement interpellée, Mme Mol... a la riposte assez prompte ; mais lorsqu'on veut essayer de lui faire expliquer certains détails se rapportant par exemple à ses antécédents, elle s'embrouille et ne peut rien dire de précis, constamment elle répète la même chose ; lorsqu'elle est livrée à elle-même, elle parle seule, et on s'aperçoit alors qu'il existe chez elle le plus grand décousu ; ses actes, au moins autant que ses paroles, sont empreints de démence : elle ramasse les chiffons, les morceaux de papiers, tout ce qu'elle trouve, et continue son occupation favorite contractée à l'hôpital.

Revenons en quelques mots sur le délire de Mme Mol...

Les idées qui prédominent dans le délire sont, nous l'avons dit, des idées de tristesse et de persécutions; c'est avec une respiration anxieuse, entrecoupée, qu'elle s'approche de nous pour se plaindre de ses souffrances et de tout ce qu'on lui fait. On la frappe, dit-elle ; on lui donne des coups derrière le dos, sur la poitrine. Qui lui fait cela ? Elle n'en sait rien ; on ne lui donne pas à manger, on lui refuse tout, on l'insulte, elle entend des voix qui lui disent des grossièretés, lui reprochent d'être une mauvaise femme, d'avoir fait telle ou telle chose dans le courant de sa vie, etc. Ces voix n'ont rien de fixe : tantôt là malade croit reconnaître la voix de telle personne, tantôt celle de telle autre ; elles n'ont pas la netteté des voix des véritables hallucinées, elle ont quelque chose de vague, d'indéterminé, de non systématisé comme le délire lui-même. Ces voix sont à certains moments beaucoup plus fréquentes qu'à d'autres, et cette plus grande fréquence coïncide avec les périodes d'agitation. Mme Mol..., dans ses périodes d'agitation, se plaint de voir passer des brouillards devant ses yeux ; elle croit reconnaître dans les personnes qui l'entourent des individus qu'elle a vus au dehors.

Depuis quelque temps, l'alimentation est devenue irrégulière, la malade refuse souvent de manger : on lui met, dit-elle, des substances nuisibles dans ses aliments, elle ne peut les supporter. Elle se plaint de douleurs d'estomac dont le mauvais état de la nutrition rend parfaitement compte, et de douleurs au niveau de la poitrine, principalement entre les épaules, douleurs qu'expliquent des lésions tuberculeuses des poumons à leur début.

Tels sont les différents troubles que présente Mme Mol... : d'une part donc, délire à prédominance d'idées de tristesse et de persécutions; d'autre part, affaiblissement intellectuel. Le délire change très peu pendant les vingt-six mois que la malade passe à l'Asile. Pendant les premiers mois, sous l'influence du traitement, l'agitation diminue un peu, l'état physique devient meilleur ; mais bientôt une nouvelle poussée se fait, la santé se détériore de nouveau et une violente agitation s'empare de la malade. Cette alternative dans les périodes d'agitation et de calme relatif se produit ainsi plusieurs fois pendant la durée du séjour de Mme Mol... à l'Asile. Dans les dix derniers mois de la vie, l'agitation devient, pour ainsi dire, continue, en même temps qu'évolue la tuberculose pulmonaire à laquelle succombe la malade au mois de décembre 1880.

AUTOPSIE. — *Aspect extérieur :* Émaciatiation considérable.

Crâne : Normal.

Dure-mère : Intacte dans toute son étendue.

Pie-mère : Au niveau de la convexité des hémisphères, elle a un aspect absolument normal et se détache facilement des circonvolutions. A la région inférieure, son aspect est aussi normal, elle ne paraît nullement épaissie ; mais lorsqu'on l'enlève, elle entraîne avec elle, dans certains points, de la substance grise, laissant ainsi un aspect criblé du cerveau. Ces points sont, du côté gauche :

1° La région inférieure de la 3e circonvolution frontale, au moment où elle devient inférieure (Pl. V, *fig.* 1, n° 4) ;

2° La 1re circonvolution frontale inférieure dans la partie antérieure (Pl. V, *fig.* 1, n° 3);

3° La partie antérieure et latérale de la circonvolution sphénoïdale et la partie supérieure de cette même circonvolution ; les lèvres de la scissure de Sylvius, principalement la lèvre inférieure (Pl. V, *fig.* 1, nos 7; *fig.* 2, nos 1, 2, 3, 4, 5, 6).

4° Les circonvolutions de l'hippocampe (Pl. V, *fig.* 2, nos 9, 11).

Les altérations précédentes se retrouvent aussi du côté droit, mais plus limitées qu'à gauche ; les parties moyennes des circonvolutions frontales inférieures et la partie antérieure de la circonvolution sphénoïdale sont surtout atteintes (Pl. V, *fig.* 1 et *fig.* 3).

Au toucher, on constate dans le tiers antérieur environ des circonvolutions frontales supérieures, une consistance moindre qu'à la partie postérieure de ces mêmes circonvolutions et qu'au niveau des circonvolutions pariétales et occipitales, qui sont absolument saines. Cette sensation de ramollissement que donne le toucher se retrouve aussi au niveau des circonvolutions frontales inférieures et au niveau de la partie inférieure et antérieure des lobes frontaux internes.

Les ganglions sont sains, les ventricules renferment une faible quantité de liquide séreux ; protubérance et bulbe normaux.

Le développement des différentes circonvolutions est bon, cependant la hauteur des circonvolutions frontales est un peu faible, l'épaisseur de la substance grise est normale.

Vaisseaux gorgés d'un sang noirâtre.

Poumons : Poumon droit : Adhérences pleurales très fortes en arrière et à la partie inférieure. Ce poumon est du haut en bas farci de tubercules à tous les degrés ; au sommet, on trouve une caverne de la grosseur d'une noix et une autre plus petite dans le lobe moyen. Aucun des points de ce poumon ne crépite.—Poumon gauche : Tubercules au sommet, congestion dans tout le reste de l'étendue.

Cœur : Volume considérable. Parois recouvertes d'une abondante couche de graisse ; dans l'intérieur, on trouve des caillots noirâtres. Orifice aortique normal. Les parois du cœur gauche sont considérablement épaissies et offrent à la coupe un aspect rouge mélangé de blanc. Dans le cœur droit, on trouve des caillots d'un aspect blanchâtre qui tapissent complètement les parois du ventricule, lesquelles sont en état de dégénérescence graisseuse.

Foie augmenté de volume ; aspect granuleux, dégénérescence graisseuse.

Reins : Augmentation de volume ; on distingue mal la substance corticale de la substance médullaire. Dégénérescence graisseuse très évidente.

Rate légèrement ramollie.

Intestins légèrement congestionnés.

La physionomie clinique de l'aliénation mentale de Mol... représente bien la physionomie que nous avons signalée comme appartenant à la démence mélancolique ; nous y retrouvons ce mélange de délire et de démence, et l'autopsie nous montre, comme chez nos autres malades, un ramollissement de la substance grise périphérique des hémisphères. Ce ramollissement se retrouve dans le tiers antérieur environ des circonvolutions frontales supérieures (Pl. V, *fig.* 2 : *a*), sur toute l'étendue des circonvolutions frontales inférieures (Pl. V, *fig.* 1 : *a*, *b*), et il a son maximum d'intensité au niveau de la partie antérieure des lobes sphénoïdaux, sur la circonvolution de l'hippocampe et sur les lèvres de la scissure de Sylvius (Pl. V, *fig.* 1 : *c*, *d*). Ce ramollissement ne s'accompagne d'aucune altération inflammatoire des enveloppes du cerveau, et quoique la pie-mère adhère en certains points

(Pl. V, *fig.* 1, nos 1, 2, 3, 4, 5, 6, 7, 8, 9, 10, 11 ; *fig.* 2, [illegible], 2, 3, 4, 5, 6 ; *fig.* 3, nos 1, 2, 3), cette membrane n'est nullement épaissie.

Je l'avoue, il m'est difficile, dans l'observation qui précède, de rattacher le ramollissement à un état inflammatoire, non pas seulement parce que les membranes du cerveau ne présentent aucune altération révélant l'existence de cet état — je sais parfaitement, ainsi que l'a démontré pour la paralysie générale un savant, M. Magnan[1], dans l'observation duquel j'ai toute confiance, je sais parfaitement que le travail peut être d'abord central et que les méninges peuvent être respectées —, mais parce que tout, dans l'analyse clinique et anatomique de l'observation de Mol..., révèle une tendance générale à la dégénérescence, tendance que met en relief l'anatomie pathologique, et nous ne voyons pas pourquoi le ramollissement cérébral serait d'une nature différente de celui qui existe du côté des autres organes.

Depuis longtemps déjà, les faits du genre de celui qui précède ont attiré mon attention, et pour Cous... elle-même, cette malade dont nous avons rappelé tout à l'heure l'histoire anatomique, on peut parfaitement, quoiqu'il existe des traces très nettes d'inflammation de la pie-mère, se demander si cette inflammation est primitive ou n'est pas au contraire secondaire à un ramollissement par dégénérescence.

D'ailleurs, ce que je dis de la nature possible du ramollissement dans certains cas de démence mélancolique, peut s'appliquer aussi à la démence paralytique ; l'observation suivante le prouve.

[1] Magnan ; *Archives de Physiologie*, mars 1868.

OBSERVATION XVII.

Fau..., âgée de 41 ans, entre à l'Asile le 27 octobre 1878.

Tout renseignement nous manque sur les antécédents héréditaires de cette malade. Quant à ses antécédents personnels, nous savons qu'elle s'est livrée à la prostitution et qu'elle a fait de nombreux excès alcooliques.

Lors de son admission dans l'Établissement, nous constations un délire caractérisé principalement par des idées tristes et par des perversions sensorielles de l'ouïe. Au délire s'ajoutaient une certaine obnubilation de la mémoire et des troubles de la motilité portant sur l'articulation des mots. Cet état était-il sous la dépendance des excès alcooliques auxquels s'était livrée la malade, ou bien avions-nous affaire à une véritable démence paralytique? Tout en inclinant vers cette dernière interprétation, nous réservâmes cependant notre diagnostic.

La maladie évolue ; aux hallucinations de l'ouïe s'ajoutent des hallucinations, des illusions de la vue et des troubles de la sensibilité générale. Non seulement Fau... entend des voix d'hommes qui lui disent des grossièretés, mais encore elle voit des personnages devant ses yeux, prend pour des hommes plusieurs des malades qui l'entourent et se plaint qu'on la frappe, qu'on lui introduit un couteau dans le cou, etc... L'agitation est considérable ; elle pleure, crie et se jette sur les malades et les gardiennes. Pour conjurer le sort qu'elle croit qu'on lui a jeté, cette malade fait constamment le geste de dévider un écheveau.

Cet état d'agitation persiste ainsi, avec des périodes de calme relatif et d'excitation pendant toute la durée de l'année 1879. Mais, pendant cet intervalle, la démence a fait des progrès notables, le délire est devenu incohérent; les troubles paralytiques se sont généralisés.

Au mois de mars 1880, quelques idées de grandeur niaises et portant plus particulièrement sur la richesse, s'ajoutent aux idées tristes. Ces idées de peu d'importance disparaissent rapidement et le délire reprend son ancienne allure, restant, au point de vue de l'agitation, pendant les mois de mai, juin, juillet, et août 1880, ce qu'il était antérieurement, un peu moins intense cependant. Pendant ce temps, la malade est devenue gâteuse.

Au commencement de septembre 1880, on est obligé de faire monter Fau... à l'infirmerie : elle ne peut plus se soutenir, elle penche du côté gauche, et on constate en effet une inertie à peu près absolue du membre supérieur et une paralysie assez notable du membre inférieur de ce même côté. Il existe, en outre, une impossibilité complète dans l'articulation des mots. Ceci se passait le 2 septembre. Dès le lendemain, la parole était revenue à la malade ; le membre inférieur avait à peu près retrouvé sa motilité ordinaire, le bras restait seul encore un peu alourdi. Quelques jours après, cet alourdissement disparaissait. Mais si les troubles paralytiques s'amélioraient, la démence faisait des progrès, la malade devenait de plus en plus gâteuse. Au mois de novembre, les muscles de l'œsophage furent atteints d'une manière passagère, l'alimentation était difficile. Au mois de décembre, la marche était à peu près complètement impossible. Fau..., assise dans un fauteuil, est constamment inclinée du côté droit ; l'intelligence est de plus en plus profondément atteinte. Elle marmotte quelques mots empruntés au vocable des maisons publiques, et parfois elle se met à crier comme pour repousser des ennemis imaginaires; dans ces cas, sa physionomie devient rouge, ses yeux hagards, et elle menace de frapper; dès qu'on s'approche d'elle, elle a peur, et, puissance de l'habitude, cette malade continue toujours à faire le geste de dévider un écheveau.

Le 16 novembre, Fau... est prise d'une attaque apoplectiforme ; elle est étendue sur son lit sans connaissance, elle respire bruyamment et tout le côté gauche du corps est animé de mouvements convulsifs. Cet état persiste toute la nuit du 16 au 17, toute la journée et la nuit du 17 et du 18; la température s'élève de 37°,8 le 17 au matin à 40°,6 le 18 au soir. Le 19, trois ou quatre petites attaques se produisent ; les convulsions du côté gauche se continuent, cependant elles vont en s'affaiblissant, et le 21 elles n'existent plus ; la malade a un peu repris connaissance. La température est à ce moment à 37°,5, le pouls à 90°. Le 22 novembre, la température et le pouls redeviennent normaux ; la malade est éveillée et s'agite.

A la suite des attaques dont nous venons de parler, Fau... conserve une paralysie sensitive et motrice de tout le côté gauche. La vision du même côté est absolument abolie. A partir de ce moment, les phénomènes paralytiques augmentent progressivement. La vue du côté droit se perd à son tour ; tous les muscles fléchisseurs se contractent ; la tête se fléchit sur la poitrine, les cuisses sur l'abdomen, les jambes sur les cuisses. Le marasme paralytique se prononce de plus en plus. Au commencement du mois de mars 1881, quelques secousses convulsives se manifestent par saccades dans tout le côté gauche. Le 21 mars, une nouvelle attaque entraîne la mort de la malade.

Autopsie faite vingt-quatre heures après la mort.

Légère hypertrophie concentrique du *cœur* ; quelques plaques blanchâtres d'athérome disséminées le long de l'aorte et des carotides primitives.

Quelques adhérences de la *plèvre*, adhérences anciennes et disséminées. Œdème au sommet des deux *poumons*.

Quelques adhérences *péritonéales* anciennes.

Foie volumineux, graisseux.

Rate et *pancréas* normaux.

Utérus petit, légèrement déplacé vers le côté gauche. Quelques excroissances du volume d'une noisette.

Reins congestionnés.

Vessie ratatinée. Parois épaissies présentant un aspect violacé.

Système nerveux : La boîte crânienne est petite, comme l'ensemble du corps, et ne présente rien d'anormal ; épaississement de la table externe.

Il n'y a aucune adhérence anormale entre la dure-mère et les os.

Il n'y a pas d'altération de la dure-mère, sauf un peu de congestion des vaisseaux.

Une certaine quantité de liquide soulève la dure-mère.

Lorsqu'on enlève le cerveau enveloppé de la pie-mère, il s'écoule environ 200 gram. d'un liquide séro-sanguinolent.

Hémisphères : Le volume du cerveau est un peu faible.

La portion frontale est fuyante, les circonvolutions sont assez bien développées.

A la convexité, la pie-mère paraît avoir son épaisseur normale : il y a une congestion assez marquée des vaisseaux, mais cependant il n'y a rien d'exagéré. Quelques taches laiteuses mais peu étendues, se voient au niveau de la circonvolution qui borde la scissure interhémisphérique, au niveau des corpuscules de Pacchioni ; dans le reste du cerveau, ces taches laiteuses n'existent pas. En certains points cependant, et principalement le long des vaisseaux, se voit une teinte un peu blanchâtre (ces altérations de la pie-mère sont de minime importance).

La pie-mère est soulevée en certains points par un liquide séreux.

A la base, la pie-mère n'offre rien de particulier ; les vaisseaux n'offrent aucune altération bien marquée de leur paroi. Dans les artères sylviennes, on trouve des caillots assez étendus et qui en certains points ont déjà un aspect blanchâtre ; ces caillots vont aussi, mais moins loin, dans l'intérieur des communicantes latérales ; les vaisseaux restent béants, cependant on ne voit à l'œil nu aucune altération manifeste.

Les nerfs olfactifs, optiques et moteurs oculaires communs, plus grisâtres qu'à l'état physiologique, sont ramollis.

Les autres nerfs de la base paraissent normaux.

La pie-mère, avons-nous dit, n'est nullement épaissie en aucune région du cerveau ; cependant, lorsqu'on cherche à la détacher des circonvolutions, elle entraîne avec elle, en certains points, un peu de substance grise. Ces points sont disséminés en divers endroits du cerveau, ainsi qu'on peut s'en rendre compte en se reportant à la Planche VI (*fig.* 1 et 2).

La teinte des circonvolutions offre un aspect particulier sur toute la périphérie du cerveau, sauf en une région très limitée (Pl. VI, *fig.* 2 : *a*) ; cette teinte est plombée quant au fond, et il s'y mêle superficiellement une coloration rougeâtre, surtout marquée au niveau du tiers inférieur des circonvolutions frontales et pariétales ascendantes. Au niveau du lobule de l'insula du côté droit, il existe une anomalie physiologique, je crois, due à la non-existence d'une certaine quantité de substance nerveuse.

Les noyaux de la base du cerveau sont intacts des deux côtés. L'autopsie de la moelle n'a pas été faite.

Chez Fau... existe une démence paralytique à forme mélancolique, et à l'autopsie on constate un ramollissement à teinte plombée, qui, sauf une très faible surface (Pl. VI, *fig.* 2 : *a*), a envahi toute la périphérie des hémisphères cérébraux. Des traces insignifiantes d'inflammation de la pie-mère existent dans ce cas; cette inflammation est évidemment secondaire, et l'ensemble du travail anatomique semble bien davantage indiquer un travail de dégénérescence qu'un travail inflammatoire.

Nous retrouverons, au chapitre de la Pathogénie, cette question de la nature du travail organique dans la démence mélancolique; faisons seulement remarquer ici que, pour que des adhérences se produisent entre la pie-mère et le cerveau, il n'est nul besoin, les observations de Mol... et de Fau... le prouvent, que la méninge soit épaissie, il suffit que la couche grise périphérique soit ramollie.

Rapports chronologiques entre le ramolissement cérébral et l'aliénation mentale. — Des lésions constantes existent dans la démence mélancolique; ces lésions sont caractérisées par un ramollissement de la couche grise périphérique des hémisphères. Voilà un premier point acquis; mais il en est un autre non moins important à établir : c'est celui de savoir quels sont les rapports chronologiques qui existent entre les lésions et l'aliénation mentale.

Dans quelques cas, surtout quand il s'agit du ramollissement par dégénérescence, il est impossible de savoir si le travail cérébral a suivi l'évolution de la maladie, ou si ce travail s'est produit seulement dans le cours de celle-ci ; au contraire, lorsque le ramollissement est de nature inflammatoire, il est souvent permis d'établir d'une manière précise les rapports qui existent entre le développement du travail organique et celui de la maladie.

Pour cela, il faut se rappeler que, dans ces derniers cas, nous avons affaire à une inflammation chronique, laquelle obéit naturellement aux lois qui régissent toute inflammation de cette nature, et que par conséquent le degré d'organisation, l'épaississement plus ou moins considérable du produit de l'inflammation, sont des facteurs importants pour juger de l'ancienneté de la lésion.

Cela dit, reportons-nous aux faits et invoquons tout d'abord l'observation de Gib... (Obs. III). Nous trouvons chez cette malade du tissu conjonctif très dense, qui remplit toute la profondeur de l'hexagone de Willis ; de là, le travail inflammatoire, revêtant toujours les caractères de la chronicité, gagne certaines circonvolutions de la base. Nous croyons pouvoir dire, dans ce cas, en nous basant sur le degré d'organisation du travail organique, que celui-ci remonte au moins à l'époque de la manifestation extérieure de l'aliénation mentale. Ce rapport chronologique entre le développement de la lésion et l'apparition du délire s'affirme encore dans d'autres observations : chez Sim.... (Obs. V), chez H..... (Obs. VIII), Mais, il faut le reconnaître, si dans ces cas il y a de fortes présomptions pour que la date de ce rapport soit exacte, il n'y a pas certitude absolue ; heureusement nous possédons des faits encore plus précis à cet égard. Ces faits sont ceux dans lesquels une maladie intercurrente a emporté le malade dans les premiers jours de l'aliénation mentale. Le 25 janvier, le délire éclatait chez T....

(Obs. XIII), et, le 6 février, ce malade succombait à une pneumonie. A l'autopsie, on trouve une méningo-encéphalite que son degré d'organisation oblige à rapporter, ainsi que le remarque M. Doutrebente, à l'accès d'aliénation mentale qui avait apparu chez T... quelques jours avant sa mort. L'Observation XXI vient confirmer les enseignements de la précédente, en nous montrant une lésion de l'oreille envahissant la substance grise du cerveau, et donnant lieu à un délire mélancolique.

Ces faits me paraissent mettre hors de doute les rapports chronologiques qui existent entre le développement du travail organique du cerveau et la manifestation extérieure de l'aliénation mentale.

Si nous comparions, en outre, l'évolution de ce même travail et celle de la démence mélancolique, nous trouverions encore ici un rapport complet entre l'une et l'autre de ces évolutions ; mais c'est là une étude dont la place est mieux marquée au moment où nous nous occuperons des rapports entre les lésions anatomiques et les symptômes, c'est-à-dire au chapitre consacré à la Physiologie pathologique.

SIÈGE DU RAMOLLISSEMENT. — Les lésions dont nous nous occupons actuellement ont pour siège la périphérie du cerveau. C'est là un fait qui ressort nettement de tout ce que nous venons de dire, et sur lequel nous n'insisterons pas davantage. Mais grande est la surface des hémisphères, et les faits que nous avons rapportés nous montrent que, dans la démence mélancolique, l'étendue des lésions reste limitée.

Lorsque le ramollissement se généralise et donne lieu à la paralysie généralisée, les lésions peuvent atteindre toute la périphérie ou une grande partie de la périphérie des circonvolutions cérébrales. Je laisserai naturellement de côté cet ordre de faits, et veux seulement étudier ici le siège qu'occupent les lésions dans les cas où la démence mélancolique parcourt toutes ses périodes, en tant que démence mélancolique. Pour cela, j'en appellerai comme toujours aux observations.

A l'autopsie de Mol... (Obs. XVII), on constate que le ramollissement, surtout marqué au niveau de la partie antérieure des lobes sphénoïdaux, s'étend sur les circonvolutions de l'hippocampe, sur les lèvres de la scissure de Sylvius, sur toute l'étendue des lobes frontaux inférieurs, et sur le tiers antérieur environ des circonvolutions frontales supérieures. (Pl. V).

Chez Cous... (Obs. IV), les lésions, surtout marquées au niveau des lobes sphénoïdaux, gagnent les circonvolutions de l'hippocampe, les lèvres de la scissure de Sylvus, toute l'étendue des lobes frontaux inférieurs et le tiers antérieur environ des lobes frontaux supérieurs (Pl. I, II).

L'autopsie de Sim... (Obs. V) nous révèle des lésions ayant pour siège l'extrémité antérieure et interne des lobes sphénoïdaux du côté droit, les circonvolutions frontales inférieures droite et gauche qui bordent le nerf olfactif, et la partie inférieure des circonvolutions frontales internes (Pl. IV).

Nic... (Obs. VI) présente, pour me servir des expressions de M. Voisin, un épaississement avec infiltration par des plaques laiteuses des méninges de la base.

Dans l'autopsie de H... (Obs. VIII), les lésions limitées à la base du cerveau ont pour siège principal la partie antérieure des lobes sphénoïdaux et les lèvres de la scissure de Sylvius.

A l'autopsie de Gib... (Obs. III), on trouve une méningo-encéphalite qui, après avoir envahi tout l'hexagone de Willis, a gagné la protubérance, s'est étendue à la partie antérieure des lobes sphénoïdaux, aux lèvres de la scissure de Sylvius et aux circonvolutions de l'hippocampe, laissant intact le reste du cerveau.

Chez T... (Obs. XIII), la péri-méningo-encéphalite reste limitée à la partie antéro-externe des lobes sphénoïdaux et aux lèvres de la scissure de Sylvius.

Les faits que nous venons de rappeler prouvent que si, dans la démence mélancolique, les lésions peuvent envahir une plus ou moins grande étendue de la surface du cerveau, ces lésions ont un siège de prédilection : la base de ce dernier organe, et même uniquement les régions antérieures et moyennes de cette base, le travail organique respectant les lobes postérieurs. Ces faits prouvent en outre que sur cette même base, à côté de régions constamment atteintes, il en est d'autres qui peuvent l'être ou non. Chez Cous... (Obs. IV, Pl. III), chez Mol...(Obs. XVII, Pl. V), chez Sim... (Obs. V, Pl. IV), chez Nic... (Obs. VI), chez H... (Obs. VIII), les lobes frontaux sont plus ou moins envahis ; chez Gib... (Obs. III, Pl. I et II), chez T... (Obs. XIII), ces lobes sont respectés, la lésion se limite aux lèvres de la scissure de Sylvius, aux lobes sphénoïdaux et aux circonvolutions de l'hippocampe. Fait important à signaler : dans toutes les observations qui précèdent, c'est au niveau de la partie antérieure des lobes sphénoïdaux et des lèvres de la scissure de Sylvius que l'altération est la plus complète et qu'elle est surtout marquée au début de la maladie (Obs. XIV, XXI). L'altération occupe en général toute l'épaisseur de la partie antérieure des lobes sphénoïdaux, remonte plus ou moins le long des lèvres de la scissure de Sylvius, dont elle atteint surtout la lèvre inférieure, et s'étend en arrière de ces points sur une étendue variable et plus particulièrement sur les lobes sphénoïdaux ; les circonvolutions de l'hippocampe sont généralement altérées, soit sur toute leur étendue, soit seulement sur leur partie antérieure (Pl. I, III, IV, V).

Si les régions précédentes sont celles qu'occupe le plus fréquemment le travail organique dans la démence mélancolique, il y a cependant des exceptions. Nous rappellerons l'observation de Gr.... (Obs. VI), empruntée à M. Voisin, et dans laquelle la lésion siégeait à la partie antérieure des lobes frontaux ; mais nous n'insisterons pas davantage sur cet ordre de faits, que nous retrouverons au chapitre de la Physiologie pathologique.

Il est naturel qu'un travail se développant dans les points que nous venons d'indiquer, atteigne le plus généralement les *nerfs de la base*. C'est ce qui arrive. Tantôt le travail atteint tous les nerfs, soit que l'inflammation les enserre dans un tissu fibreux (Obs. III, IV), soit que le ramollissement les envahisse ; tantôt quelques uns d'entre eux sont seuls altérés ; parmi ces derniers, les nerfs olfactifs viennent en première ligne, puis les nerfs optiques et les moteurs oculaires communs. Le reste du cerveau, ganglions, ventricules, sont le plus généralement sains.

LÉSIONS VASCULAIRES.

A côté des lésions cérébrales qui précèdent, lésions qui sont constantes et intimement unies à l'évolution de la démence mélancolique, il en est d'autres qui sont fréquentes, mais n'ont nullement la valeur des premières, et qui, comme je le disais plus haut, prennent beaucoup d'importance dans les dernières périodes de la maladie. Ces lésions portent plus particulièrement sur le système vasculaire. Nous avons vu que les vaisseaux étaient congestionnés, que des suffusions séreuses et séro-sanguinolentes existaient souvent au-dessous des méninges, et que même parfois on constatait en certains points un piqueté de la substance cérébrale.

Les veines sont gorgées d'un sang noirâtre ; des caillots peuvent exister dans leur intérieur et rendre leur perméabilité très difficile.

Les plus petits capillaires s'accusent, et dans certains cas les artères sont altérées. Chez Gib..., les artères sylviennes, remplies par un sang noirâtre, renfermaient des caillots blanchâtres, et leurs parois étaient entourées par un manchon de tissu fibreux. D'autres fois on peut rencontrer de l'athérome.

D'une manière générale, la circulation cérébrale est gênée ; cette gêne retentit sur l'organe central de la circulation, et on constate, soit de la dilatation, soit de l'hypertrophie cardiaque.

LÉSIONS DES DIFFÉRENTS ORGANES DE L'ÉCONOMIE.

Dans la démence mélancolique, le cerveau peut être seul altéré (Observ. v, vi); d'autres fois on trouve, du côté des autres organes de l'économie, des altérations variables.

La *protubérance*, le *bulbe*, le *cervelet*, participent quelquefois à l'altération qui a envahi le cerveau (Obs. III). La *moelle* peut être atteinte, et dans ce cas les altérations sont de même nature que celles qui existent du côté du cerveau. Chez Gib... (Obs. III), cette malade qui, on s'en souvient, présentait une méningo-encéphalite très nette, la dure-mère rachidienne était très congestionnée et en certains points enflammée, principalement au niveau du renflement lombaire et de la région dorsale, où on rencontrait des adhérences entre elle et la pie-mère. Cette dernière membrane n'avait plus son aspect normal; dans une grande partie de son étendue, elle était dépolie, boursouflée, et offrait, au niveau des points qui adhéraient à la dure-mère, des dépôts fibrino-purulents blanc-jaunâtres, disséminés et minces, mais très nets. Les vaisseaux de la moelle étaient gorgés de sang, principalement à la partie moyenne et inférieure.

Les *poumons* peuvent présenter des altérations diverses. Ici c'est une pneumonie purement accidentelle (Obs. T...) ; là c'est une pneumonie hypostatique, complication fréquente des dernières périodes de la maladie (Obs. V, IV, III.) ; ailleurs c'est une lésion tuberculeuse (Obs. XVI).

Le *cœur* est un organe souvent atteint dans la démence mélancolique ; les altérations portent plus particulièrement sur le muscle cardiaque et à peu près exclusivement sur le ventricule gauche, dont les parois sont tantôt épaissies, tantôt dilatées, souvent dégénérées.

La dilatation cardiaque me paraît toujours consécutive à la lésion cérébrale ; il en est ainsi évidemment chez Cous... (Obs... IV), dont le ventricule gauche surtout offrait une dilatation considérable, en même temps que les parois étaient en état de dégénérescence graisseuse.

L'hypertrophie, ainsi que l'indique son développement

relativement à l'ancienneté de la maladie, est, elle aussi, souvent consécutive (Obs. XIV, XVII, etc.) ; cependant il n'en est pas toujours ainsi, et la clinique nous la montre précédant parfois l'apparition de la maladie cérébrale (Obs. III, XXII).

Le *foie* est souvent en état de dégénérescence graisseuse (Obs. III, IV, XVII). Cette altération peut envahir la *rate*, le *rein* ; ce dernier organe est souvent congestionné.

L'*estomac* et l'*intestin* ne présentent généralement aucune altération, sauf parfois un peu de congestion. Le péritoine, le *bassin*, peuvent offrir des traces d'inflammation (Obs. III, IV.)

L'*utérus* et les *ovaires* ne présentent aucune altération qui doive nous arrêter ; notons cependant qu'on peut retrouver du côté des organes des dégénérescences graisseuses semblables à celles qu'on constate ailleurs.

Si nous envisageons dans leur ensemble les lésions des différents organes dans la démence mélancolique, nous voyons : d'une part, que ces lésions sont accidentelles ou au contraire qu'elles se lient à l'évolution de la maladie ; d'autre part, qu'elles sont plus ou moins localisées, et alors les lésions cardiaques sont de beaucoup les plus fréquentes ; ou bien au contraire qu'elles s'étendent à un grand nombre d'organes, et dans ce dernier cas nous nous trouvons en présence de lésions inflammatoires ou de dégénérescence, et plus particulièrement de dégénérescence graisseuse.

En résumé, dans la démence mélancolique, *on peut retrouver des altérations du côté des différents organes de l'é-*

conomie ; mais les seules altérations constantes sont celles qui existent du côté du cerveau, et encore ici faut-il distinguer les lésions accessoires, que caractérisent surtout des troubles vasculaires, et les lésions véritablement essentielles, qui se traduisent par un ramollissement de la substance grise périphérique, ramollissement de même nature que celui de la paralysie générale, mais qui reste localisé et dont le siège principal est la base du cerveau et même certaines régions de cette base.

CHAPITRE III.

Étiologie.

C'est plus particulièrement en nous basant sur les observations que nous avons recueillies nous-même et dans lesquelles nous avons pu rechercher avec soin les antécédents des malades, que nous étudierons l'étiologie de la démence mélancolique.

Il est un premier point qui nous frappe : c'est surtout parmi les *femmes* que nous avons rencontré ce mode d'aliénation mentale. Ce fait ne tient pas à ce que nous observons plus particulièrement des femmes que des hommes : le service auquel nous sommes attaché comme Médecin-adjoint renferme au contraire plus d'hommes que de femmes, et cela dans la proportion de six à cinq environ. Cette différence dans le tribut que paient les deux sexes à la démence mélancolique tient-elle au sexe lui-même, c'est-à-dire aux fonctions différentes qui caractérisent la femme ? Certes, les troubles menstruels peuvent avoir une influence dans le développement de la maladie (Obs. II, X. XVII); mais à part l'Observation X, que nous retrouverons plus loin à propos de la paralysie généralisée consécutive, cette influence ne nous paraît pas avoir une importance plus considérable dans la démence mélancolique que dans les autres formes de l'aliénation mentale. C'est ailleurs qu'il faut chercher le pourquoi de cette prédominance du sexe féminin, prédominance il est vrai plus apparente que réelle, car si, au lieu de considérer la démence mélancolique simple, on envisage cette démence se terminant par la paralysie généralisée, cette prédominance disparaît complètement. C'est à la nature des causes, c'est à la nature du terrain sur lequel la maladie s'est développée, qu'il faut demander la solution du problème qui précède; c'est là un point qui ressortira mieux de l'étude qui va suivre, et que nous retrouverons au chapitre de la Pathogénie.

Les *chagrins*, et surtout les *chagrins et les soucis domestiques* longtemps prolongés, jouent un grand rôle dans l'étiologie de la démence mélancolique. Nous retrouvons cette cause chez Dup... (Obs. I), chez R... (Obs. II), chez Gib... (Obs. III), chez Cous... (Obs. IV), chez Sim... (Obs. V), chez Gr... (Obs. VI), chez Nic... (Obs. VII), chez Hug... (Obs. XIX), chez Ma... (Obs. XV), chez Mol... (Obs. XVII), chez Rou... (Obs. XIX), etc.; en un mot, dans la plupart des observations que nous avons rapportées. Mais dans ces différents cas, l'importance étiologique de cette cause est variable : tantôt elle a une influence purement occasionnelle (Obs. II, III, VI), tantôt elle a une influence déterminante (Obs. XV); tantôt enfin elle domine complètement l'étiologie, ainsi qu'il ressort des Observations IV, XVII et de la suivante.

OBSERVATION XIX.

Le 14 avril 1882 entrait à l'Asile Mme Rou..., femme âgée de 45 ans.

État de la malade pendant son séjour à l'Asile. — Lors de l'admission de cette malade dans l'Établissement, le délire revêtait complètement l'apparence de la manie à direction érotique, avec agitation excessivement intense et idées d'empoisonnement. Ces dernières idées entraînaient après elles un refus absolu d'alimentation, d'où un état d'inanition marquée et un profond délabrement de la santé.

L'état précédent reste tel jusqu'au commencement du mois de mai ; à partir de ce moment, l'agitation diminue insensiblement, et, l'alimentation se faisant plus régulièrement, la santé physique devient meilleure.

Dès lors aussi, quoique Mme Rou... soit toujours récalcitrante et refuse de s'expliquer sur son délire, deux ordres d'idées délirantes se dégagent nettement : des idées de persécutions et des idées religieuses. Elle cherche querelle aux autres malades, qui, dit-elle, lui font des menaces et lui crient des injures ; elle se lève la nuit et court d'un lit à l'autre, hantée toujours par ses idées de persécutions et ses perversions sensorielles. Elle croit reconnaître dans les personnes qui l'entourent des personnes qu'elle a vues au dehors, et prend entre autres une malade pour une de ses sœurs, morte il y a déjà plusieurs années. D'autres fois, Mme Rou... passe de longues heures en prières, et à ces idées religieuses se mêlent encore, quoique à un degré très atténué, un érotisme que réveille la vue d'un homme. Les idées d'empoisonnement, quoique moins marquées qu'au début, persistent encore ; la malade refuse de prendre les remèdes qui lui sont prescrits et de manger le régime spécialisé que réclamerait son état de santé : elle veut manger le régime commun. La physionomie est fatiguée, les traits sont flasques et des stases sanguines arborisent les pommettes.

Le 21 juin, nous examinions de plus près Mme Rou..., et après avoir constaté l'existence des idées délirantes que nous venons de rappeler, nous cherchâmes à nous rendre compte de l'état de conservation de l'intelligence, et nous notions ce qui suit : « Nous ne pouvons exactement savoir où en est l'état de conservation de l'intelligence chez cette malade, qui refuse de répondre aux questions que nous lui posons. Cependant, derrière le délire nous paraît se cacher un travail organique du cerveau et un peu d'affaiblissement intellectuel, à en juger du moins : d'une part, par un certain degré de niaiserie du délire, et, d'autre part, par les caractères suivants de la physionomie de la malade : yeux battus, paupières inférieures plissées, stases sanguines au niveau des pommettes, flaccidité des muscles de la face, mouvements fibrillaires des muscles orbiculaires des lèvres se produisant parfois au début d'une phrase, mouvements de trémulation très rapides des muscles de la langue, léger abaissement de la commissure labiale du côté droit, tête un peu chaude ».

Depuis lors jusqu'à aujourd'hui, novembre 1882, l'état que nous venons de décrire a peu changé : les troubles somatiques restent ce qu'ils étaient au mois de juin et n'ont aucune tendance à l'extension, les idées de persécutions sont très nettes, et, pendant que nous l'interrogeons, cette malade, prêtant l'oreille à des voix qu'elle entend dans la pièce voisine, dit qu'on la traite de p..., de voleuse, etc. ; les idées d'empoisonnement, de religion et d'érotisme sont ce qu'elles étaient alors, et cèdent de beaucoup le pas aux idées de persécutions. Toutefois le calme s'est encore accentué ; la malade, beaucoup moins récalcitrante, ne refuse plus de répondre aux questions qu'on lui pose, et elle peut nous donner quelques renseignements pour reconstituer l'étiologie de son aliénation mentale ; mais évidemment l'intelligence n'a plus chez Mme Rou.... la netteté qu'elle avait autrefois : cette malade ne peut pas arriver à débrouiller ses antécédents héréditaires ; elle confond ses frères les uns avec les autres ; bien plus, elle a eu deux enfants et une fausse couche, et elle ne peut nous dire si celle-ci est antérieure ou postérieure à la naissance de son second enfant ; elle ne sait ni l'année ni le mois dans lesquels nous sommes, et cependant ce ne sont pas les préoccupations délirantes qu'on peut rendre responsables des troubles psychiques que nous venons de rapporter ; il n'y a pas de doute : l'intelligence est évidemment atteinte dans ses sources vives.

D'une taille au-dessus de la moyenne, Mme Rou... est fortement charpentée, sa constitution est bonne, son tempérament à prédominance sanguine. Comme lésions des différents organes de l'économie, nous ne trouvons qu'un peu d'hypertrophie du muscle cardiaque, hypertrophie qui se traduit surtout par l'énergie des battements du cœur et de l'impulsion sanguine. Notons encore un sentiment de fatigue généralisé dont se plaint cette malade.

Causes et début de l'aliénation mentale. — Antécédents héréditaires. — A en croire les renseignements fournis par le mari de Mme Rou.... et par la malade elle-même, l'hérédité ne joue qu'un très faible rôle, si même elle joue un rôle dans le développement de l'aliénation mentale. Signalons cependant ce fait : c'est qu'une des sœurs de la malade a succombé à une maladie que celle-ci désigne sous le nom de « tournement de sang », qui dura environ deux mois, et pendant laquelle existaient des idées de dépression intellectuelle excessivement marquées.

Le fils de la malade est atteint d'une surdité incomplète consécutive à une fièvre typhoïde à forme cérébrale.

La malade a perdu trois enfants, sans que les accidents cérébraux paraissent avoir joué un rôle dans leur mort.

Antécédents personnels. — Mme Rou.... n'a jamais été malade, ni dans son enfance, ni plus tard ; la menstruation est apparue assez tard (l'âge exact ne peut être fixé), et, depuis son apparition, elle s'est faite régulièrement jusqu'au mois de septembre 1881. L'élément physique prédomine chez Mme Rou.... sur l'élément intellectuel. Tout en ayant beaucoup de bon sens et une intelligence bien suffisante pour les besoins de sa position, Mme Rou.... a cependant une intelligence difficilement éducable et sa conformation crânienne laisse à désirer : le front est bas et le développement de la boite crânienne est faible. Mme Rou.... était vive, nerveuse, mais elle avait un bon caractère. Elle appartient à une famille honnête et dans l'aisance, et jusqu'à l'âge de 27 ans environ cette malade a été heureuse et n'a pas connu la misère. A l'âge de 27 ans, étant veuve, elle se remarie ; à partir de ce moment, commence pour elle une série de soucis qui sont allés progressivement en augmentant, et qui sont évidemment la cause la plus importante du développement de l'aliénation mentale actuelle.

Tout d'abord son mari la trompe sur sa fortune exacte, dont le passif l'emporte sur l'actif. Cette première contrariété, Mme Rou... la supporte très bien ; en travaillant et avec ce qu'elle possède elle-même, elle peut faire face à toutes les exigences; mais bientôt d'autres ennuis s'ajoutent aux précédents. Son mari, libertin, dépensier, n'ayant aucun souci, ne se demande pas s'il y a ou non de l'argent à la maison. Mme Rou.... est obligée de travailler encore plus; les enfants arrivent, et aux soucis moraux s'ajoutent les fatigues et la misère physique. La forte constitution de la malade lui permet de supporter pendant assez longtemps ces mauvaises conditions. Toutefois, peu à peu, sa constitution se déteriore et son système nerveux s'épuise. Elle devient de plus en plus impressionnable, un rien la met hors d'elle-même, et elle en arrive à avoir des crises de nerfs à la moindre contrariété. Un jour même, à la suite d'une altercation, elle tombe par terre sans faire aucun mouvement.

Aux chagrins que lui cause son mari viennent s'en ajouter d'autres occasionnés par son fils. Celui-ci ne peut rester nulle part, soit par suite de quelque défaut dans son développement intellectuel, soit par suite de son mauvais caractère. Dans le courant de l'été 1881, les ennuis redoublent; pendant le mois de septembre de la même année, la menstruation se suspend, et à la fin d'octobre une violente secousse morale vient mettre le feu aux poudres : dès le commencement de novembre, l'aliénation mentale est nettement établie. Mme Rou... s'imagine que son enfant a été empoisonné, qu'on l'a tué; elle s'agite et court de ci et de là. Au bout d'une quinzaine de jours, le calme revient assez pour qu'on puisse la garder à l'hôpital de Béziers, où on l'avait conduite; mais au commencement d'avril l'agitation réapparait, revêtant la forme que nous connaissons, et nécessite l'admission de Mme Rou.... à l'Asile.

Notons que cette malade n'a jamais fait aucun excès, soit alcoolique, soit vénérien.

Chez Mme Rou..., l'aliénation mentale prend d'abord le masque de la manie, mais bientôt il ne peut plus y avoir de doute: l'agitation, une fois disparue, laisse se dégager nettement des idées mélancoliques qui forment le fond du délire et auxquelles s'ajoutent un certain degré d'affaiblissement intellectuel et des troubles somatiques qui ramènent complètement cette aliénation mentale dans le cadre de la démence mélancolique. Parmi les causes de cette démence, nous en trouvons deux qui dominent de beaucoup toutes les autres : ce sont des chagrins domestiques très longtemps prolongés, qui, de même que chez Cous... (Obs. IV) et chez Mol... (Obs. XVII), rongent la malade, si je puis me servir de cette expression, et auxquels s'ajoutent des fatigues et des privations physiques.

Auxquels s'ajoutent, venons-nous de dire, des *fatigues* et des *privations physiques*. En effet, pour que les chagrins domestiques aient la puissance étiologique que nous retrouvons dans les Observations IV, XVII, XIX, il faut non seulement que leur action soit longtemps prolongée, mais encore qu'elle soit complétée par les deux facteurs, fatigue physique et misère physique, que nous venons de rappeler. De ces deux facteurs, le premier est sans contredit le plus important ; d'après nos observations, il se retrouve d'une manière très nette chez Dup... (Obs. I), chez Gib... (Obs. III), chez Cous... (Obs. IV), chez Sim... (Obs. V), et chez Rou... (Obs. XIX.)

La *misère physique*, sans avoir l'importance des deux causes précédentes, affirme cependant son influence étiologique sur plusieurs des observations que nous avons rapportées, et entre autres chez Dup... (Obs. I), chez Cous... (Obs. IV), et chez Rou... (Obs. XIX).

Aux causes que nous venons de signaler il faut en joindre assez fréquemment une autre : ce sont les *mauvais traitements*, les *coups sur la tête*, et on se souvient que pour Cous... (Obs. IV) en particulier, nous avons dû, de par nos renseignements, attacher une réelle importance à cette cause.

L'*âge* est lui aussi un facteur causal de la démence mélancolique. Celle-ci, à part quelques rares exceptions tenant à des conditions extérieures (Obs. XX), est une maladie de l'âge mûr, et même d'un âge assez avancé. Gib... (Obs. III), 38 ans ; Cous... (Obs. IV), 39 ans ; Sim... (Obs. V), 41 ans ; Nic... (Obs, VII), 41 ans ; Gr... (Obs. VIII), 44 ans ; R... (Obs. II), 44 ans ; Rou... (Obs. XIX), 45 ans ; Hug... (Obs. IX), 46 ans : Mol... (Obs. XVIII), 46 ans ; M... (Obs. VIII), 53 ans ; Dup... (Obs. I), 56 ans ; Ma... (Obs. XVII), 60 ans. Enfin, dans deux cas que nous observons actuellement, l'un des malades a 36 ans et l'autre 55.

Les causes qui précèdent me paraissent être de beaucoup les plus importantes dans le développement de l'aliénation mentale que nous étudions ; cependant assez souvent leur action est favorisée par l'adjonction d'autres influences communes aux différentes formes de folie.

L'*hérédité* se retrouve dans l'étiologie : ainsi, chez R... (Obs. II), chez Gib... (Obs. III), chez M... (Obs. XVII), etc. Cette influence de l'hérédité est surtout intéressante à étudier dans les deux premières observations que nous venons de rappeler. Chez Gib.., l'hérédité n'est pas, à proprement parler, une hérédité mentale ; c'est une hérédité cérébrale caractérisée par de l'amaurose qui existe chez plusieurs des ascendants et des collatéraux de la malade ; chez R...., à côté d'une hérédité mentale directe mais peu importante, existe aussi l'amaurose parmi les antécédents héréditaires. Si je signale ce mode d'hérédité, l'*amaurose*, chez les individus atteints de démence mélancolique, c'est que je crois qu'il y a entre celle-ci et celle-là autre chose qu'une coïncidence et qu'un lien les réunit l'une à l'autre. Nous verrons en effet plus loin que les lésions de l'organe de la vue peuvent entraîner après elles la démence mélancolique.

Les *antécédents personnels* des malades offrent parfois des conditions qui aident évidemment à la réalisation de l'aliénation mentale ; c'est dans certains cas un état de *faiblesse irritable* dont l'observation de Gr..(Obs. VI) nous offre un exemple. Cette malade avait toujours été souffreteuse ; elle se plaignait sans cesse de palpitations, de névralgies lombaires et intercostales, et plusieurs fois elle fut prise de syncope dans la nuit. Ma...(Obs. XVII) avait un *caractère très pessimiste*, et depuis la ménopause elle souffrait de *migraines* excessivement violentes. R... (Obs. II) était, elle aussi, sujette à des *hémicrânies fréquentes* ; elle était *vive*, *écervelée*, *extravagante*, et se laissait aller complètement à ses premières impressions.

Quelle est l'influence des *états constitutionnels* dans l'étiologie de la démence mélancolique ? C'est là un point qui est pour moi encore loin d'être complètement élucidé.

Chez un malade, en particulier, j'avais pensé que la *syphilis* pouvait être incriminée. Cet homme, âgé de 37 ans, présentait tous les symptômes de la démence mélancolique : délire, affaiblissement intellectuel, troubles somatiques, et une syphilis remontant à huit ans environ nous paraissait être, chez lui, la cause la plus importante de la maladie. Un traitement spécifique immédiatement institué suivant les règles actuellement admises dans les cas de syphilis cérébrale, loin d'avoir l'effet qu'on recherchait, amène une détérioration organique qui oblige à le suspendre et qui se reproduit chaque fois qu'on veut le reprendre. Ce fait, il est vrai, ne m'étonne pas ; il s'ajoute à nombre d'autres qui m'ont enlevé bien des illusions à l'égard de la syphilis envisagée comme source d'indications thérapeutiques dans la folie. Si, en effet, on retrouve assez souvent cette diathèse dans l'étiologie de cette dernière, généralement le traitement spécifique reste impuissant, même dans les cas où il paraît le mieux indiqué ; aussi, quoique je ne doute pas de l'influence de la syphilis dans le développement de l'aliénation, la question des rapports de cette diathèse avec celle-ci a encore pour moi de nombreux points obscurs.

Dans un cas de démence mélancolique à forme lypémaniaque avec tendances offensives, du moins au début, chez une femme de 55 ans prédisposée par l'hérédité, l'aliénation mentale s'est produite consécutivement à la disparition rapide d'un érysipèle qui reconnaissait lui-même pour cause un déplacement d'un *rhumatisme* ayant envahi plus particulièrement les articulations du côté droit du corps.

Là se bornent les données que je possède relativement à l'influence des états diathésiques sur la production de la démence mélancolique.

A côté des causes que nous venons de rapporter, il en est d'autres qui, au premier abord, ne paraissent avoir aucun lien avec elles, et qui cependant peuvent être le point de départ de la périencéphalite localisée : ce sont des *lésions en foyer du cerveau* et des *inflammations des organes de la vue et de l'ouïe.*

C'est plus particulièrement chez certains hémiplégiques, surtout chez les hémiplégiques à gauche, c'est-à-dire avec lésions siégeant à droite, qu'on voit des *lésions centrales* se propager vers la périphérie du cerveau et donner lieu à des troubles psychiques qui se rapprochent beaucoup, qui se confondent même avec ceux qu'on constate dans les observations que nous avons rapportées. M. Luys a rapporté des faits qui confirment cette étiologie possible de la démence mélancolique ; ces faits, nous devrons les invoquer au chapitre de la Physiologie pathologique ; aussi, pour éviter toute redite, nous nous contentons de signaler ici cette cause.

Les *lésions de l'œil* peuvent être, disons-nous, une cause de démence mélancolique ; l'observation qui suit en est un exemple.

OBSERVATION XX.

Car... était âgé de 17 ans lorsqu'il entra à l'Asile, au mois de mai 1877.

Une certaine influence héréditaire pèse sur lui : son père et sa mère sont excentriques. Parmi les antécédents personnels du malade, on trouve des faits dignes d'attirer notre attention. Lorsqu'il vint au monde, le volume de sa tête n'était pas du tout en rapport par ses proportions avec le développement du reste de son corps. Dans sa jeunesse, Car... présentait des traces très nettes de scrofule.

A l'âge de 2 ans, Car... a des convulsions qui se répètent plusieurs fois. Plus tard, lors de son éducation première, on remarque chez lui une paresse considérable de la mémoire et de l'intelligence; cependant, grâce surtout à son application, Car... peut arriver à apprendre à lire et même à écrire en faisant très peu de fautes d'orthographe, et avant son entrée à l'Asile ce malade dirigeait une classe de petits enfants auxquels il apprenait à lire.

A l'âge de 12 ans, Car... perd accidentellement un œil à la suite d'un coup de plume métallique. Pendant trois ans, il souffre de cet œil et de la tête; pendant ce temps, le père du malade s'aperçoit que son fils a des absences, qu'il comprend plus difficilement qu'avant, oublie vite ce qu'on lui dit, et qu'il est devenu très impressionnable. Lorsque les douleurs consécutives à la blessure disparaissent, les absences et l'état intellectuel que nous venons de signaler persistent.

A l'âge de 16 ans et demi, Car... perd son grand-père; il veut le voir sur son lit de mort. La vue de ce cadavre l'impressionne profondément et produit chez lui un véritable état de peur. A partir de ce moment, les absences deviennent plus prononcées, l'impressionnabilité augmente; Car... ne se couche plus sans mettre dans son lit un bâton pour se défendre contre les malfaiteurs et sans s'assurer que les portes sont bien fermées; il devient jaloux de ses frères et se plaint que ses parents les préfèrent à lui.

L'état précédent se continue ainsi pendant deux mois environ. A ce moment, une émotion détermine un violent accès de délire pendant lequel Car... se plaint de voir du feu. Cet accès ne dure que quelques heures, mais il laisse après lui des traces incontestables. Car... devient méticuleux, susceptible; il vit seul et son intelligence s'affaiblit. Bientôt le délire s'accentue, le malade s'agite, se plaint qu'on le persécute, devient méchant et tente de se suicider en se jetant du haut d'un premier étage. C'est alors qu'il est amené à l'Asile. A fait des excès d'onanisme.

Lorsque nous vîmes Car..., il présentait les signes de la lypémanie s'accompagnant d'une violente agitation, d'une incohérence très marquée, et d'une élévation considérable de la température au niveau du crâne. Peu à peu des périodes de rémission se produisent et prennent de plus en plus d'importance; pendant leur durée, Car... est calme, un peu affaissé, et sa physionomie, avec ses traits fatigués, ses yeux battus, indique que l'incendie est loin d'être éteint chez lui ; l'agitation en effet ne tarde pas à revenir, se présentant avec les mêmes caractères que précédemment et entraînant chaque fois après elle une diminution de la portée intellectuelle. L'intelligence s'affaiblit lentement, mais progressivement. Actuellement, C... J... est dans une période d'agitation; son délire devient de plus en plus incohérent.

Ainsi, chez un individu dont le cerveau est évidemment prédisposé, à la suite d'une lésion inflammatoire de l'œil qui entraîne après elle la perte de la vue et des maux de tête, apparaît un délire lypémaniaque dont on peut suivre le développement, délire qui s'accompagne, comme le démontrent les symptômes, d'une lésion organique du cerveau et d'affaiblissement intellectuel, réunissant ainsi les caractères principaux de celui de la démence mélancolique.

Dans ce cas, il me semble qu'il ne peut y avoir de doute sur les rapports qui existent entre la lésion de l'œil et le développement de l'aliénation mentale. Ce n'est d'ailleurs pas la seule fois que nous trouvons parmi les antécédents de nos malades des lésions de l'œil. Cla... (Obs. XIII) présentait aussi une altération de cet organe ; un éclat de fer avait nécessité chez lui une pupille artificielle. Nous avons signalé en outre l'amaurose comme existant parmi les antécédents héréditaires de certains de nos malades (Obs. II, III).

Lésions de l'oreille.— L'otite peut être le point de départ de la démence mélancolique. Je rappellerai à cet égard la remarquable observation qui suit, et que j'emprunte à Calmeil [1].

[1] Calmeil ; *loc. cit.*, pag. 79.

OBSERVATION XXI.

M. Auguste, âgé de 28 ans, cocher de profession, est grand, d'un tempérament sanguin et doué d'une constitution en apparence assez robuste. Il ne s'est jamais livré à aucun excès, mais il n'aime pas le séjour de Paris, et a été sujet de bonne heure à des accès de découragement et d'ennui; sa sœur a succombé à une atteinte de lypémanie.

Jusqu'à l'âge de 14 ans, il a été affecté d'ophtalmies rebelles, d'écoulements d'oreilles difficiles à guérir ; il se plaignait souvent aussi de maux de tête très douloureux, qui ont continué à se reproduire ensuite à des intervalles variables.

A 27 ans 1/2, il a été atteint d'une congestion cérébrale dont la durée n'a été qu'instantanée, qui ne l'a point empêché de reprendre ses occupations journalières, mais qui s'est renouvelée deux ou trois fois dans l'espace de quatre mois. Ces accidents contribuaient encore à entretenir ses dispositions à la tristesse ; enfin la fréquence des maux de tête semblait aller en augmentant depuis la manifestation des premiers éblouissements.

Vers la fin de la vingt-huitième année, par un jour chaud du mois de juin, état de malaise général avec pesanteur de tête et céphalalgie intense. M. Auguste est obligé de se faire saigner à minuit, en rentrant auprès de sa femme.

Le lendemain, 15 juin, il souffre moins de la tête que la veille, mais il se sent incapable de reprendre son travail et paraît en proie à des idées fixes. Il parle peu, donne à entendre qu'on lui en veut, qu'il n'est pas en sûreté dans sa maison, qu'il est menacé des plus grands malheurs. Quelquefois il demande à changer de domicile et se figure que toutes les personnes qui viennent le voir trament un complot contre sa vie.

Le 18 juin, il consent à aller passer une journée à la campagne avec ses parents ; mais, en rentrant dans Paris, il refuse de traverser certaines rues, prétendant qu'il n'avait pas la permission de circuler partout ; son caractère est sombre, taciturne ; les efforts que l'on fait pour le distraire ne dissipent nullement ses idées de défiance.

Le 19 juin, il demande à rester seul dans sa chambre, feignant de ressentir encore la fatigue de sa promenade de la veille. Aussitôt qu'on l'a perdu de vue, il se plonge une lame de couteau au-dessous de l'ombilic, et, après avoir retiré l'instrument de la plaie, il se fait une large incision sur la partie saillante du larynx.

Du 20 au 23 juin, il est gardé à vue dans un hospice : on acquiert la certitude que la blessure du cou pénètre jusque dans l'intérieur des voies aériennes, que la blessure du ventre pénètre jusque dans la cavité abdominale : ces deux plaies sont soigneusement pansées; mais comme la propension au suicide est restée la même qu'au moment où il a voulu se tuer, on se hâte de le faire transférer à Charenton.

25 juin. M. Auguste consent à échanger quelques paroles avec un infirmier qui le surveille, mais bientôt il cesse de répondre à toutes les questions qu'on lui fait. Son pouls est accéléré, sa physionomie altérée, sa peau chaude ; la teinte des conjonctives est légèrement jaunâtre. La plaie du cou et la plaie du ventre fournissent une abondante suppuration. Les bras sont maintenus avec une camisole de force et ce malade est attaché dans son lit.

26, 27, 28, 29 et 30 juin. Même état général, même obstination à ne pas parler ; M. Auguste paraît pourtant voir et entendre, car il donne quelquefois des signes d'impatience lorsqu'on renouvelle ses pansements. Il ne paraît point dormir la nuit ; il boit difficilement et paraît s'affaiblir.

1er juillet au matin. Somnolence, très grande difficulté à avaler ; dans le cours de la soirée, état comateux habituel ; de l'air passe par la plaie du cou pendant les efforts d'inspiration. Pouls accéléré, peau chaude, teinte jaunâtre des téguments de la face.

2 juillet. Continuation de l'état comateux, respiration pénible haletante.

La mort a lieu le 3 juillet à deux heures du matin.

Autopsie cadavérique. — La conformation du crâne attire l'attention par son aspect bizarre : le front est étroit, pointu ; les régions sus-mastoïdiennes sont au contraire comme bombées et saillantes, et l'ensemble de la tête représente une sorte de cœur dont la pointe correspond à l'intervalle des sourcils.

Les os qui concourent à la formation de la cavité de l'oreille interne du côté gauche présentent une teinte brune grisâtre ; ils sont plus friables que dans l'état sain, mais ils n'ont pas fourni de suppuration.

Il existe du pus entre la face externe de la dure-mère qui tapisse de ce côté la fosse moyenne de la base du crâne et la surface du rocher ; une certaine quantité de sanie purulente baigne le trou petit-rond ; la dure-mère n'est pas rouge.

Lorsqu'on a incisé cette membrane pour pénétrer dans la cavité arachnoïdienne qui entoure le lobe cérébral gauche, il s'écoule plusieurs cuillerées de pus jaunâtre, épais, parfois floconneux ; ce pus repose sur la face supérieure du lobule moyen, sur la face supérieure du lobule postérieur, et il s'étend ensuite sur le côté de l'hémisphère gauche, en se dirigeant vers la face inférieure de chacun de ces lobules.

Sur toute la région qui vient d'être indiquée, le feuillet viscéral de l'arachnoïde est intimement soudé à la pie-mère sous-jacente ; cette dernière membrane est infiltrée de pus coagulé et altérée dans sa structure.

Sur toute la surface de ce foyer, les vaisseaux de la pie-mère sont injectés, remplis de sang et dessinés comme une sorte de plexus vasculaire.

La pie-mère participe à cet excès d'injection et de coloration, même sur les points de l'hémisphère gauche qui n'ont point offert de traces d'excrétion purulente.

Toutes les circonvolutions du lobe gauche sont gonflées, épaisses, évidemment comprimées par la saillie de leurs bords ; en outre, celles qui correspondent à l'altération des méninges, c'est-à-dire à la région moyenne et postérieure, sont altérées dans leur couleur. Sur quelques points, le reflet de la substance corticale tire sur le jaune, ailleurs il tire sur le vert, ailleurs sur le brun. Vis-à-vis la saillie temporale du lobule moyen, le tissu nerveux est rougeâtre et ecchymosé.

Cette altération de couleur ne s'étend guère qu'à 1 millim. dans l'épaisseur de la couche corticale, qui ne fait que commencer à se ramollir, sans être encore désagrégée.

Au-dessous de cette espèce de foyer morbide, la substance blanche, dans l'étendue de 3 centim. environ, présente une teinte jaune d'ocre très remarquable.

Dans la profondeur du lobule antérieur correspondant, la substance blanche est gorgée de sang ; le rapprochement des vaisseaux y forme des plaques rouges, jaunes, assez semblables à de légères ecchymoses, et il sort de nombreuses gouttelettes de sang de tous les tubes vasculaires qu'on incise avec le scalpel.

La substance grise, généralement rougeâtre, offre des teintes blafardes au sein des parties qui ont été en contact avec le pus.

Il n'existe point de pus à la surface du rocher droit. Il ne s'écoule que très peu de sérosité claire lorsqu'on pénètre avec le bistouri dans la cavité arachnoïdienne qui entoure l'hémisphère droit.

La pie-mère participe, sur cet hémisphère, à l'état de congestion qui existait de l'autre côté du cerveau ; elle n'est point infiltrée de pus.

Les circonvolutions de ce même lobe sont turgescentes, profondes et comme hypertrophiées.

Lorsqu'on les incise avec le bistouri, on met à découvert une couche épaisse de substance corticale dont toutes les teintes sont ou rougeâtres ou violacées ; ces nuances sont partout très prononcées.

La substance blanche sous-jacente est ferme, élastique, traversée par d'innombrables filets vasculaires dont le rapprochement donne lieu à des marbrures considérables.

L'injection et la coloration sont portées à un degré notable dans les deux corps striés et dans les couches optiques.

Les enveloppes du cervelet sont finement injectées ; la substance grise et la substance blanche de ce dernier organe sont colorées en rouge et traversées par des capillaires sensiblement hyperémiés.

La protubérance annulaire, le bulbe rachidien et la moelle épinière n'ont rien offert d'extraordinaire.

On peut faire pénétrer sans peine le doigt annulaire jusque dans les cavités du larynx, après qu'il a été introduit dans la plaie du cou. Le corps thyroïde, plusieurs cartilages et la membrane muqueuse laryngée ont été complètement divisés par le fil de l'instrument tranchant qui a été dirigé sur ces parties.

A l'intérieur, la membrane des voies aériennes est rouge, boursouflée, couverte de mucus et de sanie purulente ; le tissu cellulaire qui avoisine la plaie est ecchymosé, ramolli et en voie de suppuration.

Le poumon gauche contient vers son bord inférieur de nombreux tubercules disséminés et ramollis ; le poumon droit paraît sain.

Le ventricule gauche du cœur est épaissi, mais cet épaississement n'est encore que peu considérable.

Le foie contient au-dessous de sa membrane propre un certain nombre de noyaux tuberculeux, grisâtres ; plusieurs d'entre eux sont ramollis et à l'état de foyers liquides.

La plaie du ventre a pénétré dans la cavité abdominale ; il s'est formé un petit foyer purulent dans l'épaisseur des muscles qui ont été traversés par la pointe du couteau ; mais le canal intestinal n'a point été divisé par le coupant de cet instrument.

Plusieurs anses de l'intestin grêle ont contracté des adhérences avec la partie de l'ouverture qui correspond au feuillet pariétal du péritoine.

Cette membrane séreuse offre des teintes rouges du côté du petit bassin, et un liquide séro-purulent imbibe plusieurs points de sa surface. Les viscères abdominaux sont exempts d'altérations.

Dans ce cas, comme le fait observer Calmeil, il ne peut y avoir aucun doute sur les relations étiologiques entre l'otite interne et les lésions cérébrales : « Tout le monde a dû sentir également que l'inflammation avait dû régner d'abord dans ce cas à l'état chronique, vers l'oreille interne gauche, avant de passer dans la cavité crânienne [1]. » Il ne peut y avoir doute non plus sur les rapports intimes qui unissent ce fait à la démence mélancolique. L'observation de M. Auguste appartient évidemment à cette dernière, dont elle constitue la première période,

[1] Calmeil ; *loc. cit.*, pag. 84.

la substance grise n'ayant encore subi qu'un commencement de ramollissement sans désagrégation.

Parmi les antécédents des malades atteints de démence mélancolique, on trouve parfois une *lésion du cœur* caractérisée par l'*hypertrophie* de cet organe (Obs. III, XXVI). Cette lésion nous paraît susceptible d'avoir dans ces cas un rôle étiologique.

D'une manière générale, nos recherches sur les rapports entre les lésions du cœur et l'aliénation mentale nous amènent à conclure que l'hypertrophie cardiaque est susceptible d'avoir une réelle influence sur le développement de l'aliénation mentale, seulement celle-ci peut s'exprimer sous des formes variables. Cette différence dans la forme tient à des conditions diverses dont on peut parfois trouver l'explication ; c'est ce qui arrive en particulier, croyons-nous, dans une des observations que nous venons de rappeler (Obs. III); mais ce dernier point est du domaine de la pathogénie.

Dans l'*ataxie locomotrice*, dans la *sclérose en plaques*, on peut retrouver des troubles psychiques qui se rapprochent beaucoup de ceux qui existent dans la démence mélancolique.

Nous venons d'envisager, au point de vue étiologique, la démence mélancolique simple. Lorsque celle-ci se termine par la paralysie généralisée, à côté des causes précédentes en existent généralement d'autres : suppression brusque du flux menstruel (Obs. X), insolation, excès de boissons, etc. (Obs. XI, XII). Dans ces cas, le sexe féminin perd toute son importance ; d'après ce que j'ai observé, les hommes sont même beaucoup plus souvent atteints que les femmes.

Nous terminerons là l'énoncé des différentes causes que nous révèlent nos observations. Plus loin, en étudiant les rapports de ces causes avec le développement de l'aliénation mentale, nous aurons à revenir sur la plupart d'entre elles ; à ce moment-là aussi, pour éviter toute redite, nous exposerons quelques considérations étiologiques d'un ordre plus général qui nous permettront d'établir, au point de vue causal, une comparaison entre la paralysie générale et la démence mélancolique, et qui peut-être nous rendront compte du pourquoi de la diffusibilité du travail organique dans le premier cas et de sa localisation dans le second.

L'exposé étiologique qui précède nous montre que la démence mélancolique *ne reconnaît aucune cause spéciale. Cependant, en étudiant de plus près les faits que nous avons rapportés, on voit qu'ils peuvent se ranger, au point de vue causal, sous deux chefs principaux. L'un comprend les cas dans lesquels la démence mélancolique paraît résulter de la propagation d'un travail inflammatoire local, tel que lésions de l'oreille, de l'œil, etc. ; l'autre comprend les différents autres faits dans la production desquels les causes dépressives, soit physiques, soit psychiques, jouent un très grand rôle.* Plus tard, nous verrons si un lien commun ne réunit pas ces deux ordres de causes qui au premier abord paraissent si disparates.

CHAPITRE IV.

Physiologie pathologique. — Pathogénie.

Nous avons fait, dans autant de chapitres distincts, la description de la Symptomatologie, de l'Anatomie pathologique et de l'Étiologie de la démence mélancolique; nous devons maintenant rechercher quels sont les liens qui unissent ces différentes parties d'un même tout, c'est-à-dire rechercher les rapports qui peuvent exister entre les lésions et les symptômes, les causes et les lésions. Nous commencerons d'abord par l'étude des rapports entre les lésions et les symptômes, c'est-à-dire par l'étude de la *Physiologie pathologique.*

PHYSIOLOGIE PATHOLOGIQUE.

Deux ordres de lésions, nous le savons, peuvent exister dans la démence mélancolique : les unes sont constantes et se traduisent par un ramollissement de la périphérie du cerveau, ramollissement de même nature que celui qu'on retrouve dans la paralysie générale; les autres, que caractérisent surtout des congestions sanguines, peuvent manquer. Ces dernières sont évidemment en rapport avec des phénomènes secondaires; les premières ont une importance beaucoup plus grande, et ce sont celles que nous aurons surtout en vue dans ce qui va suivre.

Nous avons divisé en deux groupes les symptômes observés dans la démence mélancolique : *symptômes psychiques, symptômes somatiques*. Nous conserverons cette division dans l'étude qui suit, et nous rechercherons tout d'abord les rapports qui peuvent exister entre les lésions et les troubles psychiques.

A. — Troubles psychiques.

Parmi les symptômes psychiques qui existent dans la démence mélancolique, les uns se rattachent à un affaiblissement radical de l'intelligence, les autres au délire.

a). Rapports entre les lésions et la démence. — L'existence de la démence liée à des lésions du cerveau est un fait acquis à la science et qui ne se discute plus. Cet affaiblissement radical de l'intelligence se révèle alors généralement avec des caractères bien connus et qu'on retrouve dans la démence mélancolique. Dans cette dernière, en effet, le moment d'apparition de la démence, qui peut se montrer dès les premières périodes, dès le début même de la maladie, les troubles somatiques dont elle s'accompagne, sont deux éléments qui imposent la notion d'un affaiblissement radical de l'intelligence lié à une lésion organique du cerveau. L'anatomie pathologique vient confirmer les enseignements de la clinique, en nous montrant que, plus les lésions sont étendues, plus la démence est marquée. Chez Gib.... (Obs. III), l'altération organique reste limitée à une faible étendue de la couche grise périphérique, n'atteint guère que la partie antérieure des lobes sphénoïdaux, les circonvolutions de l'hippocampe et les lèvres de la scissure de

Sylvius (Pl. I, II, *fig.* 1 et 2), la démence est très peu prononcée, pendant longtemps même on n'en constate que des traces douteuses. Chez Sim... (Obs. v), l'aliénation mentale, quoique de date beaucoup plus récente, s'accompagne d'un état de démence plus marquée que chez Gib...; aussi l'autopsie nous montre-t-elle, dans ce cas, des lésions occupant une grande partie des lobes frontaux inférieurs et gagnant même les lobes frontaux internes (Pl. IV). Chez M... (Obs. viii), la démence est très prononcée, la lésion envahit tous les lobes frontaux inférieurs ; il en est ainsi chez Nic... (Obs. vii), chez Cous... (Obs. iv), chez Mol.... (Obs. xvii). Dans ces deux derniers cas même, les lésions atteignent non seulement les lobes frontaux inférieurs, mais encore une partie des lobes frontaux internes et supérieurs (Pl. III, V).

Je m'arrête là de ces citations. Les faits affirment donc dans la démence mélancolique la nature organique de l'affaiblissement intellectuel. Ces mêmes faits affirment en outre que cet affaiblissement est intimement lié à la destruction de la cellule nerveuse ; la description que nous avons donnée du travail organique dans les différents cas que nous venons de rappeler, le prouve surabondamment.

Dans les observations qui précèdent, l'altération occupe principalement la partie antérieure de la base du cerveau, et, plus elle envahit les lobes frontaux, plus la démence est accentuée. Si, comme chez Sim... (Obs. v), par exemple, l'envahissement de ces lobes atteint une étendue considérable dès les premières périodes de la maladie, dès ce moment aussi la démence est prononcée. Ceci s'accorde avec ce qui est admis actuellement dans la science relativement au fonctionnement du cerveau. On regarde en effet assez généralement les lobes frontaux comme étant plus particulièrement en rapport avec la puissance intellectuelle. Cette manière de voir, non seulement les faits que je viens de rappeler, mais tous ceux que j'ai pu observer et vérifier par la nécropsie, la confirment ; de même que d'autres faits me semblent démontrer que d'autres parties de la couche grise périphérique sont plus particulièrement en rapport avec d'autres ordres de phénomènes psychiques. C'est là une question que nous retrouverons tout à l'heure à propos du délire mélancolique. Mais malgré ces localisations fonctionnelles, vers lesquelles m'entraîne de plus en plus l'observation clinique, cette même observation affirme en même temps aussi, à mes yeux, l'unité, quant au fond, de la couche grise des hémisphères ; chaque partie détruite retentit dans des proportions variables, il est vrai, mais retentit sur le fond intellectuel.

Dans la démence mélancolique, *l'affaiblissement radical de l'intelligence est donc dans un rapport intime avec le ramollissement de la substance grise périphérique.*

b). Rapports entre les lésions et le délire. — Des éléments multiples peuvent exister dans le délire de la démence mélancolique : phénomènes congestifs, agitation, anxiété, idées de suicide, perversions sensorielles, stupeur, etc. ; mais tous ces éléments sont secondaires. Les faits nous montrent qu'ils peuvent manquer, s'effacer, disparaître, et le délire n'en persiste pas moins. Un seul élément est constant, c'est la mélancolie ; partout, toujours, on rencontre celle-ci ; elle fait corps avec le délire, elle entre dans sa constitution intime. Si parfois celui-ci s'exprime sous la forme d'une lypémanie, si d'autres fois il revêt l'aspect d'une folie des persécutions, si plus rarement il prend l'apparence d'une manie avec prédominance d'idées de tristesse et de persécutions, etc., l'observation clinique prouve qu'il est toujours un quant au fond. N'est-ce pas en effet une simple prédominance de symptômes qui nous a fait ranger telle observation sous une des formes dont nous venons de parler, telle autre sous une autre forme? Ici la surexcitation semblait, à un moment donné, dominer la scène et l'aliénation mentale paraissait appartenir plutôt à la manie qu'à la lypémanie où à la folie des persécutions; là c'était l'inverse; mais la marche de la maladie nous montrait toujours la persistance de l'élément tristesse, alors que les autres éléments du délire avaient disparu.

Dans la démence mélancolique, la mélancolie est donc un des éléments constitutifs du délire, avec lequel elle fait corps. D'autres symptômes peuvent s'ajouter à elle; mais ces symptômes sont secondaires, et plus loin nous rechercherons leur interprétation. Pour le moment, occupons-nous seulement du délire envisagé dans ses éléments constitutifs, et à ce point de vue, comme pour la démence, nous sommes tout naturellement amené à nous demander si le délire n'est pas sous la dépendance des lésions constatées à l'autopsie, encouragé d'ailleurs à cela par les tendances actuelles de la science.

La solution du problème que nous venons de poser entraîne d'abord celle de deux questions préjudicielles.

Pour que le délire, première manifestation de la démence mélancolique, puisse être rattaché à la lésion organique, il faut que cette lésion existe dès le début de la maladie. Les faits nous ont montré qu'il en est ainsi; on n'a, pour s'en convaincre, qu'à se reporter au chapitre de l'Anatomie pathologique.

Cette première question préjudicielle résolue, reste la seconde. Le délire de la démence mélancolique, tel que nous l'envisageons actuellement, est constant; il ne peut donc reconnaître comme cause qu'une lésion constante, et la seule lésion de cette nature est le ramollissement de la couche grise périphérique. Mais déjà à cette lésion nous avons rattaché la démence; pouvons-nous aussi y rattacher le délire? Il n'y a à cela aucune incompatibilité. La démence, l'affaiblissement radical de l'intelligence, est le résultat de l'anéantissement, de la destruction de la cellule nerveuse; mais, avant d'être détruite, cette cellule subit d'abord une altération, et cette altération retentit sur son fonctionnement. De plus, ainsi qu'il arrive dans tout travail organique, cette cellule est le point de départ de phénomènes d'irradiation qui vont atteindre les cellules circonvoisines sur une étendue plus ou moins considérable suivant les cas, et les perturber dans leur fonctionnement. Ces différents points, l'anatomie pathologique les met hors de doute, soit en nous montrant autour des cellules détruites des phénomènes d'irradiation, soit en nous permettant d'assister aux différentes phases de la destruction de la cellule nerveuse. Ce sont là des faits qui s'appliquent à tous les organes, et qui sont trop connus, trop généralement admis actuellement, pour que j'y insiste davantage; les signaler suffit. Ces cellules ainsi perturbées vont se plaindre, et leurs plaintes seront en rapport naturellement avec la fonction de l'organe altéré, d'où le délire pour le cerveau.

La périencéphalite peut donc parfaitement expliquer le délire et la démence: celle-ci est le résultat de la destruction de la cellule nerveuse, celui-là est le résultat de la mise en activité de cette cellule sous l'influence de l'irritation.

Voilà pour le délire envisagé dans son substratum, dans son fond, indépendamment de toute couleur; mais ce délire se révèle à nous avec des expressions symptomatologiques différentes suivant les cas, et qui font corps avec lui. Pourquoi, dans ceux que nous envisageons, affecte-il la *forme mélancolique ?* Tel est l'important problème qui se pose actuellement à nous.

Dans la démence mélancolique, avons-nous dit plus haut, la mélancolie est intimement liée à la constitution même du délire; ce n'est donc pas en invoquant quelques phénomènes secondaires, les perversions sensorielles, par exemple, qu'on pourra expliquer la direction que prend le délire dans ces cas; c'est ailleurs qu'il faut rechercher cette explication.

Parmi les causes qui donnent naissance à la démence mélancolique, les *causes dépressives*, les *chagrins longtemps prolongés*, ont, comme nous l'avons vu, un rôle pathogénique important. Ne pourrait-on pas admettre que, la perturbation cellulaire produite par le travail organique une fois réalisée, ces causes impriment au délire leur cachet propre ? Cette interprétation est difficile à soutenir. D'abord, il existe des observations dans lesquelles le travail organique est de même nature que celui qui caractérise la démence mélancolique, dans lesquelles on retrouve aussi comme causes des causes dépressives, et dans lesquelles cependant n'éclate nullement un délire mélancolique : c'est ce qui arrive souvent dans la paralysie générale, qui s'accompagne le plus généralement, on le sait, d'un délire ambitieux. De plus, l'étude de l'étiologie nous montre que, dans certaines observations, les causes dépressives ont une trop faible importance pour qu'on puisse leur rattacher la forme du délire : ainsi, chez R.... (Obs. II), chez Gib.... (Obs. III), chez Françoise (Obs. X), chez Ful.... (Obs. XI), chez Cla.... (Obs. XII); dans plusieurs autres observations même elles n'ont pas été signalées.

Puisque la modalité particulière que revêt le délire dans la démence mélancolique peut se produire en dehors de l'action des causes déprimantes, ces causes ne sont donc pas le facteur essentiel de cette modalité. Loin de nous cependant la pensée de nier le rapport intime qui unit ces causes à la forme du délire, lorsque, comme dans plusieurs des faits que nous avons réunis, elles ont une action prépondérante dans le développement de l'aliénation mentale ; mais, pour apprécier exactement ce rapport, des éléments que nous retrouverons et que nous ne connaissons pas encore, nous sont nécessaires.

La *nature du travail organique* ne pourrait-elle pas nous rendre compte de la forme qu'affecte le délire ? Ici encore, les faits nous répondent par la négative. Ce travail est en effet de même nature que celui qui existe dans la paralysie générale, à laquelle se rattache le plus souvent, ainsi que nous le disions tout à l'heure, un délire tout autre que le délire mélancolique. Si donc le travail organique joue, ce que je crois, un rôle dans l'expression symptomatologique du délire, ce rôle est secondaire et sa portée ne pourra être appréciée que plus tard.

Les modes d'interprétation qui précèdent de la forme

que revêt le délire dans la démence mélancolique étant laissés de côté, je ne vois plus, si ce délire se rattache réellement à la lésion organique, qu'une manière de l'expliquer : *la localisation de la lésion en certaines régions du cerveau.* Dans ce cas, il faudrait admettre qu'il existe à la périphérie des hémisphères des régions qui président plus particulièrement aux idées de tristesse et que les cellules de ces régions, mises en activité par la lésion organique, répondent à cette excitation par la production plus considérable des idées qu'elles sont chargées d'élaborer ou d'emmagasiner.

C'est vers cette interprétation que me conduisaient naturellement les observations sur lesquelles je me suis basé pour dégager le type clinique démence mélancolique (Obs. I, II, III, IV, V, XVII), et c'est même le rapport possible entre le siége de la lésion et le délire qui, je l'ai dit dans l'Introduction, m'a tout d'abord frappé.

Lorsque dans ces cas l'autopsie n'a pu être faite (Obs. I, II), certains troubles somatiques qu'on y constatait : chute des paupières, émoussement du sens de l'olfaction, déviation des commissures labiales, indiquaient l'existence d'une lésion siégeant à la base du cerveau, dont elle intéressait les nerfs. (Voir la Physiologie pathologique des troubles somatiques.) Dans les cas où l'autopsie a été faite (Obs. III, IV, V, XVII), l'anatomie pathologique confirmait cette localisation (Pl. I, II, III, IV, V), et nous étions amené ainsi à considérer la démence mélancolique comme se rattachant à une périencéphalite de la base.

Mais l'étude plus attentive de ces faits nous permettait encore de reculer davantage la question, en nous montrant que ces lésions de la base n'étaient pas toutes en rapport avec le délire mélancolique. Dans un de ces cas, en effet (Obs. III), le travail était resté limité aux lèvres de la scissure de Sylvius, principalement aux circonvolutions qui forment la lèvre inférieure, à la partie antérieure des lobes sphénoïdaux et aux circonvolutions de l'hippocampe (Pl. I, II) ; et cependant le délire était aussi marqué, plus marqué même et plus net que dans les observations où le travail occupait, en même temps que les régions précédentes, tous les lobes frontaux inférieurs et même une partie des lobes frontaux supérieurs et internes (Obs. IV, XVII ; Pl. III, V). Par conséquent, si le délire mélancolique est en rapport avec la lésion, celle de ces dernières parties est inutile pour le produire ; seule l'altération des premières est nécessaire. Aussi retrouvons-nous cette dernière altération dans toutes nos observations, et lorsqu'elle s'étend aux lobes frontaux, c'est au niveau des régions que nous venons de rappeler qu'elle est le plus marquée (Obs. IV, XVII, Pl. III, V).

Ainsi, en étudiant les observations de démence mélancolique que j'avais tout d'abord recueillies, j'arrivais à cette conclusion : *Dans la démence mélancolique, les lésions siègent plus particulièrement à la base du cerveau, et si le délire se rattache au travail organique, c'est aux lésions qui atteignent les lèvres de la scissure de Sylvius, surtout la lèvre inférieure, et qui s'étendent en arrière de celle-ci sur les circonvolutions temporales et plus particulièrement sur les circonvolutions sphénoïdales et sur celles de l'hippocampe* (Pl. I, II, III, IV, V), *qu'il doit être rattaché.*

Les faits nous montrent que les lésions très marquées au niveau des lèvres de la scissure de Sylvius occupent, en arrière de cette scissure, une étendue plus ou moins considérable suivant les cas, et qu'elles sont plus ou moins profondes suivant les points où on les considère. En effet, tandis que, sur la lèvre inférieure de cette scissure, ces lésions ont amené une désorganisation complète du tissu nerveux, plus en arrière, le travail anatomique est beaucoup moins avancé et ne commence qu'à envahir les cellules nerveuses; le ramollissement qui caractérise ce travail va en se perdant d'une manière progressive (Pl. I, III, IV, V).

Évidemment, les régions ainsi altérées sont, elles aussi, en rapport avec les idées de tristesse dont le siège s'étendrait en arrière des lèvres de la scissure de Sylvius, sur une étendue encore indéterminée, atteignant les circonvolutions temporales, et surtout, d'après nos observations, les circonvolutions sphénoïdales et les circonvolutions de l'hippocampe, de sorte que la différence dans l'évolution organique, suivant les points, nous rend parfaitement compte de la persistance des idées de tristesse pendant toute la durée de la maladie. Si le travail organique avait en effet entraîné une destruction uniforme du tissu nerveux, on ne comprendrait pas que ces idées persistassent; tandis que, la désorganisation de ce tissu n'étant complète que sur une partie seulement de la région au niveau de laquelle se fait l'élaboration de ces idées, région dont l'étendue ne peut être encore déterminée, leur persistance s'explique parfaitement, le travail organique se propageant ainsi progressivement aux cellules nerveuses, qu'il irrite avant de les détruire.

L'analyse des observations de démence mélancolique que nous avions tout d'abord recueillies, nous conduisait donc naturellement vers cette idée : *qu'il était peut-être possible de rattacher la forme sous laquelle le délire se manifestait à nous, dans ces cas, au siège qu'occupait la lésion.* Mais, il faut l'avouer, baser sur six faits, dont quatre seulement avec autopsie, une localisation aussi importante que celle d'un grand sentiment semblable au sentiment de tristesse, était bien téméraire ; formuler même dans mon esprit cette localisation, me le paraissait déjà beaucoup. Il est vrai que, grâce à des travaux récents auxquels M. Charcot, le Maître éminent qui est à la tête de l'École de la Salpêtrière, a donné une si puissante impulsion, l'idée des localisations cérébrales a pris droit de cité dans la science, et je ne faisais qu'appliquer cette idée aux faits recueillis par moi. De plus, dans le temps où j'étudiais ces faits, où je me demandais ce qu'il pouvait y avoir de vrai dans cette localisation possible du délire mélancolique dans les régions que j'ai indiquées, un anatomo-pathologiste du plus grand mérite, M. Luys, arrivait à localiser dans des points presque similaires à ceux où siègent les lésions que je constatais chez mes malades, des troubles psychiques appartenant évidemment à la même famille que ceux observés par moi.

Les recherches de M. Luys m'encouragèrent naturellement beaucoup à poursuivre l'élucidation du problème que mes observations personnelles me semblaient poser ; aussi dois-je tout d'abord donner ici un rapide aperçu de ces recherches.

C'est dans le journal *l'Encéphale* (25 octobre 1881) que M. Luys a consigné le résultat de ses observations dans un mémoire intitulé : *Recherches sur les hémiplégies émotives*. Dans ce travail, notre savant Confrère cherche à établir deux choses : 1° Les hémiplégiques à gauche, c'est-à-dire avec lésions du côté droit, présentent, au point de vue des facultés mentales, des troubles qu'on ne retrouve pas chez les hémiplégiques à droite, c'est-à-dire avec lésions du côté gauche ; 2° chez les premiers malades, on trouve des lésions limitées du cerveau.

« Tandis que les hémiplégiques ordinaires, *hémiplégiques à droite*, dit M. Luys, sont plus ou moins apathiques, plus ou moins silencieux, passifs et frappés d'hébétude, les hémiplégiques à gauche, émotifs, sont plus ou moins atteints d'une impressionnabilité anormale. Ils répondent, quand on les interroge, avec une voix traînante, entrecoupée par des espèces de sanglots. Ils n'ont que des larmes dans la voix, et leur intelligence paraît suffisamment respectée pour comprendre les interrogatoires qu'on leur pose.

» Un grand nombre se présentent tout d'abord avec cette physionomie larmoyante ; il en est toutefois quelques-uns qui offrent ce phénomène bien remarquable : c'est de commencer un sourire lorsqu'on les aborde et de terminer ce sourire d'une façon insensible par une physionomie larmoyante. On les voit donc, par phases insensibles, passer de l'expression hilarante à l'expression d'une tristesse profonde[1]. »

Cette émotivité peut se produire sous l'influence seulement d'une excitation venant de l'extérieur; « dans d'autres circonstances, cette faculté émotive, qui se dégage ainsi d'une façon automatique, ne s'use pas sur place au fur et à mesure des appels qui lui sont adressés. Elle devient persistante, elle est en quelque sorte *sécrétée* d'une façon continue, et l'on voit alors certains de ces hémi-

[1] Luys ; *Recherches nouvelles sur les hémiplégies émotives.* Journ. *l'Encéphale*, 1re année, n° 3, pag. 379.

plégiques qui, malgré leur impotence motrice, passent à l'état de malades excités et turbulents. Ils sont bruyants et loquaces; leur figure est injectée, leurs yeux deviennent brillants, ils sont sans cesse en mouvement. Pendant la nuit, ils ne peuvent rester couchés ; ils sont toujours disposés à se lever et à sortir sans motif, et il n'est pas rare d'en voir quelques-uns, en proie à un véritable accès d'excitation maniaque, avoir de fausses conceptions du délire de persécution et même faire des tentatives de suicide. »

Et plus loin : « La lésion qui paraît coïncider tout particulièrement avec cette hyperesthésie émotive semble être, de préférence, localisée dans un département de l'écorce qui répond à la partie supérieure de la *temporale droite situé au fond de la scissure de Sylvius*[2]. »

Cette lésion est une lésion de propagation ; le foyer primitif se retrouve au niveau de la région de l'insula et du corps strié, et de là gagne les régions profondes de la scissure de Sylvius. M. Luys n'hésite pas à subordonner l'émotivité qu'il constate chez ses malades à l'altération de ces dernières régions. Pour établir cette localisation, ce savant se base sur six observations personnelles, dont cinq avec autopsie, et sur une observation empruntée à M. Maurice Raynaud.

Nous ne rappellerons pas ici ces diverses observations; les extraits que nous avons donnés du mémoire de M. Luys suffisent, ce me semble, pour établir les analogies qui existent entre ces faits et ceux qui nous ont servi à dégager le type démence mélancolique. Cette émoti-

[1] Luys; *loc. cit.*, pag. 384.

vité que présentent les malades, dont parle notre Confrère, nous la retrouvons aussi chez nos malades, du moins à la période prodromique, et M. Luys nous la montre pouvant se transformer en un véritable délire mélancolique, en une véritable lypémanie. Quant à la lésion anatomique, si elle siège en une région beaucoup plus restreinte que dans nos observations, elle atteint cependant des points, le fond de la scissure de Sylvius, qui sont aussi altérés dans ces dernières. Seulement, M. Luys limite au seul côté droit le siège de cette lésion, tandis que nos recherches nous la montrent pouvant occuper indistinctement l'un ou l'autre côté, rester même localisée à gauche. Je ne crois pas qu'on doive attacher une très grande importance au côté altéré, et il faudrait se garder de penser que les hémiplégiques à gauche, c'est-à-dire avec lésion du côté droit, présentent seuls les troubles psychiques dont parle M. Luys : j'observe en effet ces troubles en ce moment, d'une manière très nette, chez un hémiplégique à droite, c'est-à-dire avec lésion du côté gauche.

Il est un fait plus important que nous devons dégager du travail de M. Luys. Si, de par nos observations, nous avons été amené à attacher une certaine importance aux régions temporales comme siège des idées de tristesse, ce sont les régions sphénoïdales qui nous paraissent avoir à cet égard le rôle de beaucoup le plus considérable ; quoique nous pensions toujours qu'il en est ainsi, les recherches de M. Luys nous montrent cependant que les régions temporales jouent aussi évidemment un rôle dans la production de ces idées, rôle que mettent en relief encore les observatious qui suivent.

OBSERVATION XXII.

Labr... Marie, 33 ans, couturière, entre à la Salpêtrière le 28 septembre 1878.

Labr.... est veuve depuis six ans et attribue la cause de sa maladie aux chagrins que lui a causés la mort de son mari. Vie régulière; caractère bon, serviable, mais emporté. Il y a dix-huit mois, maux de tête au niveau du sinciput, pour lesquels elle entre à l'hôpital, d'où on est obligé de la diriger sur la Salpêtrière, parce qu'elle trouble par ses cris le repos de la salle. Elle a eu, il y a quinze ou dix-huit mois, une attaque de nerfs.

Depuis un an, changement dans sa manière d'être, exagération dans les idées, surtout depuis deux mois. Labr... se lamente pour peu de chose, croit que son travail ne lui permet pas de gagner de quoi se suffire.

Lors de l'entrée de Labr.... à la Salpêtrière : physionomie fatiguée, yeux battus, pupilles inégales ; au début de la maladie, bourdonnements d'oreilles, émoussement du sens de l'olfaction, douleurs sincipitales, pas continues mais très vives ; parole fréquemment hésitante, bégayée.

Autopsie. — *Hémisphère droit*, sain.

Hémisphère gauche : Les méninges adhèrent intimement à la substance corticale du lobule temporal dans toute son étendue et dans plusieurs endroits de cet hémisphère. Ce lobe présente une fluctuation notable, que l'on constate dans toute sa largeur et dans une étendue antéro-postérieure de 12 centim. A la partie la plus inférieure, sa circonvolution la plus interne est comme ulcérée suivant un diamètre d'une pièce de 20 centimes, et il suffit d'écarter un peu la substance pour se trouver dans le ventricule latéral ; à cet endroit, la substance grise a été arrachée par suite d'adhérences avec la dure-mère.

A la partie externe et inférieure de cet hémisphère, on remarque une tumeur assez dure, du volume d'une noisette, d'une teinte jaunâtre, à laquelle adhèrent les méninges, et qui siège en arrière de la troisième frontale, à la partie la plus inférieure de la frontale ascendante. En arrière de cette tumeur, on trouve une tuméfaction résistante au niveau de laquelle la pie-mère est hyperémiée, et une saillie molle qui occupe la partie la plus inférieure et externe de la pariétale ascendante. A ce dernier endroit, les méninges adhèrent intimement à la substance corticale, qui est d'un jaune gras dans une étendue antéro-postérieure de 2 centim. et de 1 centim. et demi de haut en bas. Fendue dans toute sa longueur, la deuxième pariétale offre sa substance blanche transformée dans toute son épaisseur en une sorte de bouillie blanchâtre, diffluente.

La tumeur a envahi le lobule de l'insula, qui présente du ramollissement et un état de diffluence considérable. En le fendant, on arrive sur le noyau extra-ventriculaire du corps strié ou noyau lenticulaire, qui apparaît décoloré et comme infiltré de sérosité, tandis que le noyau intra-ventriculaire, ou noyau caudé, et la capsule interne ont une couleur et une apparence normales.

Un ramollissement blanc occupe toute la couronne de Reil, depuis et y compris le lobule frontal, le pariétal, et une partie de l'occipital.

Les méninges interpédonculaires sont épaissies au niveau du moteur oculaire commun du côté gauche, qui est comme bridé et offre à ce niveau une légère teinte grisâtre.

Le fait qui précède est le résumé d'une observation publiée par M. Voisin dans son *Traité de la paralysie générale* [1]. Ce cas nous offre, au point de vue des idées délirantes, un trait d'union, pour ainsi dire, entre l'émotivité qui existe dans les observations de M. Luys et les idées délirantes que présentent nos malades : « Labr... se lamente pour peu de chose, croit que son travail ne lui permet pas de gagner de quoi se suffire ». A l'autopsie, on trouve des lésions assez étendues; mais les seules qui puissent être en rapport avec le délire sont celles qui atteignent le lobe temporal gauche. L'altération

[1] Voisin; *Traité de la paralysie générale*, pag. 289.

de ce dernier lobe était aussi très marqué chez une lypémaniaque qui avait tenté de suicider en se tirant un coup de révolver. La balle avait pénétré dans l'os temporal, qu'elle avait fracturé, et avait déterminé consécutivement une méningo-encéphalite du lobe sphénoïdal et du lobe temporal gauches.

Je résume brièvement cette observation au point de vue clinique ; je m'arrêterai davantage sur l'autopsie.

OBSERVATION XXIII.

Mlle V..., âgée de 31 ans, entre à l'Asile le 16 janvier 1878, présentant les signes de la lypémanie avec perversions sensorielles de la vue, de l'ouïe et de la sensibilité générale.

V... nous vient de la Maison Centrale, où elle subissait une condamnation pour assassinat, depuis le mois de novembre 1875.

Nous ne pouvons savoir quel a été, chez cette malade, le mode de développement de l'aliénation mentale ; ce que nous savons, c'est qu'on remarqua que Mlle V... devenait de plus en plus distraite, qu'elle supportait très mal les observations des religieuses, qu'elle se laissait aller aux plus grossières injures, et qu'elle refusait toute alimentation, ce qui entraîna un état d'inanition très marqué.

Relativement à l'étiologie de sa maladie, V... nous apprend qu'elle n'a connu ni son père ni sa mère ; que très jeune elle s'est livrée à la prostitution ; qu'elle a toujours eu un caractère fantasque, extravagant et très altier ; qu'elle était autoritaire et ne pouvait supporter aucun frein ; elle aimait le genre d'existence qu'elle menait.

Dans le courant de l'année 1874, sous l'influence d'une violente colère, elle tue d'un coup de revolver une femme dont elle avait à se plaindre, et cherche à se suicider avec la même arme; la balle reste logée dans l'os temporal.

Pendant son séjour à l'Asile, c'est-à-dire du mois de janvier 1878 au mois de mars 1880, époque à laquelle Mlle V... succombe aux progrès d'une phtisie pulmonaire, les troubles lypémaniaques et les perversions sensorielles que nous avons signalées plus haut, persistent. Seulement, à côté de ces troubles existent des idées de supériorité, qui sont comme la continuation du caractère altier qu'a toujours présenté la malade. Depuis quelque temps déjà, avant la mort, l'intelligence était assez embrouillée.

AUTOPSIE, 28 heures après la mort.

Aspect extérieur du cadavre : Émaciation considérable, œdème des membres inférieurs. Au cou, il existe du côté gauche, immédiatement en dedans du bord inférieur de la branche horizontale du maxillaire inférieur et à la réunion des deux tiers antérieurs avec le tiers postérieur de cet os, une cicatrice blanchâtre ayant à peu près le diamètre d'une pièce de 20 centimes. A ce niveau, la peau est souple et n'est pas adhérente aux parties sous-jacentes. Le conduit auditif externe du même côté présente une teinte violacée et on constate les traces d'une suppuration abondante. Immédiatement en avant de l'oreille, il existe une tache noirâtre de 3 centim. de long sur 2 de large.

Cavité thoracique : Adhérences pleurales très fortes ; *poumons* farcis de tubercules à tous les degrés et labourés de cavernes.

Cœur : Liquide de couleur citrine épanché dans le péricarde, 100 gram. environ. Muscle décoloré. Valvules normales.

Cavité abdominale : Épanchement péritonéal ; un litre de liquide citrin. Ganglions mésentériques volumineux et remplis de tubercules.

Foie hypertrophié ; dégénérescence graisseuse. Rien du côté de la *rate* et des *reins*.

Tête : Les parois du crâne semblent un peu plus épaisses qu'à l'état normal. Léger épanchement sous-arachnoïdien. Les méninges paraissent normales, si ce n'est au niveau de la face antérieure du rocher du côté gauche. Là, on remarque d'abord, sur la face interne de la dure-mère, une coloration brunâtre diffuse; mais si l'on regarde plus attentivement cette membrane, on y voit alors de petits ilots bruns, et au centre de ces ilots, des globules de pus. En la séparant de l'os, on constate que la coloration brunâtre est plus intense et les globules de pus en plus grande abondance que sur le côté opposé.

La pie-mère de la région sphénoïdale gauche est absolument adhérente à la substance corticale, et lorsqu'on cherche à détacher cette membrane, on enlève en même temps des portions de pulpe cérébrale.

Il existe en outre, sur tout le lobe temporal du cerveau du côté gauche, les lésions caractéristiques de la méningo-encéphalite.

Os temporal gauche : La face antérieure du rocher paraît soulevée. Sur cette même face, il existe, en arrière et en dehors de l'hiatus de Fallope, une perte de substance qui permet l'introduction d'un stylet de trousse et qui communique avec l'oreille moyenne. De ce trou, partent deux fissures : une, en arrière, très courte ; la seconde, dirigée de dehors en dedans, s'étend jusqu'au trou ovale.

En disséquant les régions massétérine et temporale, on constate sur les deux tiers postérieurs du muscle masséter une coloration grisâtre, et les fibres qui présentent cette teinte se dissocient très facilement. Il en est de même pour la portion aponévrotique du temporal. Au niveau de l'articulation temporo-maxillaire, on remarque que les ligaments de cette articulation se rompent avec beaucoup de facilité, et surtout le ligament latéral externe. Quant au fibro-cartilage interarticulaire, il n'en reste qu'un rudiment.

La paroi antérieure du conduit auditif externe est complètement détruite, et ce conduit communique avec la caisse du tympan et la cavité glénoïde. La chaîne des osselets n'existe plus. La cavité glénoïde, le tubercule zygomatique, le condyle articulaire et l'apophyse coronoïde du maxillaire inférieur, présentent les signes de la carie. Exostose ; parcelles de plomb incrustées dans l'os, sur les deux faces de l'angle de la mâchoire. Les traces de plomb s'étendent beaucoup plus haut sur la face externe que sur la face interne de la branche montante du maxillaire.

Quant à la balle, elle est logée dans la partie du rocher qui se trouve immédiatement en dedans de la cavité glénoïde.

Chez Mlle V..., quoique l'état antérieur de son esprit et son genre de vie la prédisposassent à l'aliénation mentale, il me paraît difficile de ne pas voir une relation de cause à effet entre la méningo-encéphalite traumatique constatée à l'autopsie et le développement de la folie. Dans ce cas, que nous aurions pu rapprocher, au point de vue étiologique comme au point de vue anatomique, de l'Observation XXI, à côté d'une lésion sphénoïdale gauche existait une altération très nette du lobe temporal.

Ce fait, ainsi que celui emprunté par nous à M. Voisin, et de même que ceux qui font le sujet du travail de M. Luys, tout en confirmant les données de nos propres observations, relativement à la production des idées de tristesse, nous amènent à attacher plus d'importance, dans la production de ces idées, aux lobes temporaux, que les faits par nous recueillis nous avaient amené à le faire.

Encouragé ainsi par les travaux de l'École localisatrice et de M. Luys, dès le mois de mars 1882 je communiquais à la section de Médecine de l'Académie des Sciences et Lettres de Montpellier les données auxquelles me conduisaient mes observations au point de vue de la localisation des idées de tristesse.

Depuis lors, j'ai étendu mes recherches à cet égard, et j'ai fait appel à différents ordres de témoignage. Tout d'abord, j'ai cherché à réunir le plus grand nombre possible d'observations de démence mélancolique avec autopsie. Pour cela, j'ai dû m'adresser surtout aux travaux des autres; car si de nouvelles observations personnelles sont venues confirmer la réalité de l'existence du type clinique démence mélancolique, il ne m'a pas été donné jusqu'à présent de faire de nouvelles autopsies. D'ailleurs cette manière de faire ne peut avoir que des avantages.

En invoquant ainsi le témoignage des auteurs qui nous ont précédé, nous invoquons, en effet, le témoignage de Juges absolument impartiaux, puisqu'en recueillant leurs observations ces auteurs ne songeaient nullement à la possibilité de localiser les idées de tristesse en une région quelconque du cerveau.

Les observations de périencéphalite localisée s'exprimant sous la forme d'une démence mélancolique ne sont pas très nombreuses dans la science; cependant j'en ai déjà réuni quelques-unes dans le cours de ce travail, et tout à l'heure nous en retrouverons encore d'autres.

Invoquons d'abord les premières; elles sont au nombre de six : quatre d'entre elles sont dues à MM. Voisin et Burlureaux (Obs. VI, VII, VIII, IX), une autre à Calmeil (Obs. XXI), et la sixième à M. Doutrebente (Obs. XIV). Parmi ces six faits, cinq sont accompagnés d'autopsie (Obs. VI, VII. VIII, XIV, XXI); ce sont les seuls dont nous nous occuperons. Déjà, à propos de l'anatomie pathologique, nous avons indiqué le siège qu'occupe la lésion dans ces différents cas. Rappelons-le brièvement ici.

Chez T.... (Obs. XIV), les lésions atteignent tout particulièrement la partie antérieure des lobes sphénoïdaux et les lèvres de la scissure de Sylvius.

Chez M. Auguste (Obs. XXI), les lésions, reconnaissant comme point de départ une inflammation de l'oreille moyenne, ont leur siège principal au niveau du lobe sphénoïdal gauche, d'où elles s'irradient vers la région postérieure et latérale de l'hémisphère du même côté.

Chez M.... (Obs. VIII), nous trouvons des lésions s'étendant à tous les lobes frontaux inférieurs, mais ayant évidemment, ainsi que nous l'avons établi, leur point de départ au niveau des lobes sphénoïdaux et de la scissure de Sylvius.

Chez Nic... (Obs. VII), M. Voisin nous dit que l'inflammation atteignait les méninges de la base.

Chez Gr.... (Obs. VI), l'altération est limitée à une région assez restreinte des lobes frontaux antérieurs.

Sur les cinq observations qui précèdent, une seule (Obs. VI) vient infirmer les enseignements que nous fournissent celles qui nous sont personnelles, relativement à la localisation des idées de tristesse. Parmi les autres, trois d'entre elles (Obs. VIII, XIV, XXI) nous paraissent absolument confirmatives. On peut s'en convaincre en les comparant à celles que nous avons recueillies nous-même ; quant à l'Observation VII, elle pourrait prêter à la discussion, M. Voisin indiquant seulement dans ce cas une méningite de la base. Mais si, comme nous le disions plus haut, nous attachons une grande importance aux faits recueillis par les auteurs qui nous ont précédé, en ce sens que ces faits nous apportent un témoignage impartial, nous ne pouvons pas exiger de ces auteurs une précision, dans la délimitation des lésions, semblable à celle que nous sommes parvenu à donner nous-même, une fois notre attention attirée vers la possibilité d'une localisation des idées de tristesse au niveau de certaine région du cerveau. Aussi croyons-nous pouvoir porter à l'actif de cette localisation l'Observation VII, d'autant plus que, comme dans cette dernière, parmi les faits qui nous sont personnels, il en est dans lesquels l'altération s'étendait à tous les lobes frontaux inférieurs.

Ainsi, sur cinq observations empruntées aux auteurs, quatre d'entre elles confirment le siège que nous avons été amené à attribuer aux idées de tristesse. Pouvions-nous espérer davantage? Évidemment non. Mais peut-être est-ce affaire de pur hasard si nous avons rencontré cette série de faits favorables; poursuivons donc nos recherches, interrogeons davantage les auteurs; voyons si nous ne retrouverons pas encore dans leurs ouvrages d'autres observations pouvant rentrer dans le cadre de celles que nous étudions actuellement.

Dans la première partie de ce travail, nous disions que les observations de démence mélancolique, regardées au début comme des cas de folie simple, étaient ensuite rangées parmi les folies chroniques. Pour émettre cette opinion, nous nous appuyions surtout sur ce que nous avions vu; nous aurions pu faire appel aussi au *Traité de la Folie* de Parchappe. Au nombre des observations réunies dans ce travail par le savant médecin aliéniste sous la rubrique de *Folie chronique*, il en est quelques-unes qui appartiennent en effet, ce me semble, complètement à la démence mélancolique : ce sont les Observations 55, 68, 73, qui méritent d'être rapportées ici.

OBSERVATION XXIV.

Homme de 34 ans, célibataire, tisserand.

Causes. Revers de fortune.

Taille élevée, constitution athlétique.

Il y a plusieurs années, deshérité par une de ses tantes, il tombe malade.

De temps à autre, actes de fureur.

Stupeur; immobilité des traits du visage. Mutisme, engourdissement ; le malade mange seul. Point d'évacuations involontaires. Une seule fois, il dit quelques paroles à sa mère, qui était venue le voir et qu'il avait parfaitement reconnue. Après cette visite, il retombe dans sa stupeur et son mutisme habituels. Il est atteint d'hypertrophie du cœur et ses jambes s'œdématient. Il succombe à une congestion cérébrale.

AUTOPSIE. — *Encéphale* : 1.702.

Épaississement et hypérémie des membranes. Ecchymoses sous-arachnoïdiennes, avec injection pointillée et ramollissement partiel dans quelques circonvolutions des parties latérales moyennes des hémisphères. Décoloration de la substance grise. *Mollesse de la couche corticale des lobes moyens à leur partie inférieure.*

Les hémisphères ont une longueur considérable, les lobes postérieurs dépassent de 30 millim. le cervelet et s'infléchissent en bas.

OBSERVATION XXV.

Femme, 25 ans, célibataire.

Suivant un certificat du médecin, cette femme aurait donné des signes d'aliénation mentale dès l'âge de 12 ans. Elle a été traitée une première fois à l'Asile.

Agitation, incohérence dans la parole, dans les mouvements. Cette malade se jette, en poussant des cris inarticulés, sur les autres malades, sur les religieuses, sur le médecin. On est forcé de la faire manger. Des symptômes d'entérite amènent le marasme et la mort.

AUTOPSIE. — *Encéphale* : 1.360.

Épaississement des membranes avec opacité légère au niveau des scissures de Sylvius. Pâleur de la surface cérébrale. Décoloration de la couche corticale. Fermeté des deux substances. Les lobes antérieurs sont courts et étroits. *Les régions temporales sont volumineuses, et le cerveau offre un élargissement très prononcé dans cette partie.*

OBSERVATION XXVI.

Femme, 66 ans, mariée; marchande.

Causes. — Revers de fortune. — Hypertrophie du cœur.

Malade depuis trois semaines. Tentative de suicide. A l'entrée, agitation, insomnie. Elle dit qu'on lui veut du mal, qu'on veut la faire mourir, lui voler tout ce qu'elle possède. Refus des aliments.

Après une durée de plusieurs mois, l'agitation se calme, l'intelligence s'affaiblit. La malade travaille un peu. Les idées fausses persistent faiblement.

Pendant toute la durée de son séjour, symptômes de maladies du cœur, catarrhes fréquents.

La malade succombe par suite des progrès de la maladie du cœur et d'un engorgement du poumon.

AUTOPSIE. — *Encéphale* : 1.095.

Sinus gorgés de sang. Sérosité trouble dans la cavité arachnoïdienne. Léger épaississement des membranes cérébrales. Infiltration légère de la pie-mère. Ecchymoses sous-arachnoïdiennes, avec injection pointillée de la surface corticale dans divers points des lobes antérieurs. Substance corticale pâle.

Lobes antérieurs étroits. Circonvolutions petites.

L'ensemble clinique des observations que nous empruntons à Parchappe nous paraît ramener celles-ci dans le cadre de la démence mélancolique, et l'autopsie nous révèle des lésions de même nature que les lésions qui existent chez nos malades.

Si maintenant nous examinons ces faits au point de vue de la localisation des idées de tristesse, nous voyons que deux d'entre eux viennent confirmer cette localisation : ce sont les Observations XXIV, XXV. Dans l'une (Obs. XXV), il existe un *épaississement des membranes avec opacité légère au niveau des scissures de Sylvius*; dans l'autre (Obs. XXIV), à côté d'un ramollissement partiel de quelques circonvolutions des parties latérales moyennes des hémisphères, on constate une *mollesse de la couche corticale des lobes moyens à leur partie inférieure*. Quant au troisième fait (Obs. XXVI), les altérations siègent surtout au niveau des lobes antérieurs, et par conséquent ce fait ne prête pas son appui à cette localisation.

A côté des faits précédents doit encore prendre place, croyons-nous, une observation de M. Voisin, que ce médecin considère comme un cas de folie simple se transformant en paralysie générale. Dans ce cas, autant qu'on peut en juger par une narration forcément incomplète, on trouve, dès le début, ce mélange d'affaiblissement intellectuel et de délire mélancolique qu'on rencontre chez nos malades, et l'autopsie révèle des altérations de même nature que chez ceux-ci.

Quoi qu'il en soit de la place exacte que cette observation occupe dans le cadre nosologique, je tiens à la signaler parce qu'elle doit être portée au passif de la localisation des idées de tristesse. En effet, bien que le bulbe, la protubérance, les nerfs crâniens, soient ramollis, l'altération est surtout marquée au niveau des lobes antérieurs ; mais il est plus simple de rapporter ce fait tout au long, le lecteur sera ainsi à même de juger de sa valeur.

OBSERVATION XXVII.

La nommée V..., 66 ans, est entrée il y a six ans dans mon service avant que j'en fusse médecin, à la suite d'un certificat médical déclarant : qu'elle « était atteinte de délire de persécution, qu'elle se croyait sous des influences électriques, qu'elle était mélancolique et affaiblie dans son intelligence ».

Pendant son séjour dans le service, jusqu'au 7 août 1867, elle n'a pas cessé d'être plongée dans un état de torpeur profonde, dans le mutisme ; elle se refuse le plus ordinairement à marcher, bien que la motilité des membres soit normale ; elle mange seule. Elle est très pâle depuis un certain temps. Elle laisse souvent aller sous elle.

Le 7 août 1867, je la trouvai étendue sur son lit, le visage pâle, ne parlant pas. Œdème des membres inférieurs, des mains et de la face.

Le deuxième claquement valvulaire à la pointe est râpeux. Urine non albumineuse. — Traitement : Digitale et autres diurétiques.

2 février. Perte de connaissance absolue depuis hier matin. Yeux fixes. Respiration précipitée. Collapsus des quatre membres. Raideur au niveau des articulations. Peau très chaude. P. 120. Insensibilité complète. Pupilles inégales, la pupille gauche du double plus large.

Mort le soir.

Autopsie. — Le cœur s'est arrêté en diastole. Le ventricule gauche est rempli de sang noirâtre. Plaques calcaires sur la valvule mitrale.

Reins normaux.

Congestion hypostatique à la base des deux poumons.

Poids du cerveau : 12.60

Nerfs crâniens un peu mous.

Bulbe et protubérance *id.*

Hyperémie notable des méninges qui couvrent les lobes antérieur et moyen gauches, au niveau surtout des premières frontales et première et deuxième pariétales.

Il est dans le lobe antérieur des points où l'enlèvement des méninges ne peut se faire sans arracher la substance corticale qui apparaît alors lie de vin dans la partie qui reste, et ramollie. Cette dernière portion se dissocie sous le filet d'eau.

Dans ce même lobe antérieur gauche, je note que, là où il n'y a pas d'adhérences, la teinte de la substance grise, coupée perpendiculairement, est d'un blanc jaunâtre et n'est pas traversée comme ailleurs par des vaisseaux gorgés de sang.

Dans l'hémisphère droit, même état de décoloration et teinte blanc jaunâtre ; pas d'adhérences ni de ramollissement.

Pâleur extrême des corps striés, des couches optiques, plexus choroïdes.

Ainsi, en réunissant les faits que nous avons recueillis nous-même ou que nous avons empruntés aux auteurs, en y comprenant ceux de M. Luys, nous voyons que sur *vingt observations dans lesquelles existaient pendant la vie un délire mélancolique, et à la mort un ramollissement de la couche grise périphérique du cerveau, dix-sept fois les lésions occupaient le même siège, trois fois elles occupaient un siège différent.*

Jusqu'à présent donc, les faits que nous avons pu réunir apportent un puissant appui à la notion de la localisation possible des idées de tristesse en certaine région du cerveau. Nous ne pouvions pas en effet nous attendre à voir tous les faits venir sans exception confirmer cette notion : quelle est la localisation, même celle admise à peu près sans conteste aujourd'hui, la localisation de la fonction du langage, qui pourrait offrir une pareille unité dans les preuves ?

Toutefois, les observations qui précèdent sont en trop petit nombre pour qu'on puisse affirmer, en se basant sur elles, l'existence d'une localisation aussi importante que celle des idées de tristesse. Il ne pourra en être ainsi que lorsqu'un grand nombre, un très grand nombre de faits, auront été réunis, et cela par le plus grand nombre possible d'observateurs différents ; mais il n'en est pas moins vrai que les observations rapportées plus haut sont suffisantes pour nous obliger à rassembler tous les matériaux pouvant servir à élucider cette question de localisation, soit dans un sens, soit dans un autre.

Certes, les faits de la nature de ceux que nous venons d'invoquer nous paraissent constituer un des éléments les plus importants pour établir une localisation cérébrale. En effet, si à des symptômes toujours les mêmes correspond une lésion occupant toujours le même siège, et si, comme nous l'avons indiqué plus haut, le siège seul de cette lésion peut être invoqué pour expliquer certains symptômes, il y a beaucoup de raisons pour penser qu'il existe entre ce siège et ces symptômes un rapport de cause à effet. Cependant, à côté de ces éléments, il en est d'autres qui ont eux aussi leur importance et qui doivent être invoqués.

La fonction exagérée d'un organe est généralement liée au développement plus marqué de cet organe, que ce développement soit antérieur ou consécutif à l'exagération de ce fonctionnement. C'est là une loi générale nettement établie en physiologie, et à laquelle le cerveau n'échappe pas plus que les autres organes. Or, si la couche grise périphérique du cerveau, qui, envisagée dans son ensemble, représente, ainsi que nous l'avons dit, une unité au point de vue de l'intelligence, se spécialise dans certaines de ses parties, n'y a-t-il pas lieu de penser que lorsque cette partie tendra à fonctionner davantage que ses congénères, son volume l'emportera sur celui de ces dernières ? Il y a là une question dont évidemment la solution importe beaucoup au problème que nous cherchons à résoudre.

Ce n'est pas la seule. — Le sentiment de tristesse n'est pas l'apanage exclusif de l'homme ; il existe aussi dans la série animale et peut s'exprimer chez certains animaux, chez le chien, par exemple, sous une forme assez nette pour que nous puissions demander à l'expérimentation ce que donnent des altérations portant sur les régions que les faits précédents nous ont montrées pouvoir être le siège des lésions de tristesse.

Enfin, il est encore tout un groupe de faits intimement liés à ceux qui caractérisent la démence mélancolique dont le témoignage doit être aussi invoqué ; ces faits se rapportent à la paralysie générale.

La question de la localisation cérébrale des idées de tristesse est donc susceptible de plusieurs ordres de preuves. Ces preuves se tirent : 1° *de la périencéphalite localisée; 2° de l'influence du fonctionnement exagéré de la région qu'on pense être le siège des idées de tristesse ; 3° de l'expérimentation sur les animaux; 4° de la paralysie générale.*

Nous venons d'invoquer le témoignage des observations de périencéphalite localisée ; nous invoquerons successivement celui des trois autres ordres de faits, en commençant par la *paralysie générale.*

Témoignage fourni par la paralysie générale à la question de la localisation des idées de tristesse, en certaine région déterminée du cerveau.

Le travail organique de la démence mélancolique peut, nous l'avons vu, se généraliser. Dans ce dernier cas, comme l'Obs. x nous en est un exemple et comme nous avons eu nous-même plusieurs fois l'occasion de l'observer, ce travail a son siège principal et premier à la base du cerveau, et par conséquent est en rapport avec les troubles cérébraux du début, c'est-à-dire avec l'apparition du délire. Les faits de cet ordre viennent donc encore ici à l'appui de la localisation des idées de tristesse au niveau de cette dernière région. Mais laissons de côté, pour le moment, la distinction que la clinique nous a amené à établir entre la paralysie généralisée et la paralysie générale, et avec la plupart des auteurs confondons ces deux ordres de faits. A part la dissémination, nous avons vu que le travail anatomique de la démence mélancolique est absolument de même nature que celui qui existe dans la paralysie générale ; aussi, si c'est au siège de la lésion qu'il faut attribuer dans le premier cas la production des idées de tristesse, il doit en être évidemment de même dans la démence paralytique à forme mélancolique. Nous devrons trouver ici comme là des altérations siégeant au niveau des régions que nous avons été amené à regarder comme étant celles où s'élaborent les idées de tristesse, altérations qui ne seront plus nécessaires lorsque le délire s'exprimera sous une forme autre que la forme mélancolique.

Mais, nous le savons, dans la paralysie générale, les lésions sont disséminées et peuvent atteindre les différents points des hémisphères cérébraux. Aussi n'est-ce qu'à leur prédominance en telle ou telle région que nous devrons nous attacher. Par cela même, les données que nous fournira la périencéphalite diffuse, relativement aux localisations cérébrales, seront peu précises, d'autant plus que souvent beaucoup d'autopsies se trouvent résumées sous cette rubrique par trop simple : « *lésions ordinaires de la paralysie générale* ».

Cependant, si nous ne demandons aux observations de périencéphalite diffuse que ce qu'elles peuvent nous donner réellement, c'est-à-dire des indications générales; si, les divisant en deux groupes, suivant qu'elles s'accompagnent de délire ambitieux ou au contraire de délire mélancolique, nous les interrogeons pour savoir dans quelles régions des hémisphères prédominent les lésions dans l'un et l'autre cas, ces observations nous fournissent encore, au point de vue qui nous occupe, des enseignements qu'il ne nous est pas permis de négliger.

Pour dégager ces enseignements, nous aurons exclusivement recours aux ouvrages d'hommes qui, comme Bayle, Calmeil, Parchappe, etc., ont apporté dans tous leurs ouvrages ce rigoureux esprit scientifique qui a établi leur autorité sur des bases indiscutables.

Interrogeons tout d'abord le *Traité des maladies du cerveau et de ses membranes*, de Bayle.

Dans ce travail, on le sait, Bayle étudie sous le nom de *méningite chronique* ou de *monomanie ambitieuse avec paralysie*, l'entité morbide qu'on appelle aujourd'hui paralysie générale. La forme ambitieuse est la seule que revêt, pour cet auteur, le délire qui accompagne cette méningite ; aussi retrouve-t-on ce délire ambitieux dans toutes les observations qui forment la base de son ouvrage. Il est donc intéressant de savoir quel est le siège que Bayle assigne plus particulièrement aux lésions organiques sur la surface des hémisphères cérébraux.

« Les lésions organiques, dit-il, occupent constamment les portions des méninges qui tapissent la convexité et la face interne des hémisphères cérébraux, la partie subjacente de l'extérieur du cerveau, l'arachnoïde ventriculaire, le feuillet arachnoïdien et la dure-mère qui est contiguë aux hémisphères. — *Ces lésions, toujours plus prononcées vers le centre de la convexité de ces derniers qu'à leurs parties antérieure et postérieure, vont en diminuant vers la base du crâne, où elles disparaissent complètement. Sur plus de cent ouvertures de cadavres, je n'ai vu que trois ou quatre cas où elles existaient à la surface inférieure du cerveau, mais à un degré beaucoup plus faible*; *dans tous les autres cas, les membranes qui tapissent les lobes étaient à peu près dans leur état normal* [1].

[1] Bayle ; *Traité des maladies du cerveau et de ses membranes*, 1826, pag. 447.

Ainsi Bayle, qui observait tout particulièrement des paralysies générales à forme ambitieuse, fait la remarque que, sur plus de cent cas avec autopsie qu'il a recueillis lui-même, trois ou quatre fois seulement existaient des lésions de la base du cerveau. Sans être aussi exclusif que Bayle, on arrivera évidemment, en compulsant dans les ouvrages des auteurs dont le nom fait autorité dans la science, les observations de paralysie générale qui y sont contenues, on arrivera à être convaincu, comme nous, que dans la paralysie générale à forme ambitieuse les lésions de la convexité et de la face interne du cerveau sont de beaucoup les lésions prédominantes, et que celles de la base sont accessoires. Nous pouvons d'ailleurs à cet égard nous appuyer encore sur l'autorité d'un homme qui sait, avec un merveilleux talent, mettre en relief les enseignements qui ressortent des faits accumulés par les différents auteurs; nous pouvons nous appuyer sur l'autorité de M. Jaccoud. Dans son *Traité de pathologie interne*, le savant professeur, visant la généralité des faits, et par conséquent plus particulièrement la démence paralytique à forme ambitieuse, qui est de beaucoup, comme on le sait, la plus fréquente, s'exprime ainsi[1], à propos du siège qu'occupent les adhérences de la pie-mère à la couche corticale : « L'adhérence de la pie-mère à la couche corticale du cerveau présente des degrés variables suivant les régions où on l'examine : nulle à la base, elle devient intime au niveau des lobes frontaux; cet accolement peut exister aussi sur les lobes postérieurs et sur les hémisphères cérébelleux; mais il y est en général plus rare et moins prononcé que sur

[1] Jaccoud; *Traité de pathologie interne*. Appendice aux quatre premières éditions, 1877, pag. 8.

la partie moyenne et supérieure des hémisphères cérébraux. »

Par conséquent, en nous basant, d'une part sur l'ensemble des observations que nous avons pu compulser, et d'autre part sur l'autorité de Bayle et de Jaccoud, il nous paraît évident que, dans la paralysie générale à forme ambitieuse, les lésions de la base du cerveau ne sont nullement indispensables, et que le travail est surtout marqué à la convexité [1].

Voyons maintenant s'il en est ainsi lorsque le délire revêt la forme mélancolique. Dans ce cas, les observations avec autopsie étant relativement peu nombreuses, nous pouvons invoquer directement celles que renferment les ouvrages des principaux auteurs français qui se sont occupés de cette forme de la paralysie générale.

Parmi les 73 observations personnelles contenues dans l'ouvrage de Bayle dont nous avons parlé plus haut, il en est qui présentent, au début du moins, un délire mélancolique; mais quoique ces observations soient justement celles dans lesquelles on constate en même temps des lésions de la base, nous attachons peu d'importance à ces lésions. Dans ces cas en effet, la forme mélancolique du délire est évidemment une forme secondaire, reconnaissant pour cause, soit des troubles de quelque organe de l'économie, soit des excès de boissons. Ce n'est donc pas là le délire dont nous étudions actuelle-

[1] Nous devons ajouter que dans les faits recueillis par nous, et dans lesquels des lésions circonscrites du cerveau s'accompagnaient d'un délire ambitieux, ces lésions siégeaient sur la convexité du cerveau, en une région que nous nous réservons de préciser ultérieurement.

ment la pathogénie, ce délire dont la mélancolie est un des éléments constitutifs essentiels.

Après l'ouvrage de Bayle vient, par ordre chronologique, le *Traité théorique et pratique de la folie*, de Parchappe. Ce Traité renferme des observations de démence paralytique dans lesquelles la forme mélancolique du délire fait corps évidemment avec ce dernier. Ces observations sont au nombre de onze (Obs. 175, 183, 202, 208, 210, 218, 219, 227, 229, 236, 252). Dans deux d'entre elles (Obs. 202, 252), les lésions siégent à peu près exclusivement à la convexité des hémisphères ; dans deux autres (Obs. 210, 227), les lésions sont généralisées à peu près également à toute la périphérie du cerveau ; dans les sept autres, le siége des lésions prédomine dans des régions qu'il nous importe de connaître et qui nécessitent une brève analyse de ces observations. De cette analyse, il résulte en effet que le travail organique atteint les lobes inférieurs et que souvent même il prédomine au niveau des lobes sphénoïdaux.

OBSERVATION XXVIII.

Homme, 37 ans, marié; négociant.

Causes. Revers de fortune.

Il y a trois ans, accès d'aliénation mentale guéri après trois mois de séjour à l'Asile. Depuis deux mois, mélancolie, perte de la mémoire, embarras de la parole.

A l'entrée, tristesse, incohérence dans les idées. Troubles paralytiques généralisés. Mort par congestion cérébrale.

AUTOPSIE. — Adhérences multipliées de la pie-mère à la couche corticale ramollie, avec injection pointillée dans toute l'étendue des lobes antérieurs et à la *partie inférieure des lobes moyens.*

OBSERVATION XXIX.

Homme, 49 ans, marié ; maréchal.

Perte de la vue, il y a quatre mois. Chagrins profonds, larmes quand il est seul. Ce malade répète souvent les mêmes paroles. Pas d'autres troubles de la raison. Six jours avant son entrée à l'Asile, délire, paroles sans suite. Il croit qu'on veut l'assassiner ; il cherche à se sauver et s'emporte contre ceux qui veulent le tenir. Paralysie générale. Mort par congestion.

Autopsie. — Épaississement de l'arachnoïde. Plaques rouges, par transparence, dans plusieurs points, notamment à la partie inférieure et latérale du lobe antérieur droit, vers la scissure de Sylvius et à la partie latérale externe du lobe moyen gauche. Adhérences de la pie-mère à la surface corticale dans plusieurs points, notamment dans ceux qui correspondent aux plaques rouges. Ramollissement de la partie moyenne de la couche corticale, qui s'enlève par larges plaques en divers points, *notamment dans les lobes antérieurs et à la partie inférieure du lobe moyen gauche.* Nerfs optiques indurés.

OBSERVATION XXX.

Femme, 32 ans, mariée ; épicière.

Sensibilité morale exagérée. Caractère jaloux et inquiet. Écrit des lettres dans lesquelles elle se reconnaît des torts et demande pardon. Attaques épileptiformes ; paralysie, marasme.

Autopsie. — Épaississement et opacité des membranes dans les deux tiers antérieurs de la convexité des hémisphères. Adhérences disséminées de la pie-mère à la couche corticale, qui s'enlève par plaques larges et épaisses sur les régions latérales, *à la base des lobes moyens et le long des scissures.*

OBSERVATION XXXI.

Homme, 68 ans, marié ; serrurier.

Causes. Misère.

Depuis un mois, de temps à autre, léger trouble dans les idées. Depuis huit jours, agitation, insomnie. Le malade ne veut pas se coucher, il refuse les aliments, il demande à mourir... Ce malade avait déjà fait, trois mois auparavant, un séjour de trois mois et trois jours à l'Asile.

Démence paralytique. Mort par congestion cérébrale.

Autopsie. — Ramollissement sur plusieurs points, à l'extrémité des lobes antérieurs *et à la partie inférieure des lobes moyens.*

OBSERVATION XXXII.

Homme, 38 ans, marié ; cordonnier.

Mélancolie. Taciturnité. Physionomie égarée. Paralysie. Mort par congestion cérébrale.

Autopsie. — Adhérences multipliées de la pie-mère à la couche corticale dans les deux tiers antérieurs des hémisphères.

OBSERVATION XXXIII.

Homme, 70 ans, marié; percepteur.

Aliénation mentale causée par des pertes d'argent, délire mélancolique. Paralysie générale. Stupeur. Mort par congestion cérébrale.

Autopsie. — Épaississement des membranes cérébrales. Un petit nombre d'adhérences de la pie-mère, avec décortication superficielle dans les lobes postérieurs et dans les *lobes moyens à la base.*

OBSERVATION XXXIV.

Femme, 42 ans, mariée ; couturière.

Aliénation mentale par suite de couches.

Un an avant l'entrée, aliénation mentale, forme mélancolique ; amélioration après cinq mois de traitement.

Rechute au bout d'un mois. Envahissement rapide de la paralysie.

AUTOPSIE. — *Épaississement et opacité des membranes dans la région correspondant à la scissure de Sylvius.* Adhérences multipliées de la pie-mère à la couche corticale, qui s'enlève par plaques dans toute l'étendue des lobes antérieurs et moyens.

En suivant toujours l'ordre chronologique, nous arrivons au *Traité des maladies inflammatoires du cerveau*, de Calmeil. Ce médecin subdivise en plusieurs groupes les observations de *périencéphalite chronique diffuse*, qu'il rapporte suivant qu'existe telle ou telle forme de délire. Un de ces groupes est consacré aux « cas où l'existence de la périencéphalite chronique diffuse a été annoncée par la manifestation d'un délire mélancolique opiniâtre compliqué de symptômes de débilitation de la puissance musculaire ». Ce groupe renferme six observations (Obs. 48, 49, 50, 51, 52, 53), qui méritent de nous arrêter.

L'une de ces observations (Obs. 48) a été déjà rapportée tout au long par nous (Obs. XIII) ; dans ce cas, l'altération occupe toute la région externe et convexe des deux hémisphères et tout le parcours des scissures de Sylvius. Résumons brièvement les autres, en faisant immédiatement remarquer ce fait : c'est que dans l'une d'elles (Obs. 52), les régions altérées ne sont pas nettement indiquées.

OBSERVATION XXXV.

A 49 ans, gêne de la parole ; à 49 ans 2 mois, attaque apoplectique ; à 49 ans 7 mois, propos déraisonnables suivis bientôt de symptômes de lypémanie ; continuation du délire, mélancolique jusqu'à la mort, qui arrive à 50 ans et 2 mois.

AUTOPSIE. — Adhérences généralisées, *mais surtout marquées sur le trajet des deux scissures de Sylvius, où l'élément cortical paraît mou, en partie désorganisé, et converti en une sorte de pulpe de couleur violacée.*

OBSERVATION XXXVI.

Intelligence bornée, peu active; tendance à la paresse; insuccès dans toutes les entreprises; chagrins, privations. A 35 ans, accès de découragement et symptômes de mélancolie intermittente; commencement de gêne dans la prononciation. A 37 ans, délire lypémaniaque précédé d'éblouissements, hallucinations du toucher, idées vagues de suicide, gêne de la parole, affaiblissement des jambes, et commencement de démence. Mort à 38 ans, causée par une maladie de vessie.

AUTOPSIE. — La pie-mère ne semble pas épaissie; elle a contracté avec la superficie du cerveau des adhérences assez intimes, à droite comme à gauche, sur la face interne des deux lobes cérébraux, *sur les deux scissures interlobulaires (scissures de Sylvius), sur la région inférieure des lobules antérieurs et notamment sur le trajet des nerfs olfactifs; sur tous les points qui viennent d'être mentionnés, une couche assez épaisse de substance grise reste attachée à la face interne de la pie-mère dont on vient d'opérer l'enlèvement et où elle forme des plaques souvent très larges.*

OBSERVATION XXXVII.

Chagrins domestiques et usage habituel de boissons stimulantes. A 32 ans, absence de mémoire, hallucinations, conceptions déraisonnables, mélancolie, tremblements musculaires, gêne de la parole. Un peu plus tard, délire intellectuel, défaut de sommeil et anxiété pendant la nuit; hallucinations de l'ouïe, visions d'objets fantastiques, accès de terreur, craintes incessantes. Conceptions erronées et sensations qui lui font dire qu'on le torture, qu'on le perce avec la pointe d'un couteau, qu'on lui fait endurer les tourments de l'enfer. Il se croit parfois mort et damné, ou bien il se plaint d'avoir la gale. Progrès de débilitation musculaire, erreurs des sens, insomnie. Mort à 33 ans.

AUTOPSIE. — Le feuillet viscéral de l'arachnoïde offre dans le voisinage de la protubérance annulaire, non loin des pédoncules cérébraux, et sur la région convexe des deux lobes, quelques plaques opalines anciennes.

Les vaisseaux de la pie-mère cérébrale sont injectés, sa trame celluleuse offre un commencement d'infiltration.

La face interne de cette membrane n'adhère à la substance corticale que sur un très petit nombre d'emplacements ; *les régions inférieures des lobules antérieurs, leurs régions externes, sont surtout le siège de ces altérations ;* le lobule droit est plus altéré que le gauche.

OBSERVATION XXXVIII.

A 36 ans, accès de délire qualifié de fièvre chaude. A 38 ans, abolition momentanée de l'exercice intellectuel et hémiplégie de courte durée, puis symptômes de lypémanie avec refus des aliments ; enfin gêne de la parole, incertitude de la démarche et affaiblissement des bras.

AUTOPSIE.—La pie-mère adhère à la substance corticale superficielle, tant sur la face convexe qu'à la partie inférieure et antérieure de chaque lobe cérébral ; elle entraîne avec elle, lorsqu'on la détache de ces régions, des pellicules de substance nerveuse.

Comme dans les observations de Parchappe, on trouve dans celles de Calmeil des altérations très nettes de la base du cerveau, et dans trois d'entre elles en particulier, le ramollissement siège principalement dans les régions inférieures et le long des scissures de Sylvius. — Nous pourrions encore emprunter à Calmeil d'autres faits de démence paralytique à forme mélancolique dans lesquels l'autopsie révèle des lésions siégeant plus spécialement dans les régions que nous venons d'indiquer. Nous nous contenterons d'en rappeler deux. L'un (Obs. 45) nous montre à l'autopsie des lésions disséminées, mais surtout marquées *sur la face externe des lobules moyens du cerveau, sur leur face inférieure, sur les circonvolutions qui correspondent aux nerfs olfactifs*. L'autre (Obs. 26), que nous résumerons, est plus intéressant encore. Il concerne une femme ayant eu plusieurs accès de mélancolie, et qui à l'âge de 53 ans réalise des troubles cérébraux dus évidemment à un travail organique du cerveau, lequel aboutit à une démence paralytique à forme mélancolique. A l'autopsie, on retrouve *des lésions siégeant principalement à la base, vers le lobule moyen et vers le commencement des scissures de Sylvius.*

OBSERVATION XXXIX.

Plusieurs accès de mélancolie, depuis la quatorzième jusqu'à la cinquante-sixième année ; tous se terminent par le retour à la raison. Un peu avant la fin de la cinquante-sixième année, hallucinations, taciturnité, actes déraisonnables ; après huit jours de délire, accès convulsifs subits, suivis de fièvre, de prostration, d'accidents généraux graves. Les accès persistent jour et nuit et sont comparés à ceux de l'épilepsie; coma. Mort le huitième jour.

Autopsie. — Pie-mère à peine épaissie ; la coloration rouge qu'elle réfléchit partout est très prononcée sur le parcours des scissures de Sylvius et sur les côtés de la grande faux de la dure-mère ; son réseau vasculaire est très injecté. Elle a contracté avec la périphérie des deux hémisphères cérébraux des adhérences très peu larges mais nombreuses. Les régions où ce genre d'altération se trouve le plus sensible sont : *à la base et sur les côtés de l'organe, vers le lobule moyen et vers le commencement des deux scissures de Sylvius ; sur l'union des régions inférieures du cerveau avec ses faces externes* ; enfin sur différents points de la face supérieure de tous les lobules cérébraux.

Il est un homme dont le témoignage aurait été pour

nous d'un grand prix : c'est M. Baillarger, qui a si puissamment contribué à faire connaître, au point de vue clinique, la forme mélancolique de la démence paralytique ; mais dans le travail de ce savant Médecin les autopsies sont laissées à l'arrière-plan.

En 1869, M. Materne consacrait sa thèse à la *Paralysie générale à forme dépressive.*

Dans ce travail, très estimable, notre distingué Confrère réunit un certain nombre d'observations dont quatre avec autopsie. Dans deux d'entre elles, l'autopsie est résumée sous la rubrique dont je parlais plus haut : « *lésions ordinaires de la paralysie générale* »; dans une autre, les lésions sont généralisées; dans la quatrième, on trouve une pie-mère très épaissie, adhérente à la substance corticale dans une grande étendue du cerveau, principalement au niveau des lobes antérieurs et *au voisinage de la scissure de Sylvius.*

Nous arrivons à un ouvrage dont nous avons déjà souvent parlé : l'ouvrage de MM. Voisin et Burlureaux. Dans ce travail, on trouve un certain nombre d'observations de démence paralytique à forme mélancolique accompagnées d'autopsie. Parmi ces observations, il en est dans lesquelles l'anatomie pathologique est résumée, comme dans la thèse de M. Materne, par la formule : lésions ordinaires de la paralysie générale. Dans les autres, la description des lésions est plus détaillée : ce sont les Observations 7, 29 et 37, que nous analyserons brièvement ; dans deux de ces faits, les lésions sont surtout marquées au niveau de la base.

OBSERVATION XL.

Paralysie générale commençante. — Existence, pendant une année, d'un délire mélancolique avec hallucinations ; ce délire à prédominance d'idées de persécutions s'accompagne, à certains moments, d'une agitation assez intense. — Suicide.

AUTOPSIE. — On trouve, en décorticant le cerveau, un épaississement notable des méninges avec exsudation jaunâtre, comme pultacée, marqué surtout aux régions pariétales.

OBSERVATION XLI.

Paralysie générale; délire hypochondriaque et mélancolique. — Tentative de suicide. — Idée de l'état de mort. — Attaques apoplectiformes.

AUTOPSIE. — Lésions généralisées ; mais, si l'on en juge par la description donnée, *ces lésions sont plus marquées à la base qu'à la partie convexe.*

OBSERVATION XLII.

Caractère émotif ; depuis trois ans, idées lypémaniaques, paralysie générale, mélange d'idées ambitieuses et mélancoliques, avec prédominance de ces dernières ; même quand la malade émet les premières, elle conserve sa physionomie triste.

AUTOPSIE. — La pie-mère s'enlève difficilement partout, mais les *adhérences sont surtout marquées au niveau des lobes frontaux inférieurs et des lobes sphénoïdaux.*

Je termine là l'étude des observations de paralysie générale envisagée comme moyen d'élucider la question de la localisation des idées de tristesse.

L'enseignement qui découle de cette étude nous paraît pouvoir se résumer de la manière suivante : *Dans la démence paralytique à forme ambitieuse, les lésions, dans la très grande majorité des cas, atteignent plus particu-*

lièrement la convexité du cerveau; les lésions de la base, lorsquelles existent, sont des lésions secondaires. Inversement, dans la démence paralytique à forme mélancolique, les lésions, tout en restant diffuses, intéressent généralement la base du cerveau, et le plus souvent c'est en cette région et le long des lèvres de la scissure de Sylvius qu'elles sont le plus marquées.

En rapprochant ces données de celles que nous fournit la périencéphalite localisée, *la paralysie générale parle donc en faveur de cette idée que, si le délire mélancolique est en rapport avec l'altération de certaine région du cerveau, c'est du côté de la base de cet organe et le long des lèvres de la scissure de Sylvius qu'il faut plus particulièrement en rechercher le siège.* Les renseignements qui précèdent, pour si restreints qu'ils soient, nous paraissent cependant suffisamment importants au point de vue que nous poursuivons, pour qu'on nous pardonne, j'espère, d'avoir insisté un peu longuement peut-être sur cet ordre de faits.

Témoignage fourni à la question de la localisation des idées de tristesse en certaine région déterminée du cerveau par l'état de cette région sous l'influence d'un fonctionnement exagéré.

Le cerveau, disais-je, obéit comme les autres organes à cette loi générale, admise en physiologie : c'est qu'à un fonctionnement plus marqué correspond un développement plus marqué. C'est là une vérité qui ne me paraît plus avoir besoin de démonstration : chacun sait qu'un plus grand développement de l'intelligence entraîne après lui, toute chose égale d'ailleurs, un développement plus marqué du cerveau. Nous avons pensé que ce qui s'appliquait au tout pouvait peut-être s'appliquer à la partie, et que, s'il est vrai que les régions temporales et sphénoïdales sont plus particulièrement le siège des idées de tristesse, lorsque ces régions fonctionneront davantage leur volume sera plus considérable. Il y aurait à cet égard d'intéressantes recherches à faire suivant les différents sujets, et peut-être même suivant les différentes classes d'animaux ; mais les matériaux nous manquent absolument à cet égard, et ce n'est que dans l'ordre pathologique que nous pouvons rechercher nos preuves. A ce dernier point de vue même, celles-ci sont peu nombreuses; elles ne sont que des jalons, mais elles méritent cependant d'être notées.

En lisant attentivement les différentes observations avec autopsie consignées dans le remarquable *Traité sur la Folie*, de Parchappe, auquel nous avons déjà fait de si larges emprunts, et plus spécialement les observations classées sous la dénomination de folie aiguë et de folie chronique, nous avons été frappé de voir signalé dans certaines d'entre elles un développement exagéré des régions temporales et sphénoïdales, et cela seulement dans les cas où existait un délire mélancolique. Ces observations sont au nombre de six (Obs. 31, 63, 66, 68, 90, 101). Nous avons déjà rapporté l'observation 68. Elle concerne une femme chez laquelle existaient, à côté de la démence, des signes d'une grande irritabilité, et dont le cerveau présenta à l'autopsie, entre autres particularités, les phénomènes suivants : « *Les régions temporales étaient volumineuses et le cerveau offrait un élargissement très prononcé dans cette partie* » (Obs. xxv).

Les autres observations méritent d'être rapportées brièvement.

OBSERVATION XLIII.

Homme, 60 ans, marié ; ouvrier.

Depuis plusieurs mois, perte de la raison, idées de suicide.

A l'entrée, physionomie triste et abattue. Refus obstiné d'aliments.

Marasme. Mort.

Autopsie. — Léger épaississement des membranes, injection de la pie-mère et de la substance cérébrale.

Développement considérable des hémisphères en arrière de la scissure de Sylvius, dans la partie correspondante à la bosse pariétale; l'hémisphère de chaque côté offre, dans ce point, un renflement globulaire très prononcé.

OBSERVATION XLIV.

Homme, 77 ans, marié ; aubergiste.

Depuis qu'il était aliéné, il volait lui-même et les étrangers ; se plaint sans cesse de tout le monde et de tout ; réclame constamment, et dit que sa femme et ses enfants l'ont volé et empoisonné. Symptômes de démence. Hypertrophie cardiaque. Mort par suite d'un hydrothorax double.

Autopsie. — Congestion veineuse des vaisseaux du cerveau. Pâleur de la couche blanche dans sa face la plus interne.

Les lobes antérieurs des hémisphères, depuis la scissure de Sylvius, s'atténuent en pointe aiguë ; *ils ont un très petit volume absolument, et surtout relativement aux lobes moyens, qui sont renflés et forment une saillie à courbe très convexe, les lobes antérieurs ayant la forme d'un cône.*

OBSERVATION XLV.

Homme, 49 ans, célibataire ; commis.

Malade depuis quatre ans ; quelques idées de grandeur, mais les idées de tristesse forment la base du délire. Blessé au doigt, il prétend qu'on lui a donné de l'eau de guimauve qui était empoisonnée et qui l'a irrité. Tous les médicaments et aliments sont empoisonnés ; se plaint qu'on l'a calomnié.

Le malade est atteint de diarrhée un mois et demi avant sa mort. Il se montre indocile, difficile ; il refuse les aliments ; accuse le médecin de vouloir le faire mourir et les sœurs de l'empoisonner.

AUTOPSIE. — Substance grise pâle ; substance blanche très ferme. *Les parties latérales des hémisphères, en arrière de la scissure de Sylvius, sont très développées.*

OBSERVATION XLVI.

Femme, 49 ans, célibataire ; couturière.

Physionomie triste, hébétée. Engourdissement, taciturnité, refus de manger, démence. Période de calme ; puis agitation, incohérence; puis taciturnité, immobilité, refus de manger; diarrhée. Mort.

AUTOPSIE. — Hyperémie du cerveau, induration de la substance corticale.

Les parties supérieures et latérales moyennes des hémisphères sont très développées. *Les circonvolutions, dans cette région qui correspond aux pariétaux, sont larges, volumineuses, serrées les unes contre les autres.*

OBSERVATION XLVII.

Homme, 48 ans.

Incohérence. Hallucinations, accès de fièvre ; est méchant, dangereux; se plaint qu'on le tourmente, qu'on lui fait du mal; demande qu'on le remette dans son naturel. Diarrhée, accidents cérébraux.

AUTOPSIE.— Épaississement des membranes. Congestion de la substance cérébrale.

Les lobes antérieurs et les postérieurs sont aplatis et atténués en pointe. *Les lobes moyens sont renflés latéralement.* La partie moyenne de la région supérieure des hémisphères est bombée.

OBSERVATION XLVIII.

Femme, 50 ans, mariée.

Tristesse, mauvaise humeur. La malade ne consent qu'avec peine à se laisser observer ; dit qu'elle n'est pas malade, qu'on lui a changé son nom; on lui met toujours des esprits sur elle, et cela la fatigue. Elle attribue son malaise à l'artifice, à la danse et au chat. Morte dans le coma.

AUTOPSIE. — Hyperémie de la pie-mère et de la substance blanche ; mollesse de la couche corticale.

Les lobes antérieurs sont étroits; *les régions temporales sont développées*, et au niveau de la scissure de Sylvius le cerveau est comme étranglé.

Les observations que nous venons de résumer, d'après Parchappe, se rapportent à d'anciens aliénés dont la durée de la folie se compte par années. Tous présentaient un délire à forme mélancolique encore très appréciable au moment de la mort, quoique alors la démence fût très marquée. A l'autopsie, on constate *un développement parfois considérable des circonvolutions des régions temporales, lesquelles, nous le savons, contribueraient, d'après nos recherches, à l'élaboration des idées de tritesse.*

Certainement ces observations sont incomplètes : les antécédents des malades, la connaissance de leur état psychique antérieur à la manifestation de l'aliénation mentale, le développement de celle-ci, sont autant d'éléments qu'il eût été intéressant pour nous de connaître et qui manquent ; mais, telles qu'elles sont, *ces observations apportent, au point de vue de la localisation des idées de tristesse, un puissant appui à celles empruntées à la périencéphalite diffuse et à la périencéphalite localisée.* Si les faits de cet ordre viennent à se confirmer, ils éclaireront en outre d'une vive lumière certains points de la grande et encore si obscure question de l'hérédité en aliénation mentale.

Malheureusement, nous ne pouvons ajouter presque aucun fait à ceux recueillis par Parchappe; cependant nous en rappellerons un qu'il nous a été donné d'observer à la clinique médicale de l'Hôtel Dieu Saint-Éloi. Il concerne une femme de 40 ans qui pendant le cours de sa vie avait toujours eu un caractère très impressionnable et présentait en outre certains troubles nerveux indiquant un état de névropathie marqué. Il y a dix-huit mois environ, sous l'influence d'une lésion péri-utérine, l'état nerveux prit des proportions considérables, l'émotivité s'exagéra, cette malade se lamentait et gémissait continuellement, et il se produisit des crises de nerfs à forme hystérique. Elle succomba à une lésion tuberculeuse des poumons, et à l'autopsie nous retrouvâmes du côté du cerveau *un développement exagéré des lobes sphénoïdaux*, développement qui frappa plusieurs des personnes qui assistaient à l'autopsie, et qui ne connaissaient en aucune façon l'importance que nous pouvions attacher à un pareil état.

Témoignage fourni par l'expérimentation sur les animaux, à la question de la localisation des idées de tristesse au niveau de certaine région déterminée du cerveau.

Sans vouloir attacher plus d'importance qu'elle n'en a réellement à l'expérimentation sur les animaux relativement à l'élucidation des phénomènes d'ordre psychique, nous pensons cependant que, dans l'espèce, cet ordre de preuves ne peut pas être négligé. La localisation dont nous poursuivons l'étude n'est pas en effet la localisation d'une idée en particulier, mais celle d'un groupe d'idées, d'un grand sentiment, le sentiment de tristesse. Or, ainsi que je le disais, ce sentiment n'est pas exclusif à l'homme : tout le monde sait que certains animaux, le chien en particulier, l'expriment parfaitement, quoiqu'ils n'aient pas pour cela à leur disposition les modalités diverses que possède l'homme.

L'utilité de ces expériences une fois admise, pour les entreprendre je partis naturellement de cette idée que, chez le chien, ce sentiment devait avoir pour siège, si siège il y avait, les mêmes régions que chez l'homme. Comme chez ce dernier, mes observations me montraient que si les régions temporales étaient atteintes par le travail organique, celui-ci se concentrait surtout au niveau des lobes sphénoïdaux, je pensai que mes expériences devaient porter plus particulièrement sur ces lobes. Je m'arrêtais d'autant plus volontiers à cette idée que je pouvais facilement limiter les altérations à leur niveau, sans craindre d'intéresser d'autres parties de la couche grise périphérique, dont la lésion aurait pu rendre moins nets les résultats de mes expériences. C'est là ce qui se serait peut-être produit si, au lieu des régions sphénoïdales, j'avais choisi les régions temporales.

Guidé ainsi par mes recherches cliniques, relativement à la région sur laquelle mes expériences devaient plus particulièrement porter, il me restait à déterminer le *modus faciendi* et les conditions dans lesquelles ces expériences devaient être faites.

Tout d'abord, je craignis qu'il me fût difficile d'opérer sur une région située à la base du cerveau; mais bientôt je m'aperçus qu'il n'en était rien.

Si l'on veut bien se reporter à la *fig*. 1 de la Pl. X, on verra, en effet, qu'une ouverture (*fig*. 1, n° 1) pratiquée sur le crâne, au niveau d'un point se rapprochant autant que possible du bord supérieur de l'apophyse zygomatique, au moment où cette apophyse émerge de l'os temporal, conduit directement dans l'intérieur de la fosse sphénoïdale, qu'on atteint ainsi par sa partie postérieure (*fig.* 1, D).

Ce fait connu, j'obtenais du même coup un point fixe pour la perforation du crâne et un point de repère facile à trouver chez le chien vivant. Restait à rendre l'opération aussi facile et aussi bénigne que possible.

Pour la perforation crânienne, je m'arrêtais à la construction d'un foret que la *fig.* 3 de la Pl. X représente de grandeur naturelle, et qui produit un trou dans lequel se meut facilement la canule d'une seringue de Pravaz ordinaire. La tige de ce foret porte un pas de vis et un écrou (*a*) permettant de régler d'une manière précise la longueur du foret qui doit pénétrer dans le crâne, afin de ne pas léser le cerveau. Cet écrou, j'en diminuai le plus possible le volume, pour qu'il ne vînt pas heurter contre l'apophyse zygomatique et faire dévier la pointe du foret. J'adapte celui-ci à un porte-forêt ordinaire (Pl. X, *fig.* 4).

Ayant d'une part un point de repère aussi nettement appréciable que l'apophyse zygomatique, et d'autre part un appareil d'un aussi petit calibre et d'un aussi facile maniement que celui dont, je le répète, la *fig.* 3 de la Pl. X donne une représentation de grandeur naturelle, la plaie nécessaire pour arriver au niveau du crâne pouvait être très restreinte. En effet, immédiatement en arrière de l'apophyse zygomatique, je fais une incision légèrement curviligne (Pl. X, *fig.* 2) et je pénètre jusqu'au niveau de l'os en produisant une plaie qui permet simplement l'introduction, dans son intérieur, du doigt indicateur, au moyen duquel je dénude l'os et qui me sert de conducteur pour l'introduction et la fixation du foret au niveau du point précis où doit être pratiquée la perforation.

Pour faire cette opération, j'attache solidement le chien sur une table, et je lui fais respirer quelques bouffées de chloroforme, de manière à amener un léger sommeil ; sa tête est solidement maintenue par un aide sur le côté opposé à celui où je pratique l'incision. Lorsque celle-ci et la section des tissus ne portent pas sur une étendue trop considérable, il n'y a aucune hémorrhagie. Quand une hémorrhagie se produit, il est d'ailleurs facile de l'arrêter avec des pinces à compression : jamais cet accident ne m'a gêné dans mes expériences. L'os une fois dénudé, on fixe la pointe du foret à l'endroit voulu et on appuie légèrement sur le porte-foret, de manière que le foret ne dévie pas. La perforation se fait très facilement. Celle-ci pratiquée, on retire l'instrument, et, le doigt servant toujours de conducteur, on introduit dans l'intérieur du crâne, ce qui demande généralement quelques tâtonnements, l'aiguille de la seringue de Pravaz, qu'on dirige, ainsi que l'indique la flèche V (Pl. X, *fig.* 1), d'arrière en avant et un peu de haut en bas. On traverse facilement la dure-mère, et une fois arrivé au niveau de la région sur laquelle on veut opérer, on pousse le piston de la seringue, qui renferme une solution d'acide chlorhydrique étendu. — Le contact de cette solution avec la substance nerveuse produit une vive douleur et un mouvement brusque, duquel l'opérateur doit être prévenu afin d'éviter le bris de la seringue.

Le manuel opératoire connu, notons que, pour des expériences semblables à celles que nous entreprenons, il faut choisir des chiens intelligents et, dans le cas actuel, d'un caractère gai et expansif.

Ce n'est pas tout. En partant de l'idée que je devais diriger mes expériences du côté des lobes sphénoïdaux, j'étais guidé par la clinique ; mais si j'avais borné mes recherches à ces seules régions, on aurait pu m'objecter, avec juste raison, que si la lésion, au lieu de porter sur cette partie du cerveau, avait atteint d'autres points de cet organe, j'aurais peut-être obtenu les mêmes résultats. Cette objection toute naturelle, je devais la prévenir, et j'ai déterminé chez des chiens des altérations du cerveau dans des régions variables, et plus particulièrement au niveau de la convexité. — Dans ces cas, je n'ai jamais obtenu des phénomènes psychiques semblables à ceux qui existent à la suite des lésions des lobes sphénoïdaux ; d'ailleurs, pour se convaincre de la différence, on n'a qu'à pratiquer chez un même chien, d'abord une lésion de la convexité du cerveau, puis plus tard une lésion de la base, et de cette manière on s'assurera facilement que dans les deux cas les troubles sont différents.

On le voit, les expériences que j'ai entreprises demandent beaucoup de précautions. Celles dont je me suis entouré sont-elles suffisantes ; ne me suis-je pas laissé entraîner par quelque idée préconçue ? Ce sont là tout autant de questions que je me pose. Aussi, quoique mes expériences soient encore en cours d'exécution, quoiqu'elles auraient beaucoup gagné à être rapprochées d'autres portant sur diverses régions du cerveau et vers lesquelles m'entraînent aussi mes recherches cliniques, j'ai pensé que l'idée qui m'a amené à les entreprendre était suffisamment importante pour qu'elles soient dignes d'être vérifiées. Je n'ai donc pas hésité à indiquer la manière dont j'ai opéré, et à détacher d'une dizaine d'expériences que je possède, relativement à la lésion des lobes sphénoïdaux, les trois suivantes, qui me paraissent donner une juste idée des résultats que j'ai obtenus.

PREMIÈRE EXPÉRIENCE.

Chien de chasse, roux, de taille moyenne, intelligent.

25 août 1882. Opération, dans le courant de l'après-midi, au niveau du côté gauche de la face, suivant le procédé indiqué plus haut. Après l'opération, le chien, délié de ses entraves et mis à terre, présente pendant quelques secondes un mouvement giratoire de gauche à droite. Reconduit dans sa niche, il marche parfaitement. Le soir, abattement; il refuse la nourriture.

26. Abattement, refuse de manger, reste couché; lorsqu'on l'oblige à se lever et à marcher, il est constamment entraîné vers la droite et recherche, pour s'y appuyer et le suivre, le mur de ce côté: il y a évidemment paralysie des muscles du côté droit.

27. Le chien est couché. Diminution de la fièvre; a mangé un peu; les symptômes de paralysie persistent. La plaie se cicatrise régulièrement, la pression fait écouler par l'extrémité inférieure une légère quantité de pus.

28. Disparition de la fièvre: le chien mange; tous les symptômes généraux ont disparu, la plaie est en voie de guérison avancée, et on ne peut rattacher ni à l'état local ni à l'état général les symptômes qu'on constate à ce moment. D'ailleurs ces symptômes se continuent jusqu'à l'époque où nous sacrifions le chien (12 septembre), et alors, depuis plusieurs jours déjà, la plaie était complètement cicatrisée et la pression ne réveillait de douleur que lorsqu'on arrivait sur l'os au niveau du point perforé. Ce chien mange régulièrement, mais il se plaît à rester couché; quand on parvient à le faire lever, il se tient dans la position que nous avons cherché à représenter dans la *fig.* 1, Pl. VII: complètement immobile, la queue repliée entre les jambes, son regard est vague, comme effrayé, et se porte vers les personnes ou vers les objets qui l'entourent; son attitude nous rappelle complètement celle de l'individu atteint de stupeur lypémaniaque, lequel, on le sait, tout en restant immobile, promène autour de lui un regard qui reflète un sentiment de vague frayeur. Ce chien

reste dans cette attitude longtemps, souvent pendant une heure ; puis il se couche. Quand il est excité, il sort de son apathie, devient irritable et méchant ; mais, dès qu'il est abandonné à lui-même, il retombe dans la stupeur. La paralysie du côté droit persiste toujours.

Les phénomènes précédents se continuent tels jusqu'au 12 septembre, et comme ils ne subissent aucune modification, nous sacrifions le chien.

AUTOPSIE immédiatement après la mort.

La plaie extérieure est absolument cicatrisée.

Méninges et hémisphères de la *convexité* normaux.

A la *base*, on ne constate au niveau de la dure-mère qu'une légère congestion de cette membrane qui tapisse la fosse moyenne gauche ; dans le reste du cerveau, elle est parfaitement saine. Le cerveau est normal dans les différents lobes du côté droit ; il en est ainsi au niveau des lobes frontaux et occipitaux à gauche ; mais, sur le lobe sphénoïdal de ce côté, l'injection que nous avons pratiquée a produit en cette région une altération en masse du tissu nerveux, altération d'une couleur rouge foncé et qui occupe la plus grande étendue de ce lobe (Pl. VII, *fig.* 2, n° 1). Cette altération s'étend assez profondément dans l'intérieur de la substance blanche (Pl. VII, *fig.* 2, n° 1, 2 ; *a*. *b*) et atteint une grande partie du pédoncule cérébral gauche (Pl. VII, *fig.* 2, *p*) ; elle a produit autour d'elle une congestion du tissu nerveux.

Protubérance, bulbe, cervelet, moelle, normaux.

A l'intérieur du crâne, on constate très nettement le petit trou produit par la perforation.

DEUXIÈME EXPÉRIENCE.

Chien mouton, très intelligent, très doux et caressant.

28 août 1882. Opération pratiquée dans l'après-midi, au niveau du coté gauche, suivant les indications données précédemment. Après l'opération, pendant quelques secondes, mouvement giratoire de gauche à droite. Le soir, tristesse, abattement, refus de de manger ; reste couché.

29. Fièvre légère, abattement, tristesse ; ne mange que très-peu ; bon aspect de la plaie.

30. Le chien mange davantage qu'hier ; n'a plus de fièvre, mais est toujours triste et abattu; il reste couché. Quand on veut le faire lever, il grogne, cherche à se coucher, et il faut le frapper pour le faire marcher ; on constate alors de la paralysie de tout le côté droit. Les membres de ce côté, surtout le membre postérieur, sont plus écartés du corps que ceux du côté opposé ; l'animal a de la tendance à décrire un cercle de gauche à droite et cherche à s'appuyer contre le mur, qui lui sert ainsi de conducteur. La plaie est en voie de cicatrisation.

31. Dans le courant de la matinée, attaque épileptiforme présentant tous les caractères de l'attaque d'épilepsie ordinaire ; cependant, légère prédominance des contractures du côté gauche. Après l'attaque : égarement ; va et vient sans savoir ce qu'il fait et toujours en décrivant un cercle de gauche à droite.

L'après-midi, nouvelles attaques présentant les mêmes caractères que celle du matin, et laissant après elles un état d'égarement très-marqué : P. 104 ; R. 76 ; T. 39,5.

1er septembre. Les attaques ont disparu et ne se reproduisent plus ; le pouls, la température et la respiration sont revenus à leur état normal ; cependant encore un peu d'égarement, abattement, tristesse ; le chien mange régulièrement.

2. Pas de fièvre, plus d'égarement, vie végétative normale; plaie en bonne voie de cicatrisation. Un point de suture a cependant été arraché, mais cette plaie ne peut rendre compte des phénomènes psychiques que nous constatons, et qui persistent d'ailleurs après la cicatrisation complète.

Ce chien est toujours triste ; abandonné à lui-même, il reste couché ou se tient debout et immobile, mais à certains moments on le voit relever la tête, comme s'il avait peur de quelque chose : c'est qu'en effet le moindre bruit l'effraie ; une feuille qui remue suffit pour le faire se mettre en garde; son ombre, sa chaîne, provoquent chez lui des mouvements de frayeur ; aussi l'œil de cet animal exprime-t-il, en même temps que la tristesse, la défiance et la peur.

Ce chien, autrefois des plus familiers, fuit les caresses ; il est devenu méchant et menace de mordre même la personne qui lui donne à manger. L'appelle-t-on, il fuit, se blottit contre le mur en grognant; son œil est triste et défiant, et il cherche à mordre (Pl. VIII, *fig.* 1).

Les phénomènes précédents, que caractérisent de la tristesse, un sentiment de crainte poussé très-loin et un changement complet dans le caractère, existaient encore, tels que nous venons de les décrire, le 17 août 1882, jour où nous sacrifions ce chien. A ce moment, depuis plusieurs jours déjà, la plaie extérieure était complètement cicatrisée, et seule la pression au niveau du point du crâne perforé réveillait de la douleur..

AUTOPSIE faite immédiatement après la mort.

Cicatrisation complète de la plaie.

Méninges et système nerveux parfaitement sains au niveau de la *convexité*.

A la *base*, aucune altération bien marquée de la dure-mère ; lobes frontaux et occipitaux sains ; lobe sphénoïdal droit sain ; au niveau du lobe sphénoïdal gauche, altération très-nette sous forme de foyer noirâtre (Pl. VIII, *fig.* 2, n° 1) ; autour de ce foyer et envahissant toute l'étendue du lobe sphénoïdal, existe un ramollissement grisâtre et superficiciel de la substance nerveuse (Pl. VIII, *fig.* 2, *a. b. c*), ramollissement qui atteint le pédoncule cérébral gauche (Pl. VIII, *fig.* 2, *p*).

Protubérance, bulbe, cervelet, moelle, normaux.

On retrouve sur les parois du crâne le petit trou produit par le foret.

TROISIÈME EXPÉRIENCE.

Chien de taille assez forte, très gai, très caressant.

8 septembre 1882. Opération du côté gauche, comme dans les cas précédents. Pas de phénomènes giratoires après l'opération, aucun trouble des mouvements. Le soir, tristesse, abattement ; ne prend aucune nourriture.

9-10. Même état que le 8 au soir ; ce chien reste constamment couché, et, le fait-on lever, immédiatement il cherche à se coucher de nouveau; aucun trouble paralytique. Cicatrisation de la plaie régulière.

11. Pas de fièvre; commence à manger, mais moins qu'avant l'opération; toujours très-triste; sentiment de peur très marqué; lorsqu'on le conduit hors de sa niche, il est pris de véritables tremblements de peur; tout l'effraie, et il faut le tirer pour le faire avancer.

12, 13, 14. Même état que le 11; cicatrisation de la plaie très avancée.

15. Au sentiment de peur, qui reste aussi marqué que précédemment, s'ajoute une modification complète du caractère; ce chien, autrefois très doux, est devenu méchant, irritable, se sauve dès qu'on s'approche de lui ou cherche à mordre; abandonné à lui-même, il se couche ou bien il prend l'attitude que nous avons cherché à rendre dans la *fig.* 1 de la Pl. IX, et qui, en même temps que la tristesse, exprime la méchanceté. A certains moments, il se met à aboyer sans motif, comme s'il entendait ou voyait quelque chose; le moindre bruit, la moindre ombre, l'effraient.

16, 17, 18, 19, 20, 21. Même état.

22. Même état psychique; cicatrisation de la plaie.

28. L'état que nous venons de rappeler se continue tel jusqu'au 28 septembre; à partir de ce moment, tout en restant peureux, ce chien devient beaucoup moins irritable; le sentiment de crainte diminue, et le 18 octobre, lorsque nous le sacrifions, l'animal, sans être aussi familier et aussi caressant qu'autrefois, n'est plus effrayé comme dans le premier mois qui a suivi l'opération.

Autopsie immédiatement après la mort.

La plaie est complètement cicatrisée. Du côté du système nerveux, nous ne trouvons qu'un léger épaississement de la dure-mère sur la fosse sphénoïdale gauche, et un petit foyer de ramollissement noirâtre (Pl. IX, *fig.* 2, n° 1) sur le lobe sphénoïdal du même côté; au pourtour de ce foyer existe, sur une faible étendue, un léger ramollissement grisâtre (*a. b*), empiétant un peu sur le bord antérieur et interne du lobe sphénoïdal droit (*c*).

Les trois expériences que je viens de rapporter méritent d'être rapprochées l'une de l'autre au point de vue symptomatologique et au point de vue anatomique.

Dans les trois cas, la tristesse est très nette et ne peut être rattachée, le compte rendu de nos expériences le prouve, qu'à la lésion cérébrale ; mais, dans les trois cas, à ce sentiment s'ajoutent des phénomènes variables.

Dans la première expérience, existe un véritable état de stupeur, et le chien reflète absolument, par son attitude et par l'expression de son regard, l'attitude et la physionomie de l'individu atteint de stupeur lypémaniaque. Lorsqu'on excite ce chien, il sort de sa stupeur, devient méchant et cherche à mordre ; mais, abandonné à lui-même, il retombe dans son apathie, et debout, immobile, il garde pendant très longtemps la même position (Pl. VII, *fig.* 1).

Dans la deuxième expérience, à part la tristesse, ce qui prédomine, ce sont les modifications du caractère et un sentiment de frayeur poussé très loin. Ce chien est devenu méchant, hargneux ; dès qu'il voit approcher quelqu'un, il court se réfugier dans un coin, l'œil triste et défiant ; il n'obéit plus même à la personne qui le soigne, et menace de la mordre ; les moindres bruits le font tressaillir ou aboyer ; une feuille qui remue suffit à l'effrayer ; son ombre, sa chaîne, lui font peur, etc., etc. (Pl. VIII, *fig.* 1).

Enfin, le chien qui fait le sujet de notre troisième expérience présente des troubles qui se rapprochent beaucoup de ceux qui existent dans le cas précédent (Pl. IX, *fig.* 1).

Les différents symptômes que nous venons de rappeler, et qui se lient à une lésion d'un des lobes sphénoïdaux, lésion produite par l'expérimentation, nous sont bien connus : nous les avons retrouvés chez nos déments mélancoliques, lesquels présentaient aussi une lésion de ces mêmes lobes.

Dans les trois cas, l'autopsie nous montre des lésions qui atteignent les mêmes régions, mais cela d'une manière différente. Chez le chien qui fait le sujet de notre première expérience, et qui présente cet état de stupeur lypémaniaque que nous rappelions tout à l'heure, l'altération atteint pour ainsi dire en masse tout le lobe sphénoïdal gauche et pénètre profondément dans l'intérieur de la substance blanche (Pl. VIII, *fig.* 2 et 3). Quant au deuxième chien, chez lequel prédominent les idées de frayeur et le changement de caractère, la lésion est beaucoup moins profonde. Des plus marquées en une région assez limitée du lobe sphénoïdal, elle s'étend de là, sous forme de ramollissement superficiel, sur la plus grande étendue de ce lobe (Pl. VIII, *fig.* 2). Enfin, dans notre troisième expérience, qui se rapporte à ce chien chez lequel les troubles psychiques, d'abord très marqués, sont allés progressivement en diminuant, la lésion du lobe sphénoïdal est très limitée et consiste en un foyer restreint, au pourtour duquel existe, sur une faible étendue, un léger degré de ramollissement (Pl. IX, *fig.* 2). A une modalité différente de la lésion semble donc correspondre une modalité différente dans l'expression des troubles psychiques.

Si maintenant, nous résumons *les renseignements que nous a fournis l'expérimentation sur les animaux relativement à la localisation des idées de tristesse au niveau de certaine région du cerveau, nous voyons que ces renseignements viennent confirmer ceux de la clinique.*

Revenons maintenant sur quelques points particuliers de nos expériences.

Dans l'Expérience III, les troubles psychiques, très marqués pendant un certain temps, se sont ensuite effacés. Cette évolution n'a rien qui doive nous étonner.

A la suite d'une lésion expérimentale ayant pour but de produire des troubles tout différents des troubles psychiques, ayant pour but de provoquer par exemple des attaques épileptiformes, on voit ces attaques, d'abord très franches et très marquées pendant un certain nombre de jours, disparaître ensuite; et lorsqu'après cette disparition on fait l'autopsie de l'animal, on retrouve, comme chez notre chien, une lésion du cerveau d'une dimension restreinte. Dans ces cas, il faut évidemment admettre que les phénomènes de congestion qui dans les premiers temps existent autour du point lésé, sont allés progressivement en diminuant.

Il est encore quelques troubles qu'ont présentés pendant la vie les chiens dont nous avons rapporté plus haut l'histoire, et que l'autopsie explique tout naturellement. Ainsi, les *phénomènes giratoires* que nous avons constatés dans les deux premiers cas immédiatement après l'opération et dont la lésion du pédoncule cérébral rend parfaitement compte. Ainsi encore, les *troubles paralytiques de tout un côté du corps*, qui se rattachent bien évidemment à la destruction d'une partie des fibres conductrices qui constituent ce même pédoncule.

Avec l'expérimentation sur les animaux, nous terminons l'étude des quatre ordres de faits dont nous avons invoqué le témoignage pour élucider la question de savoir si la forme que revêt le délire dans la démence mélancolique ne peut être rattachée à la localisation de la lésion au niveau de certaine région du cerveau.

On s'en souvient, après avoir montré que le délire pouvait s'expliquer par la perturbation cellulaire produite par la lésion organique, un problème se posait: celui de savoir pourquoi ce délire affectait la forme mélancolique. Conduit par les faits, et toute autre interprétation étant inadmissible, nous avons été amené à nous demander si le siège de la lésion ne pouvait pas expliquer cette forme ; en d'autres termes, s'il n'existe pas sur la surface des hémisphères cérébraux certaines régions qui seraient chargées plus spécialement d'élaborer, d'emmagasiner les idées de tristesse, régions dont la lésion qui caractérise la démence mélancolique mettrait en jeu l'activité.

Nous avons invoqué à ce point de vue le témoignage de quatre ordres de faits différents. Ce témoignage, *tout en ne nous permettant pas d'affirmer encore d'une façon absolue la réalité de cette manière de voir, nous donne le droit, croyons-nous, de poser nettement la possibilité de cette localisation, et de dire : que les circonvolutions qui forment la lèvre inférieure de la scissure de Sylvius, et qu'en arrière de cette lèvre et sur une étendue encore indéterminée, les circonvolutions temporales, et surtout les circonvolutions sphénoïdales et les circonvolutions de l'hippocampe, seraient le siège de ces idées.* (Pl. I, II, III, IV, V, VI). Nous disons : *sur une étendue encore indéterminée;* cependant nos observations nous permettent plus de précision, du moins pour les *lobes temporaux* ; dans toutes les observations, en effet, où les lésions ont pu être nettement délimitées, *seul le bord antérieur de ces lobes était atteint.*

Tels sont les enseignements que nous révèlent les faits concernant le délire envisagé dans son fond ; viennent maintenant quelques considérations générales relatives à ce même délire, et, parmi ces considérations, une des plus importantes est celle qui concerne les *rapports qui existent entre la marche du travail organique et la marche des troubles psychiques.*

En suivant la marche de la démence mélancolique, nous voyons que, dans la grande majorité des cas, après une période initiale dans laquelle l'intensité du délire est généralement très marquée, apparaît de l'accalmie entrecoupée à certains moments de crises d'agitation.

Pendant la durée de cette accalmie, le délire mélancolique se continue, et le plus souvent la démence fait de lents progrès. L'anatomie pathologique rend compte de *cette marche des troubles psychiques* en nous montrant l'existence, au début, de phénomènes d'irritation très marquée (Obs. XIV), et plus tard, au contraire, une lente extension du travail anatomique, soit en avant, soit en arrière de son point d'origine, qui est généralement la lèvre inférieure de la scissure de Sylvius (Obs. III, IV, XVII). L'irritation du début est en rapport évidemment avec l'acuité du délire qui existe à ce moment, tandis que l'envahissement progressif des cellules nerveuses par le travail organique explique, d'une part la réalisation lentement progressive de la démence, et d'autre part la persistance des idées de tristesse, les régions qui président à ces idées étant peu à peu envahies par ce travail.

Quant aux *accès d'agitation* qui traversent les périodes de calme, ils doivent être rattachés aux poussées congestives qui se font du côté de l'encéphale et qui se traduisent non seulement par l'agitation, mais encore par la congestion de la face, et même par une certaine élévation de la température générale.

Ces rapports entre la marche des troubles psychiques et celle des lésions dans la démence mélancolique nous expliquent encore une particularité que nous avons signalée au chapitre de la Symptomatologie ; ils nous expliquent le pourquoi de la *non-systématisation du délire*. En aliénation mentale, pour qu'un délire se systématise, il faut que l'intelligence soit conservée quant au fond. Ce n'est pas là ce qu'on retrouve dans la démence mélancolique, où on constate au contraire un affaiblissement intellectuel dont les progrès vont croissant.

Cela dit, relativement aux rapports qui existent entre la marche du travail organique et la marche des troubles psychiques, il est une autre question qui réclame une solution.

Tout en rejetant la possibilité de rattacher la forme que revêt le délire dans la démence mélancolique à la nature de la lésion, nous avons fait des réserves relatives à l'influence de cette dernière ; le moment est venu de les expliquer.

Nous croyons que toute lésion atteignant les régions que nous avons indiquées plus haut donne lieu à des troubles psychiques qui rentrent dans le domaine du sentiment triste. Mais pour que ces troubles se traduisent par les idées que nous avons retrouvées dans nos différentes observations, il faut que le travail organique ne soit pas trop aigu, sinon il se produit des phénomènes de coma et d'assoupissement. C'est ce qui arrive dans les inflammations aiguës des méninges de la base du cerveau.

On sait, en effet, que ces symptômes, *coma* et *assoupissement*, sont, dès le début, l'apanage ordinaire de la méningite de la base, tandis que la méningite de la convexité entraîne d'abord après elle de l'excitation et du délire. N'y a-t-il pas dans cette modalité particulière des symptômes, suivant que l'inflammation siège à la base ou au contraire à la convexité du cerveau, un point intéressant à mettre en relief, et qui est comme un autre témoignage encore en faveur de la localisation du sentiment de dépression au niveau de la base de cet organe ?

Autre question. *La forme mélancolique faisant corps avec le délire est-elle toujours sous la dépendance d'une altération, fonctionnelle ou autre, siégeant au niveau des régions qui président aux idées de tristesse ?*

C'est là une question à laquelle nous ne pouvons encore répondre.

Telle cellule nerveuse présidant, à l'état physiologique, à toute autre idée que les idées de tristesse, ne peut-elle pas voir, sous l'influence de certaines causes pathologiques, son fonctionnenement complètement dévié ? Je ne sais. Il ne faut pas oublier que l'étude scientifique du cerveau et de l'intelligence n'en est encore qu'à son début.

Enfin les recherches que nous avons exposées dans le cours de ce chapitre éclairent une question qui tend à être résolue, ce me semble, dans un sens différent de celui indiqué par les faits. On a actuellement beaucoup de tendance à admettre que la paralysie générale peut être consécutive à une folie simple, c'est-à-dire à une folie sans lésion organique, dont elle serait comme la suite naturelle. Les observations de démence mélancolique nous mettent en garde contre une pareille manière de voir, et cela de deux façons différentes : d'abord en nous montrant qu'au début de la démence mélancolique, alors que la folie revêt les allures d'une vésanie simple, existent déjà des lésions organiques du cerveau ; en second lieu, en nous montrant que lorsque ces lésions se généralisent elles donnent lieu, non pas à une paralysie générale, mais à une paralysie généralisée.

C. Physiologie pathologique des principaux éléments du délire. — Il nous reste maintenant, pour terminer l'étude de la physiologie pathologique des troubles psychiques qu'on rencontre dans la démence mélancolique, à passer en revue quelques-uns des principaux éléments du délire que nous avons étudiés au chapitre de la Symptomatologie : *idées de suicide*, *idées religieuses* et *hypochondriaques*, *stupeur*, *perversions sensorielles*. Quoique cette étude fasse partie de celle du délire, nous lui consacrons cependant un paragraphe à part.

Idées de suicide. — Dans la démence mélancolique, les idées de suicide, ainsi que nous l'avons établi (pag. 125), ne se retrouvent guère que dans les premières périodes de la maladie. Ces idées sont intimement liées à l'agitation et à l'anxiété que présentent les malades, et elles disparaissent lorsque cette anxiété et cette agitation disparaissent. Il semble donc que, dans ces cas, les idées de suicide doivent être considérées comme le plus haut terme du sentiment qui agite les malades.

Au mois d'août dernier, un Médecin dont nous avons déjà souvent rencontré le nom dans le cours de ce Mémoire, M. Voisin, communiquait à l'Académie de Médecine, dans sa séance du 8 août 1882, un Mémoire dans lequel, *en se basant sur trois faits*, il pensait pouvoir localiser le siège des idées de suicide « dans un territoire de l'écorce cérébrale corespondant à la région bregmatico-iliaque, et situé dans la partie la plus interne des circonvolutions frontales ascendantes, des première et deuxième circonvolutions pariétales, et dans les lobes pariétaux, c'est-à-dire dans les parties moyennes et internes des hémisphères cérébraux[1]. »

Ne connaissant le Mémoire de M. Voisin que par le court résumé qu'en a donné le *Bulletin* de l'Académie de Médecine, et par suite ignorant complètement la nature des observations sur lesquelles se base notre Confrère pour établir cette localisation, toute discussion de son travail nous est impossible. Toutefois, ce que nous pouvons dire, c'est que, de par les faits que nous avons réunis, *si les idées de suicide ont un siège particulier sur la surface des hémisphères cérébraux*, c'est en un point autre que celui admis par M. Voisin qu'il faut rechercher ce siège. Les idées de suicide font en effet partie du grand sentiment que nous avons été amené à localiser au niveau des régions du cerveau que l'on connaît maintenant. Si donc un siège particulier doit être assigné à ces idées, c'est au niveau de cette région qu'il doit être évidemment recherché, et d'après nos observations, en tenant compte de ce fait que ces idées ne se retrouvent guère qu'au début de la maladie, *c'est le long de la lèvre inférieure de la scissure de Sylvius, surtout sur la partie antérieure des lobes sphénoïdaux*, *c'est-à-dire au niveau des*

[1] *Bulletin de l'Académie de Médecine*, 1882, n° 32, pag. 935.

points primitivement atteints dans nos observations, que se trouverait ce siège.

Cependant, quoiqu'il nous paraisse possible qu'on arrive plus tard à dissocier le territoire que nous avons assigné au sentiment triste en un certain nombre de centres se rapportant aux idées principales qui rentrent dans ce sentiment, jusqu'à présent cette dissociation est encore impossible, aussi bien pour les idées de suicide que pour toute autre idée, les *idées hypochondriaques* primitives par exemple, qui font, elles aussi, partie du sentiment triste.

Quant aux *idées religieuses*, je laisserai complètement dans l'ombre leur étude physiologique.

Stupeur. —Lorsqu'on compare les effets d'une même cause appliquée sur les régions de la base du cerveau ou au contraire sur la convexité de cet organe, on voit que ces effets sont différents. Ainsi, tandis que la méningite de la base entraîne après elle, dès le début, des phénomènes de coma et d'assoupissement, la méningite de la convexité produit au contraire des phénomènes d'excitation et du délire ; ainsi encore, tandis que, dans la paralysie générale à forme dépressive, les lésions sont surtout marquées à la base, ces lésions, dans la paralysie générale avec exaltation, ont leur siège principal au niveau de la convexité. Par conséquent, si une même cause appliquée en des régions différentes produit des effets différents, il nous paraît certain que la différence dans les résultats obtenus ne peut tenir qu'à la différence dans le siège d'application de cette cause. Ce point important à établir nous explique pourquoi, dans la démence mélancolique que caractérise une périencéphalite de la base, l'agitation liée au travail organique et aux congestions qui accompagnent ce travail se traduit, non pas tant par des phénomènes d'excitation, comme dans la manie, que par des phénomènes dont l'*anxiété* est le terme le plus élevé.

Est-ce à cet ordre de faits qu'il faut rapporter aussi la fréquence de la *stupeur* dans la démence mélancolique? Nous ne savons encore. Donner actuellement une explication scientifique, c'est-à-dire basée sur des faits positifs, de ce dernier symptôme, nous est impossible. Nous ne pouvons que signaler certaine particularité qui nous frappe relativement à sa physiologie pathologique: c'est le rôle considérable que nous paraît jouer dans sa production la substance blanche, c'est-à-dire les cordons conducteurs. Laissant de côté ce que pourrait nous révéler à cet égard l'étude de la symptomatologie, nous voulons seulement faire remarquer : d'une part que, dans nos expériences sur les animaux, chaque fois que nous avons produit cet état de stupeur, il existait une lésion de la substance blanche (notre première expérience est un exemple frappant de ce que nous avançons actuellement); d'autre part, que dans les maladies organiques du cerveau, la stupeur est souvent liée à la compression de cet organe, compression qui fait évidemment ressentir son effet sur la substance blanche. Le rôle de cette dernière substance dans la production de la stupeur nous expliquerait la fréquence de ce symptôme dans les cas de démence mélancolique. Ce rôle tiendrait évidemment à ce que la région atteinte dans ce cas est absolument contiguë à un faisceau de fibres conductrices excessivement importantes, les pédoncules cérébraux, qui mettent en relation la périphérie du cerveau avec le reste de l'économie.

Si le rôle de la substance blanche dans la production de la stupeur vient à se confirmer, les faits montreront certainement qu'il n'est pas besoin de grosses lésions pour produire ce symptôme, mais que les troubles circulatoires suffisent.

Perversions sensorielles.—Au chapitre de la Symptomatologie, nous avons réuni sous la dénomination de perversions sensorielles tout ce qui se rattache aux troubles des organes des sens : hyperesthésie, anesthésie, illusions et hallucinations. Nous renverrons l'étude de l'hyperesthésie et de l'anesthésie au moment où nous étudierons la physiologie pathologique des troubles somatiques, et nous retiendrons seulement ici celle des *illusions* et des *hallucinations.*

Les *illusions* reconnaissent comme point de départ une excitation venant de l'extérieur ; les *hallucinations* sont réalisées de toutes pièces par l'individu, sans provocation extérieure. Telle est la distinction qu'on établit généralement entre les illusions et les hallucinations.

Cette distinction est naturelle, mais il ne faut pas voir là une différence radicale entre ces deux ordres de perversions. En effet, dans la véritable illusion, la sensation objective est transformée ; et si, comme je l'ai établi ailleurs pour les sensations visuelles [1], cette tranformation peut s'expliquer, dans certains cas, par un trouble dans le fonctionnement des organes périphériques, troubles que le cerveau ne redresse pas, mais au contraire qu'il aggrave lorsqu'il est en délire, dans beaucoup de cas, au contraire, il faut admettre que cette transforma-

[1] Mairet, *De l'illusion en général, des sensations visuelles comme causes d'illusions.* Th. de Montpellier, 1876.

tion a lieu dans la partie centrale du système nerveux. Lorsqu'il en est ainsi, plus on cherche à pénétrer dans l'essence même de ces faits, plus on voit la nécessité d'admettre qu'il existe sur la périphérie des hémisphères cérébraux des centres où la sensation devient perception et dont la lésion, fonctionnelle ou autre, est nécessaire à la réalisation des illusions. Mais s'il en est ainsi, ces centres de perception peuvent parfaitement, on le comprend, expliquer aussi la production de l'hallucination ; et par conséquent, on le voit, il y a, de par leur mode de réalisation, une étroite parenté entre l'illusion et l'hallucination.

De plus, cette distinction, basée sur l'existence ou la non-existence d'un excitation venant de l'extérieur, entraîne à ranger parmi les hallucinations tout un groupe de faits qui doivent être plutôt rangés parmi les illusions. Ce sont les faits que j'ai désignés dans l'ouvrage cité plus haut sous le nom d'illusions subjectives, et dont le point de départ se trouve dans l'extrémité terminale du nerf sensoriel ou sur le trajet de ce nerf. Ces illusions sont aux sensations subjectives ce que les illusions objectives sont aux sensations objectives ; et comme ces deux ordres de sensations sont soumises aux mêmes lois physiologiques, il me paraît tout naturel de ramener les perversions sensorielles provenant des sensations subjectives dans le cadre des illusions plutôt que dans celui des hallucinations. C'est là un point que j'ai établi dans ma Thèse de doctorat avec des détails suffisants pour qu'il me soit permis de le rappeler seulement ici.

Toutefois, dans ce dernier travail, j'admettais bien que ces illusions pouvaient reconnaître comme point de départ le cordon nerveux lui-même, mais je ne citais aucune observation de cet ordre, je m'attachais exclusivement aux illusions produites par les lésions de l'expansion terminale du nerf, de la rétine en particulier ; de plus, je n'étudiais pas les caractères cliniques qui me paraissent séparer ces faits des hallucinations proprement dites.

Les observations de démence mélancolique que nous avons rapportées nous ont permis de signaler les caractères cliniques de ces illusions subjectives (pag. 129), et l'anatomie pathologique nous a montré la réalité de l'existence, dans ces cas, de l'altération du cordon nerveux. Ainsi, chez Gib... (Obs. III), qui avait au début des illusions subjectives de la vue, on trouve à l'autopsie une lésion très nette des nerfs optiques qui aboutit à la cécité ; il en est de même chez Cous... (Obs. IV). D'une manière générale, dans les différentes observations de démence mélancolique existent des lésions des nerfs de la base, et on comprend facilement que ces lésions aient pu, à un moment donné, être le point de départ d'excitations suffisantes pour provoquer des illusions.

Mais si les sensations subjectives peuvent donner lieu à des illusions, pas plus que pour les illusions objectives nous ne savons comment ces illusions arrivent à se produire, et il faut toujours admettre, comme pour les hallucinations d'ailleurs, l'existence de centres cérébraux au niveau desquels se ferait la perception, perception qui dans ces cas serait anormale.

Ces centres existent-ils ? où siègent-ils ? et comment, nous étant connus, comprendrions-nous leur mise en activité dans la démence mélancolique ? Ce sont là tout autant de questions auxquelles nous pourrions répondre avec toutes les apparences d'une réelle rigueur scientifique, si nous ne craignions de prendre pour la réalité des faits qui ont encore besoin d'être confirmés. Nous n'aurions, en effet, qu'à invoquer les recherches de certains savants, de Ferrier[1], de Hermann Munk[2], par exemple.

Ferrier admet qu'il existe à la surface des hémisphères cérébraux des centres sensitifs, c'est-à-dire des centres en rapport avec les divers ordres de sensations, et qui « doivent être considérés non seulement comme les organes de la conscience des impressions sensitives immédiates, mais comme le registre organique d'expériences sensitives spéciales. Cette mémoire organique est le fondement physique de la rétentivité, et la propriété de la réexcitabilité constitue la base organique du souvenir et de l'idéation[3]. » En un mot, d'après Ferrier, « les centres sensitifs, outre qu'ils sont les organes de la sensation ou de la conscience des impressions présentes, contiennent, par suite de la persistance et de la reproductibilité des modifications physiques coïncidentes, les matériaux et la possibilité de connaissances simples et complexes, du moins en tant que celles-ci dépendent de l'expérience sensitive seulement[4]. »

Comme Ferrier, Munk admet aussi l'existence de centres, de *sphères* corticales où se ferait la perception des sensations et où s'emmagasineraient les images commémoratives produites par ces sensations.

Les centres dont Ferrier, Munk et d'autres auteurs

[1] Ferrier ; *Les fonctions du cerveau*, traduit de l'anglais, par H.-C. de Varigny, 1878.

[2] Hermann Munk ; *Ueber die Fonctionen der Grosshirnrinde*. Berlin, 1881, in-8. Analysé in *Revue philosophique de la France et de l'Étranger*, par Georges Hervé, octobre 1882.

[3] Ferrier ; *loc. cit.*, pag. 415.

[4] *Ibid.*, pag. 416.

ont signalé l'existence au niveau des hémisphères cérébraux, et auxquels ces savants font jouer le rôle que nous connaissons, pourraient nous rendre compte de la production des illusions et des hallucinations. Ne réalisent-ils pas, d'après les propriétés physiologiques que ces auteurs leur attribuent, toutes les conditions nécessaires pour cela? On comprend, en effet, très bien que, sous l'influence de certaines altérations, l'activité de ces centres puisse être mise en jeu et donner lieu, soit à une perception fausse d'une sensation objective ou subjective, soit à la production de toutes pièces d'une représentation figurative, sans aucune impression venant de l'extérieur.

Mais l'existence de ces centres étant admise, et d'autre part étant admis aussi leur rôle dans la production des illusions et des hallucinations, comment expliquer leur mise en activité dans la démence mélancolique? Cela dépend naturellement beaucoup du siège qu'occupent ces centres à la périphérie du cerveau, et des rapports de ce siège avec celui des lésions dans cette dernière maladie.

Nous connaissons suffisamment le siège qu'affectent les lésions dans la démence mélancolique, pour qu'il soit inutile d'y revenir ici. Rappelons seulement que dans le type clinique que nous étudions, existent surtout des perversions sensorielles de la vue et de l'ouïe, et que ces perversions se produisent plus particulièrement pendant les périodes d'agitation. Ce point établi, si nous nous nous reportons aux travaux de Ferrier et de Munk, nous voyons que le premier localise le centre de l'*audition* au niveau de la *circonvolution temporo-sphénoïdale supérieure*, et celui de la *vision* sur le *lobule supra-marginal* et *le pli courbe*, et que le second localise le centre de l'*audition* au niveau de l'*extrémité inferieure du lobe temporal* et celui de la *vision* sur une étendue assez considérable du *lobe occipital et de la partie postérieure du lobe temporal*.

On ne peut qu'être frappé évidemment de la relation qui existe entre le siège que Ferrier et Munk assignent au centre de l'audition et de la vision, et celui qu'occupent les lésions dans la démence mélancolique.

Cette relation est telle en effet qu'il y aurait pour ainsi dire continuité entre le siège des idées de tristesse et celui des centres de l'olfaction et de la vision. Aussi comprend-on facilement que le travail irritatif qui existe dans la démence mélancolique, surtout pendant les périodes de congestion, puisse faire sentir son action jusqu'au niveau de ces centres, les mettre en activité et donner lieu ainsi à la production d'illusions et d'hallucinations.

Quoique les recherches de MM. Ferrier et Munk sur les centres psycho-sensoriels cadrent parfaitement avec celles qui nous sont personnelles, relativement aux idées de tristesse ; quoiqu'elles les complètent pour ainsi dire, car on sait quel rapport intime unit, d'une manière générale, le délire mélancolique et les perversions sensorielles, nous ne pouvons cependant les accepter que sous bénéfice d'une confirmation ultérieure. Nous ne devons pas oublier que d'atures auteurs, Luys, par exemple, tout en admettant l'existence de ces centres, les localisent en d'autres points du cerveau. Toutefois nous avons cru devoir rappeler les recherches de Ferrier et de Munk et les rapprocher des nôtres, afin de montrer que celles-ci ne sont pas isolées dans la science et qu'elles se rattachent déjà à d'autres.

B. — Troubles somatiques.

Les troubles somatiques qui existent dans la démence mélancolique sont de deux ordres (pag. 131) : les uns se rattachent à l'état général, les autres aux altérations du cerveau. Nous nous occuperons plus particulièrement des seconds.

Parmi les troubles somatiques liés aux altérations cérébrales, il en est quelques-uns dont la physiologie pathologique est bien connue, et sur lesquels par conséquent nous pourrons être bref: ce sont les *anesthésies*, les *hyperesthésies sensorielles*, et les *paralysies localisées*.

L'*anesthésie sensorielle* la plus fréquente est celle qui atteint le sens de l'olfaction. Cette anesthésie s'explique parfaitement par la lésion des nerfs olfactifs, lésion qui existe dans le plus grand nombre des observations avec autopsie que nous avons rapportées. Quant aux troubles de la vision qui arrivent dans certains cas jusqu'à la cécité (Obs. III, IV, XVII), les altérations du nerf optique qu'on retrouve à l'autopsie, ramollissement, enserrement par des travées de tissu conjonctif, en rendent aussi très bien compte.

L'*hyperesthésie sensorielle*, symptôme généralement du début, porte à peu près exclusivement sur le sens de l'ouïe et peut s'expliquer aussi par l'irritation que produit le travail organique, irritation qui ferait sentir ses effets, soit au niveau de l'expansion terminale du nerf acoustique, soit sur le cordon nerveux lui-même.

Quant aux *paralysies localisées* (*chute des paupières, dilatation pupillaire, paralysie des muscles de la face*), il me paraît inutile d'insister longuement sur leur physiologie pathologique, étant donnés, d'une part le siège du travail organique dans la démence mélancolique à la base du cerveau, et d'autre part nos connaissances sur la physiologie des nerfs de la base et des nerfs moteur oculaire commun et facial en particulier.

Je voudrais seulement rappeler qu'une de ces paralysies, celle qui porte sur les muscles de la face, s'accompagne de troubles de la parole. Ces troubles, nous les avons séparés, au point de vue clinique, de ceux qui existent dans la paralysie générale proprement dite (page 91). La physiologie pathologique ne distingue pas moins que la clinique ces deux ordres de troubles. En effet, tandis que les premiers, ainsi que nous venons de le voir, se rattachent à une altération des nerfs de la base, on est obligé de rechercher ailleurs l'explication des seconds, c'est-à-dire de ceux de la paralysie générale. Pour expliquer ceux-ci, il faut invoquer les lésions qui siègent à la périphérie du cerveau, soit qu'avec l'école localisatrice on admette que, dans ces cas, l'altération atteint le centre psycho-moteur qui préside au langage, soit que, comme M. Voisin[1] par exemple, on attribue ce trouble aux altérations des cellules de la couche corticale, envisagée d'une manière générale et présidant à l'association des idées, à la mémoire, etc.

A côté des troubles somatiques qui précèdent, et dont nous venons d'indiquer brièvement la physiologie pathologique, il en est quelques autres qui méritent de nous arrêter : ainsi les *attaques apoplectiformes et épileptiformes*, ainsi *certaines particularités de la physionomie*

[1] Voisin ; *Traité de la paralysie générale*, pag. 123.

des malades, auxquelles nous avons été amené à attacher une réelle importance comme signe diagnostique.

Les *attaques apoplectiformes et épileptiformes* se retrouvent à peu près exclusivement dans les dernières périodes de la démence mélancolique. Les troubles congestifs constatés dans ces cas à l'autopsie, et qui aboutissent généralement à la suffusion sanguine sous pie-mérienne, ou même à un état piqueté de la substance nerveuse elle-même, rendent parfaitement compte de ces attaques. C'est aussi évidemment à des troubles congestifs qu'il faut attribuer ces vertiges que présentent parfois les malades pendant la durée de la maladie. Toutefois, la physiologie pathologique exacte de ces derniers troubles, de même que celle des *fourmillements,* de l'*endolorissement* qu'offrent certains déments mélancoliques au niveau d'un ou de plusieurs membres, est encore loin pour nous d'être complètement élucidée, bien que nous ayons déjà réuni à cet égard beaucoup de matériaux empruntés à la clinique et à l'expérimentation.

Les *particularités qu'affecte la physionomie* des malades atteints de démence mélancolique, à part les troubles paralytiques dont nous avons parlé plus haut, consistent en un état de *relâchement général des muscles de la face,* en une *coloration particulière* de cette dernière et surtout en *des arborisations sanguines au niveau des ailes du nez et des pommettes.*

Ces *arborisations,* qui consistent en des stases comparables à celles qu'on retrouve dans l'alcoolisme, sont le reflet, croyons-nous, des troubles circulatoires qui existent au niveau des vaisseaux de la base du cerveau et dont l'autopsie met nettement en relief toute la valeur.

Il existe en effet, en ces régions, une gêne considérable de la circulation, et dans certains cas même les vaisseaux sont enserrés complètement par le travail inflammatoire. L'anatomie pathologique n'est pas seule d'ailleurs à m'entraîner vers cette interprétation ; la clinique m'y amène aussi, en me montrant combien facilement et rapidement, dans la démence mélancolique, les altérations cérébrales retentissent sur l'*organe central de la circulation*, du côté duquel on constate, soit de l'hypertrophie, soit de la dilatation; toutes nos autopsies en font foi. Enfin la connaissance des anastomoses qui existent entre la carotide interne et la carotide externe m'explique pourquoi ces stases se localisent plus particulièrement au niveau des pommettes et des ailes du nez.

Quant à la *coloration particulière de la face*, qui revêt généralement, lorsque la maladie est confirmée, une teinte d'un mat jaunâtre, son explication est encore difficile à donner. Se rattache-t-elle à une altération générale du sang ; est-elle due à la dissociation locale des éléments de ce tissu par suite des stases dont nous parlions tout à l'heure ? C'est encore là, pour nous, une question absolument obscure.

Pour ce qui concerne l'état de *relâchement des muscles de la face*, le sentiment de dépression qui existe chez les malades doit-il être seul invoqué ? Nous ne savons encore ; peut-être faut-il faire intervenir aussi quelques troubles de nutrition.

Il est un autre trouble somatique qui me paraît se rattacher absolument aux lésions cérébrales : c'est la *fièvre* qu'on rencontre au début ou dans le cours de la maladie. Ce qui prouve la justesse de notre manière de voir, c'est que cet élément se lie intimement aux congestions sanguines qui se font du côté de cerveau, ainsi que je l'ai déjà dit (pag. 134).

Quant aux *troubles somatiques que présente l'état général*, et que caractérise une détérioration physique plus ou moins profonde, ils sont dus évidemment à un vice dans la nutrition.

PATHOGÉNIE.

L'étude de la pathogénie, c'est-à-dire l'étude des rapports qui existent entre une ou plusieurs causes et le développement d'une maladie, est toujours une étude très difficile. On ne s'étonnera donc pas si, dans ce qui suit, nous laissons encore dans l'ombre des points importants.

Cependant, dans certains cas de démence mélancolique, le rapport entre la cause et la lésion est facile à établir. Nous avons vu, en effet, que cette lésion pouvait être consécutive à la propagation d'un travail inflammatoire siégeant en un point voisin du cerveau ; qu'elle pouvait être, par exemple, consécutive à une inflammation de l'organe de la vue et de l'organe de l'ouïe (Obs. XX, XXI), ou encore à l'action d'un corps étranger produisant autour de lui un travail irritatif (Obs. XXIII).

D'autres fois ce rapport, tout en étant moins précis que dans les cas précédents, peut encore être déterminé d'une manière assez nette : ainsi, dans l'observation de Gib.... (Obs. III). Dans ce cas, l'hypertrophie cardiaque rend compte de la production de la périencéphalite constatée à l'autopsie ; ce n'est pas, en effet, la première fois que nous voyons cette dernière être réalisée par une hypertrophie du cœur.

Dans les faits de la nature de ceux que nous venons de rappeler, les rapports entre les causes et les lésions s'expliquent donc parfaitement par la nature des causes qui ont agi ; il en est de même de la nature du travail organique. Mais ces observations, qui appartiennent, au point de vue étiologique, au premier groupe que nous avons établi au chapitre de l'Étiologie, sont de beaucoup les plus rares. La grande majorité des cas de démence mélancolique, je dirai même la démence mélancolique type, appartient au second groupe, c'est-à-dire à celui dans lequel les *causes dépressives, soit physiques, soit psychiques, jouent un grand rôle.* Ce sont ces derniers faits dont nous avons maintenant à rechercher la pathogénie.

Ici, le problème pathogénique devient obscur. Nous trouvons bien des causes expliquant le pourquoi du développement de l'aliénation mentale, nos observations le prouvent ; mais il nous est plus difficile de savoir comment ces causes, appliquées au cerveau, arrivent à produire les lésions que nous connaissons, c'est-à-dire le ramollissement de la couche grise périphérique des hémisphères cérébraux.

Ce ramollissement, l'anatomie pathologique nous a montré qu'il pouvait se rattacher, soit à l'inflammation, soit à la dégénérescence. Et cependant, si nous remontons aux faits, nous retrouvons les mêmes causes, que le travail soit de nature inflammatoire ou de nature dégénérative. Comment donc expliquer que des causes identiques puissent produire des effets si différents ? Il y a là encore pour nous une inconnue.

Il est vrai que si nous invoquions le témoignage de certains savants, de Rokitansky par exemple, le problème que nous posons actuellement deviendrait moins obscur.

Rokitansky, en effet, pense que dans la paralysie générale, et par suite dans la démence mélancolique, — puisque le travail organique est de même nature dans celle-ci que dans celle-là, — la lésion, que la plupart des auteurs regardent aujourd'hui comme étant de nature inflammatoire, ne se rattache pas à l'inflammation, mais qu'elle est due à un travail de dégénérescence d'une nature particulière. Ainsi, si nous admettions la manière de voir de Rokitansky, nous pourrions dire que s'il y a dans la démence mélancolique une diversité dans la forme sous laquelle se manifeste à nous le travail organique, il n'y en a pas dans le fond, ce travail étant toujours constitué par la dégénérescence ; et par conséquent la différence dans les effets d'une même cause, que nous signalions plus haut, disparaîtrait complètement. Reconnaissons-le immédiatement : ce serait trop pour les besoins de notre cause que nous invoquerions le témoignage de Rokitansky. Si en effet nous pensons que l'étude de la nature du travail organique qui existe dans la démence paralytique et dans la démence mélancolique réclame de nouvelles recherches, nous ne pouvons encore cependant présenter à cet égard des résultats précis.

Toutefois nous devons faire remarquer que si nous invoquons la clinique, tout nous entraîne vers l'idée que le travail organique de la démence mélancolique est essentiellement caduque, que nous interrogions l'étiologie, qui nous montre surtout des causes d'usure, telles que fatigues, misères physiques, chagrins domestiques longtemps prolongés, etc., que nous interrogions la marche de la maladie avec ses longues périodes d'accalmie et le lent envahissement des régions circonvoisines par les altérations.

Cela dit d'une manière générale sur la pathogénie, il est certaines questions qui se rattachent intimement à cette dernière, et sur lesquelles nos recherches nous permettent, croyons-nous, de jeter un certain jour. L'une de ces questions est la suivante : *Pourquoi, dans certains cas de démence mélancolique, le travail anatomique reste-t-il localisé ; pourquoi, dans d'autres cas, se généralise-t-il ?*

C'est à l'étude des causes qu'il faut demander la solution de cette question. Dans la *démence mélancolique* proprement dite, que trouvons-nous comme causes ? Dans un premier groupe de faits, nous trouvons des causes essentiellement locales : ce sont ceux dans lesquels la maladie est due à un travail de voisinage.

Dans un second groupe, nous rencontrons des causes diverses, mais qui agissent toutes dans le même sens, dans le sens de la dépression. Si on étudie ces causes de près ; si on fouille, comme nous avons pu le faire dans certains cas, l'étiologie des malades atteints de démence mélancolique (Obs. I, II, III, IV, XV, XVII, XXI) ; si on suit l'action de ces causes, action continue, longtemps prolongée ; si on se rend compte de leur importance, on comprend parfaitement le développement d'un travail localisé ; on ne comprendrait pas celui d'un travail généralisé.

De plus, quand on étudie le terrain sur lequel s'appliquent ces causes, on ne retrouve pas, de ce côté, des conditions suffisantes pour expliquer la généralisation du travail. C'est chez la femme que se développe le plus souvent la démence mélancolique, c'est-à-dire, par comparaison avec le cerveau de l'homme, sur un cerveau qui est beaucoup moins exposé que celui de ce dernier aux multiples causes d'excitation et d'usure, qui le prédisposent à ressentir et à subir dans sa totalité les atteintes des causes morbifiques.

Certes, le travail organique qui caractérise la démence mélancolique peut s'étendre plus ou moins loin de son point d'origine. Dans ces cas, l'envahissement s'explique, ou bien par la nature essentiellement irritative de la cause (Obs. XIX, XXI), ou bien par la durée de la maladie et les mauvaises conditions générales de la nutrition (Obs. IV, XVII), ou bien enfin par les conditions du terrain sur lequel la lésion s'est développée : c'est ainsi que chez les personnes avancées en âge, on voit la démence s'affirmer dès le début de la maladie et prendre rapidement une certaine extension (Obs. I).

Lorsque le *travail anatomique se généralise*, c'est-à-dire lorsqu'il aboutit à la *paralysie généralisée*, à côté des causes qui agissent dans la démence mélancolique ordinaire on en trouve d'autres qui ont une action plus profonde : c'est une suspension brusque de la menstruation, c'est l'établissement de la ménopause, c'est une insolation (Obs. X, XI). Mais ce qu'on rencontre surtout dans ces cas, c'est un cerveau tout préparé dans son ensemble à recevoir l'impression des causes morbifiques. La prédominance qu'avait le sexe féminin dans la production de la démence mélancolique s'efface ; c'est chez l'homme au contraire qu'on rencontre le plus souvent la paralysie généralisée, c'est-à-dire sur un cerveau qui, d'une manière générale, travaille beaucoup plus que celui de la femme et est soumis à des influences pathologiques : usage des boissons alcooliques, abus des plaisirs vénériens qui, sans être portés à l'excès, l'ébranlent cependant, surtout dans les cas où ce cerveau est déjà prédisposé par l'hérédité. Ce sont ces conditions que nous retrouvons chez Ful... et chez Cla... (Obs. XI, XII), qui existent encore quelquefois plus précises chez d'autres malades, qui nous rendent compte de la généralisation du travail organique.

Ainsi, la nature des causes et la nature du terrain sur lequel agissent ces causes nous expliquent pourquoi, dans certains cas, le même travail reste localisé ; pourquoi, dans d'autres cas, il se généralise. Mais les considérations qui précèdent nous amènent à nous demander pourquoi d'autres fois ce travail se diffuse, ainsi qu'il arrive dans la paralysie générale. C'est encore l'étiologie que nous donnera la solution de cette question.

Dans la véritable *paralysie générale*, si, sans nous préoccuper des cas particuliers, nous envisageons les faits dans leur généralité, nous voyons que cette maladie est le résultat de causes agissant profondément et sur l'ensemble du système nerveux. En tête de ces causes se placent les excès de tous genres : excès vénériens, excès alcooliques, excès de travail intellectuel, etc., qui le plus souvent combinent leur action et assurent ainsi davantage leurs effets ; aussi, comme ces excès sont généralement liés à la fortune publique, voit-on la paralysie générale suivre le développement de cette dernière [1].

[1] Dans le département de l'Hérault, l'arrondissement de Béziers a pris depuis quelques années une extension considérable au point de vue de la richesse publique et a laissé, à cet égard, loin derrière lui l'arrondissement de Montpellier. Aussi, tandis qu'il y a dix ans le chiffre des déments paralytiques de l'arrondissement de Béziers admis à l'asile était, par rapport à celui de l'arrondissement de Montpellier et relativement au chiffre de la population :: 75 : 100, est-il devenu aujourd'hui :: 116 : 100.

En présence de pareilles causes, on comprend facilement que le travail organique envahisse toute la périphérie du cerveau ; s'il en était différemment, on aurait lieu de s'en étonner. On comprend encore l'envahissement rapide des hémisphères cérébraux dans ces cas de fausses paralysies générales, qui reconnaissent comme causes l'alcoolisme et la syphilis par exemple, deux intoxications à lésions essentiellement généralisées et diffuses.

L'étude de l'étiologie et de la pathogénie, en nous indiquant l'influence des causes et du terrain sur lequel s'appliquent ces causes, relativement à la localisation, à la généralisation et à la diffusibilité d'un même travail organique, viennent confirmer les données de la clinique, qui nous montre une évolution toute différente de la maladie dans ces différents cas et affirme la nécessité de la distinction que nous avons établie dans la première partie de ce travail (pag. 90) entre la démence mélancolique et la paralysie généralisée d'une part, la paralysie générale d'autre part.

Maintenant que nous savons pourquoi, dans la démence mélancolique, le travail organique reste localisé, se pose une autre question, celle de savoir *pourquoi ce travail se localise à la base du cerveau et même à certaines parties de cette base, les lobes sphénoïdaux.*

Lorsque la lésion est le résultat d'une inflammation de voisinage, la localisation s'explique naturellement. Dans d'autres cas, comme chez Gib... (Obs. III), cette localisation peut encore s'expliquer assez facilement par la nature de la prédisposition. Celle-ci, en effet, est caractérisée chez cette malade par l'amaurose ; or, si on se souvient quel rôle important jouait dans cette observation l'altération des nerfs optiques et des régions d'où émergent ces nerfs, on peut admettre qu'il existait à ce niveau une *pars minoris resistentiæ* et que le travail s'est tout naturellement localisé en cet endroit. Mais, dans la grande majorité des cas de démence mélancolique, les explications précédentes ne sont plus de mise et le problème que nous posons devient difficile à résoudre. Il n'en sera plus ainsi si nos recherches sur la localisation des idées de tristesse au niveau des régions que nous connaissons se confirment. Alors en effet, comme dans la démence mélancolique, agissent surtout des causes déprimantes ; la localisation du travail organique au niveau des régions du cerveau, dont ces causes provoquent plus particulièrement la mise en activité, se comprendra facilement. Alors aussi on comprendra comment des causes aussi différentes que celles qui agissent dans la démence mélancolique, comment des causes qui agissent par une action de voisinage et d'autres qui agissent surtout par leur influence dépressive, arrivent au même résultat; la localisation du travail organique servira de trait d'union entre ces deux ordres de causes.

CHAPITRE V.

Diagnostic. — Pronostic.

Les considérations dans lesquelles nous sommes entré, dans la première partie de ce travail, pour dégager la démence mélancolique en tant que type clinique ; l'étude détaillée que nous avons faite de la symptomatologie de ce type, nous permettent d'être bref dans l'étude de son diagnostic différentiel. Ce diagnostic se pose surtout avec l'aliénation mentale simple à forme mélancolique et la paralysie générale.

Diagnostic différentiel entre la démence mélancolique et l'aliénation mentale simple à forme mélancolique. — Trois symptômes principaux s'associant dans des proportions variables : délire mélancolique, démence et troubles somatiques, nous ont servi à séparer la démence mélancolique du groupe des vésanies.

Dans les cas ordinaires, à la *période d'état*, alors que les éléments que nous venons de rappeler ont pris leur complet développement, ces éléments impriment à la démence mélancolique une physionomie telle, qu'il nous paraît difficile, maintenant qu'ils ont été mis en relief, que cette démence puisse être confondue avec une aliénation mentale par troubles fonctionnels. A ce moment, le délire peut bien être encore l'élément prédominant, mais derrière lui se dissimule mal un affaiblissement radical de l'intelligence, qu'un examen un peu attentif montre plus profond qu'il ne paraît au premier abord, et dont souvent on peut retrouver les traces dès les premières périodes de la maladie. En même temps, l'hébétude de la physionomie, la flaccidité des traits, les stases sanguines qui arborisent les pommettes, les paralysies localisées — chute des paupières, paralysies faciales, dilatation pupillaire, diminution du sens de l'olfaction, troubles dans la prononciation — donnent à l'habitus extérieur un cachet particulier, indiquent l'existence d'un travail organique du cerveau, et par conséquent obligent à rejeter l'idée d'une vésanie simple. De plus, quand on remonte aux antécédents, lorsqu'on suit l'évolution de la maladie, on rencontre d'importants éléments que nous retrouverons tout à l'heure et qui viennent confirmer le diagnostic.

Dans les *premières périodes de la maladie*, il est plus difficile qu'à la période d'état de distinguer la démence mélancolique de l'aliénation mentale par troubles fonctionnels. A ce moment, en effet, le délire paraît si bien résumer toute la maladie que dans certains cas, il faut le reconnaître, le diagnostic reste en suspens. Quelquefois même, n'étaient l'hébétude et les stases sanguines qui arborisent les pommettes et les ailes du nez, ce diagnostic resterait tel pendant une assez longue période de la maladie. Cependant ces cas sont rares, même alors que le malade est dans sa période d'excitation et que celle-ci dissimule les symptômes de déchéance intellectuelle, même lorsque les symptômes somatiques sont encore très peu prononcés, fugaces même ; l'habitus extérieur du malade, son teint pâle sur lequel tranchent déjà quelques stases sanguines, un certain relâchement des muscles de la face, souvent un léger ptosis, une faible déviation de la commissure labiale, donnent à réfléchir et entraînent vers l'idée que derrière ce délire, si franc en apparence, pourrait se cacher une altération organique du cerveau. Puis, lorsqu'on suit pendant quelques jours les malades, cette impression première s'affirme. Pendant les périodes de calme existe un état d'hébétude, d'obnubilation intellectuelle, sur lequel les malades attirent eux-mêmes l'attention; et souvent alors on est étonné de voir combien grande est déjà au fond l'étendue de la démence; les troubles somatiques se précisent, les malades accusent des sensations d'endolorissement, de fourmillements dans les membres, principalement dans les membres supérieurs, et la courbe thermique indique à certains moments une élévation de la température centrale. Enfin, quand on peut remonter au mode de développement de la maladie, on trouve souvent des renseignements d'une grande utilité pour le diagnostic : ce sont des vertiges, des troubles passagers dans l'articulation des mots; c'est l'existence d'un état fébrile, etc.; tous phénomènes qui ne se rencontrent pas dans l'aliénation mentale simple.

Diagnostic différentiel entre la démence mélancolique et la paralysie générale.— A la *période d'état*, le diagnostic entre la démence mélancolique et la paralysie générale ne peut plus se poser. Ces deux types cliniques, quoique appartenant à la même famille, sont trop dissemblables l'un de l'autre pour qu'il y ait aucune hésitation. En effet, tandis que les troubles paralytiques sont localisés dans le premier, ils sont diffus dans le second.

Les différences sont moins nettes à la *période de début*;

on peut trouver alors, au point de vue psychique et au point de vue de l'habitus extérieur des malades, des symptômes absolument semblables dans les deux cas.

A ce moment, pour établir le diagnostic, indépendamment de l'étude des causes, c'est surtout à la différence que présentent les troubles dans l'articulation des mots qu'il faut avoir recours.

Dans la paralysie générale, nous l'avons déjà dit, les troubles du langage, quoique fugaces, sont constants et caractérisés par une hésitation, un bégaiement tout particulier, et dont il faut chercher l'origine au niveau des cellules de la couche grise périphérique.

Dans la démence mélancolique, ces troubles peuvent manquer, et, lorsqu'ils existent, ils offrent une modalité toute différente que dans la paralysie générale. Relevant en effet, dans ce cas, de la paralysie de certains des muscles qui président à la phonation, et plus particulièrement de la paralysie des muscles orbiculaires des lèvres et des muscles de la langue, ces troubles se traduisent à l'extérieur par des secousses des muscles paralysés, par un espèce de tremblement et de bredouillement dans l'articulation des mots, qui n'a rien de commun avec ce qui existe dans la paralysie générale.

Quant aux fausses paralysies générales liées, par exemple, à la syphilis et à l'alcoolisme, si les troubles de la parole peuvent être absolument semblables à ceux qu'on rencontre dans la démence mélancolique, l'extension, dans ces cas, des troubles paralytiques à une plus ou moins grande étendue du système musculaire empêche toute confusion dans le diagnostic. Cette confusion, si elle pouvait exister, l'étude de l'étiologie et de l'habitus extérieur des malades la ferait bientôt cesser.

Nous venons d'indiquer brièvement les signes qui nous permettent d'établir un diagnostic différentiel entre la démence mélancolique et les deux ordres de faits, vésanies simples à forme mélancolique et paralysie générale, avec lesquels ce type clinique peut être le plus facilement confondu. Nous pourrions presque borner là l'étude du diagnostic différentiel de ce type ; cependant la clinique nous montre des faits qui offrent, dans certains cas, quelques difficultés au point de vue de leur distinction avec la démence mélancolique.

Ces faits, qui n'ont pas encore été suffisamment dégagés du groupe des aliénations mentales avec lésions organiques du cerveau, et qui sont surtout l'apanage des vieillards, constituent cependant un groupe à part, un type morbide qui mériterait une étude attentive.

Le plus souvent, il est vrai, ce type se présente à nous avec des troubles paralytiques plus ou moins généralisés, et ce n'est plus avec la démence mélancolique, mais bien avec la paralysie générale que se pose alors le diagnostic différentiel. Cependant parfois, et surtout au début, les symptômes qui prédominent rappellent tellement ceux qu'on rencontre dans la démence mélancolique, qu'ils peuvent donner le change. Un exemple prouvera la vérité de ce que j'avance.

Ram... est un homme de 62 ans, entré à l'Asile au mois d'octobre dernier, et qui se présente à nous avec l'ensemble des symptômes suivants : Sa tête penchée en avant, son œil craintif et timide, ses pommettes injectées, sa lèvre inférieure légèrement pendante, ses traits flasques, expriment en même temps l'hébétude et la tristesse. Sa parole est lente, légèrement traînante, et à certains moments existe un tremblement dans l'articulation des mots. Interrogé, Ram... se plaint d'être abandonné, ruiné, déshonoré ; il se lamente et ne se rend pas compte de sa situation. Sa mémoire est moins sûre qu'autrefois, son intelligence est affaiblie.

Quand on recherche comment a débuté, chez Ram..., l'aliénation mentale, voici ce qu'on trouve. Depuis le commencement de l'année 1882, Ram..., à la suite de quelques contrariétés, est devenu triste, il voit tout en noir ; mais c'est seulement dans le courant de septembre que le délire se manifeste nettement à l'extérieur sous la forme d'idées lypémaniaques et d'idées de persécutions : « *Je suis une canaille ; j'ai tout volé, rien ne m'appartient* », repète-t-il sans cesse ; ou bien encore : « *Comment vais-je vivre? je suis ruiné, j'ai tout mangé* ». Il s'imagine que les gendarmes, les agents de police, vont le prendre. Entend-il parler autour de lui, il croit qu'on l'injurie, et les idées de tristesse et de frayeur deviennent tellement intenses qu'il essaie de se pendre.

Tout, dans l'habitus extérieur et dans les troubles psychiques que présente Ram..., ne rappelle-t-il pas absolument ce que l'on rencontre chez le dément mélancolique? La confusion dans ce cas est d'autant plus facile que les symptômes que je viens de rappeler sont de beaucoup les symptômes qui prédominent chez ce malade. Cependant, lorsqu'on l'examine de plus près, à côté des phénomènes qui précèdent on en rencontre d'autres qui modifient le diagnostic. La marche de Ram... est lente, traînante ; le fait-on coucher et lui demande-t-on de tenir ses jambes relevées, il ne le peut, et après quelques oscillations elles retombent brusquement sur le lit ; en outre ses bras, qui paraissent, à l'état de repos, indemnes de tout trouble, révèlent, pendant les mouvements, des phénomènes qui aident à préciser le diagnostic. En effet, veut-on faire saisir quelque objet à Ram... , immédiatement on remarque un tremblement dans le bras, tremblement qui disparaît dès que cet homme est au repos. Il n'y a plus de doute : ces troubles parétiques des extrémités inférieures, ce tremblement des membres supérieurs, séparent nettement l'observation de Ram... de la démence mélancolique, et la ramènent dans un groupe de faits actuellement bien connus, grâce surtout aux recherches de Charcot ; ils la ramènent dans le cadre de la *sclérose en plaques.* Cette observation appartient à la *forme cérébrale* de cette dernière.

Je dis que les troubles parétiques et les tremblements que présente Ram... font rentrer cette observation dans le cadre de la sclérose en plaques ; je devrais dire plutôt dans le cadre d'un type clinique que caractérisent des lésions en foyers du système nerveux central, lésions disséminées, atteignant plus particulièrement la substance blanche, et parmi lesquelles rentre la sclérose en plaques, mais qui peuvent se rattacher à des altérations différentes. Je ne puis songer à dégager ici ce type morbide, c'est un travail qui demande une étude à part ; seulement, dirigé par la clinique, j'ai dû faire pressentir son existence, puisque dans certains cas il peut avoir de grandes analogies avec la démence mélancolique.

Le *pronostic* de la démence mélancolique est grave à deux points de vue.

Ce type clinique se rattache à une lésion organique du cerveau qui, dans la grande majorité des cas, a beaucoup de tendance à suivre une évolution progressive, et qui, lorsqu'elle ne suit pas une marche envahissante et s'arrête dans son développement, laisse des traces indélébiles de son passage, Dans ce dernier cas, en effet, les cellules nerveuses atteintes par la lésion sont perdues au point de vue intellectuel, et cette perte s'accuse par de l'affaiblissement de l'intelligence, ainsi que le prouve l'Observation IX.

En second lieu, par le siège plus particulier qu'occupent les lésions à la base du cerveau, le travail organique, du moins lorsque prédomine l'élément inflammatoire, peut se propager du côté de la protubérance et du bulbe, et donner lieu à des terminaisons rapidement fatales (Obs III, IV).

CHAPITRE VI

Traitement.

La démence mélancolique peut être le résultat d'un travail inflammatoire de voisinage, mais le plus souvent elle est produite par des causes qui agissent lentement et progressivement. Ce dernier ordre de faits constitue la masse des observations de démence mélancolique, et c'est lui qui doit surtout attirer notre attention au point de vue thérapeutique.

Dans ces cas, l'évolution de la maladie nous montre qu'au début, les signes de congestion et d'irritation du côté du cerveau prédominent : l'intensité du délire, la congestion de la face, l'élévation de la température qui peut exister à ce moment, le prouvent. Puis, cet état irritatif s'apaise, pour revenir à des intervalles plus ou moins éloignés, et fait place à un état d'accalmie qui s'accompagne de symptômes tout différents de ceux que nous venons de rappeler : la pâleur de la face, les stases sanguines qui arborisent les pommettes, prouvent qu'à la congestion active a succédé une congestion passive, et l'anatomie pathologique nous révèle l'existence d'un travail de désorganisation. Évidemment, quoique les faits nous aient montré combien était caduque l'inflammation dans la démence mélancolique, le traitement ne peut être le même dans ces deux phases de la maladie.

Lorsque prédomine l'*élément inflammatoire*, c'est aux

agents de la *médication révulsive* et de la *médication sédative* qu'il faut avoir recours.

Parmi les premiers, ce sont ceux qui agissent sur l'extrémité inférieure du tube digestif et sur les membres inférieurs qui sont plus particulièrement de mise.

Les *drastiques* trouveront ici leur emploi, et parmi eux *l'aloès* à faible dose, mais à doses répétées. Dans certains cas, un petit nombre de *sangsues*, une ou deux, appliquées à la région anale et ayant pour but, non d'évacuer une certaine quantité de sang, mais d'attirer celui-ci vers l'extrémité inférieure du tube digestif, seront utilement employées.

Les *bains de pieds sinapisés*, les *vésicatoires*, les *cautères aux mollets*, les *frictions irritantes* faites au niveau des extrémités inférieures avec une pommade irritante, une pommade stibiée, par exemple, peuvent être d'une grande utilité. Chose importante à noter: il semblerait, au premier abord, que dans une inflammation essentiellement chronique, comme l'est celle qui caractérise la démence mélancolique, les dérivatifs, c'est-à-dire les agents de la médication révulsive appliqués le plus près possible du point lésé, les vésicatoires, les cautères, les sétons à la nuque, devraient avoir une action beaucoup plus énergique que les révulsifs, c'est-à-dire que les agents de la même médication appliqués loin du point malade, aux membres inférieurs ou à l'extrémité inférieure du tube digestif, par exemple. Cependant il n'en est rien, et la pratique m'a montré que dans la démence mélancolique, comme d'ailleurs dans la paralysie générale, les dérivatifs n'ont aucune action utile.

Parmi les agents de la *médication sédative*, les *bains*

d'eau tiède sont ceux qui me paraissent avoir la plus grande efficacité. Toutefois, il ne faut ni en abuser ni les prolonger trop longtemps. Sous leur influence, en effet, et quoiqu'on prenne soin de garantir la tête des malades, soit au moyen de vessies remplies d'eau froide, soit au moyen de bonnets *ad hoc*, il se produit assez facilement un malaise avec état vertigineux plus ou moins marqué. Il est à noter que, d'une manière générale, les malades atteints de démence mélancolique redoutent les bains.

Il faut laisser absolument de côté tous les moyens hydrothérapiques : *affusions*, *douches céphaliques*, etc., qui produisent une percussion sur le crâne. Ces moyens amènent assez souvent une rapide sédation; mais c'est une sédation trompeuse, obtenue au détriment du fond, ainsi que le révèle bien vite la marche ultérieure de la maladie.

Les *agents pharmaceutiques* employés comme sédatifs doivent être laissés au second plan, et ne seront mis en usage que momentanément pour remplir des indications passagères. Ainsi, on pourra y avoir recours dans les cas d'insomnie prolongée, et encore faudra-t-il faire un choix parmi eux et rejeter absolument ceux qui, comme l'*opium*, la *morphine*, etc., congestionnent le cerveau. Parmi ces agents, ceux qui m'ont donné les meilleurs résultats sont le *chloral* et la *digitale*, le plus souvent associés.

A part les moyens dont nous venons de parler, il faudra surveiller avec soin les fonctions du tube digestif, les régulariser par des agents appropriés suivant les cas, et que nous ne pouvons naturellement pas indiquer ici.

L'alimentation devra aussi attirer l'attention du médecin ; elle sera reconstituante, et cela sans amener une surcharge du tube digestif. Le *lait* sera largement employé.

Les considérations thérapeutiques qui précèdent s'appliquent aussi aux cas dans lesquels la démence mélancolique est consécutive à une inflammation de voisinage : je ne reviendrai donc pas sur cet ordre de faits ; j'ajouterai seulement qu'ici de larges émissions sanguines peuvent trouver leurs indications.

Lorsque l'élément inflammatoire s'est apaisé, c'est-à-dire pendant la *seconde phase* de la maladie, les moyens devront être différents. A ce moment, tout en continuant l'emploi des agents de la médication révulsive dont l'action est lente et progressive, les cautères par exemple ; tout en continuant à surveiller attentivement les fonctions du tube digestif, il faudra chercher à donner au système nerveux la plus grande somme de résistance possible. Alors, à côté d'une *alimentation reconstituante*, trouve place l'emploi d'un agent d'une grande puissance thérapeutique dans nombre de cas de maladies du système nerveux : le *quinquina*. Cet agent, dont la pratique affirme journellement, à mes yeux, les propriétés toniques sur le système nerveux, demande une certaine habitude dans son maniement. La dose doit être en effet subordonnée à la susceptibilité du malade, susceptibilité individuelle et morbide, sans quoi il se produit des phénomènes d'excitation, d'éréthisme nerveux, qui obligent à le suspendre dans des cas où cependant son emploi est absolument indiqué. Les meilleurs modes d'administration du quinquina sont ceux dans lesquels le médicament est donné, soit sous forme de *décoction* mélangée à du lait, soit sous forme d'*extrait*.

L'hydrothérapie ne m'a pas donné de très bons résultats dans cette seconde phase de la maladie. Il semblerait, au premier abord, que les déments mélancoliques, chez lesquels prédomine alors un état de torpeur plus ou moins marqué, devraient se trouver bien de l'emploi des *bains frais*, des *affusions* et *des douches générales*. Cependant il n'en est rien. Ces moyens fatiguent au contraire davantage ces malades, chez lesquels existe souvent, on le sait, une sensation de fatigue généralisée, dont la pathogénie est loin pour moi d'être élucidée, mais que l'observation clinique ne permet pas de négliger.

Tels sont les différents agents physiques et chimiques dont l'emploi nous a paru le plus utile dans le traitement de la démence mélancolique, qui permettent le mieux d'arriver à une amélioration dans l'état des malades, et qui placent ceux-ci dans les conditions les plus favorables pour arriver à la guérison. Je n'ai pas besoin de dire que lorsque la démence mélancolique est sous la dépendance d'un *état constitutionnel* ou *diathésique* sur lequel peut avoir prise une médication déterminée, cette médication doit être employée ; mais je serais incomplet si, à côté des moyens qui précèdent, je n'en signalais pas d'autres relevant des conditions de milieu dans lesquelles doivent être placés les malades et de la direction à donner à ceux-ci.

Placer les malades dans les meilleures *conditions de milieu* possibles, est une indication qui s'impose au Médecin dans toutes les maladies, et qui ne peut être négligée dans les maladies mentales.

On sait combien, chez le dément mélancolique, même pendant les périodes d'accalmie, les faux jugements jouent un rôle important ; les bruits qu'il entend, les paroles qu'on prononce autour de lui, il se les attribue et les interprète dans le sens de son délire ; aussi doit-il être mis à l'abri de toutes les excitations qui pourront aggraver ou entretenir sa maladie, et l'isolement s'impose.

Non-seulement pendant les périodes d'excitation, mais encore pendant les périodes d'accalmie, l'intelligence doit être laissée au repos ; elle ne doit être mise en activité que combinée avec les *exercices physiques*, qui eux, au contraire, sont utiles lorsqu'ils sont ordonnés dans la mesure des forces du malade.

Je dis que l'*activité intellectuelle* doit être combinée avec l'activité physique, c'est-à-dire qu'il faut que la nature du travail physique soit telle qu'elle demande un certain degré d'intervention intellectuelle de la part du malade. C'est là d'ailleurs une règle générale en aliénation mentale; sinon ce travail peut être plus nuisible qu'utile.

Enfin, et sans parler des indications que fournissent certains éléments du délire, les idées de suicide par exemple, au point de vue de la direction, de la surveillance du malade, le dément mélancolique, quoiqu'il existe chez lui une lésion organique du cerveau, est susceptible d'une direction morale, et l'influence du raisonnement, bien que passagère, ne doit pas être dédaignée.

Je termine là les considérations thérapeutiques générales que m'a suggérées la pratique dans le traitement de la démence mélancolique ; mais il ne faut pas oublier que la clinique est faite de cas individuels, et que chaque sujet apporte avec lui son contingent d'indications et de contre-indications.

EXPLICATION DES PLANCHES

PLANCHE I.

DÉMENCE MÉLANCOLIQUE (Obs. III).

FIG. 1. — *Face inférieure du cerveau* (Protubérance, Bulbe, Cervelet, Nerfs de la base).

F. F. Lobes frontaux. — S. S'. Lobes sphénoïdaux. — C. C'. Cervelet. — D. Protubérance. — B. Bulbe.

a. Nerfs olfactifs. — b. Nerfs optiques. — d. Moteurs oculaires communs. Les nerfs optiques et moteurs oculaires communs ont contracté des adhérences intimes avec la pie-mère épaissie ; toute la partie postérieure du nerf optique était enserrée par du tissu conjonctif. — e. Nerfs moteurs oculaires externes ayant aussi contracté des adhérences. D'une manière générale, on constate sur les différents nerfs de la base quelques adhérences entre ces nerfs et la pie-mère.

1, 2, 3, 4, 5, 6. Adhérences entre la pie-mère et la partie antérieure des lobes sphénoïdaux.

7, 8. Adhérences disséminées sur la protubérance et le bulbe.

9. Tissu conjonctif occupant toute la profondeur et toute la surface de l'hexagone de Willis.

Les lignes transversales (*a*, *b*) indiquent l'étendue des circonvolutions qui ont subi un certain degré de ramollissement.

FIG. 2.— *Face inférieure du même cerveau* que celui de la *fig.* 1, montrant les circonvolutions de l'hippocampe et les adhérences (2, 3, 5, 6) que ces circonvolutions ont contractées sur toute leur étendue avec la pie-mère.

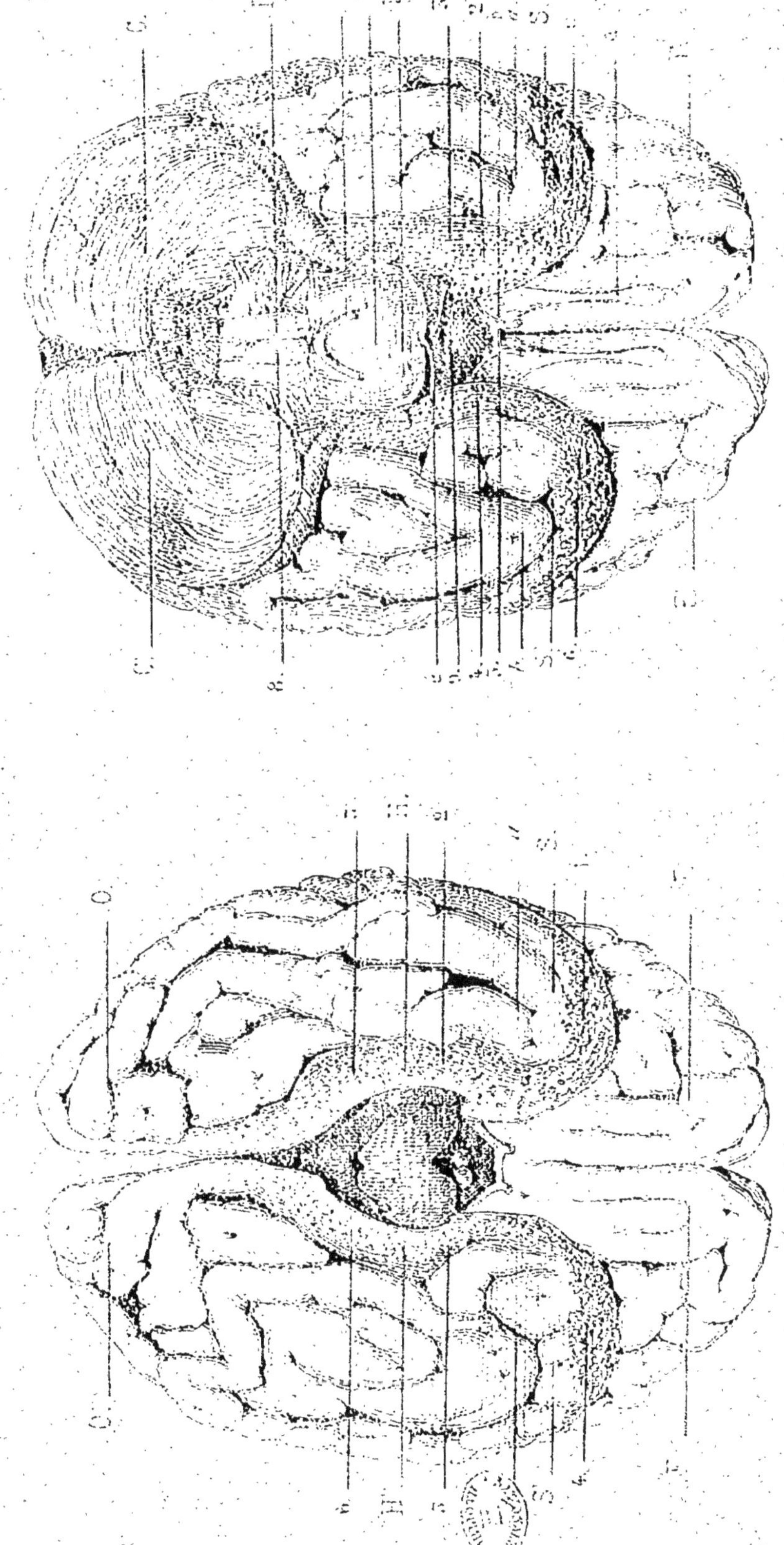

Imp. Boehm & Fils. Montp.r *A. Mairet del.*

PLANCHE II.

DÉMENCE MÉLANCOLIQUE (Obs. III).

Fig. 1. — *Lobe frontal inférieur gauche et lèvres de la scissure de Sylvius.* La lèvre inférieure de cette scissure est maintenue relevée par le crochet *x*, ce qui permet de voir cette scissure dans toute sa profondeur.

I. Scissure interhémisphérique. — F. Lobe frontal inférieur. — P. Protubérance. — S. Scissure de Sylvius.— B. B'. Fond de cette scissure. — L. Lèvre inférieure de la scissure de Sylvius relevée. — L'. Lèvre supérieure de cette même scissure.

1, 2, 6. Adhérences entre la pie-mère et les circonvolutions de la lèvre inférieure de la scissure de Sylvius.

3, 4, 5. Adhérences entre la pie-mère et les circonvolutions de la lèvre supérieure de la scissure de Sylvius.

Fig. 2. — *Lobe frontal inférieur droit et lèvres de la scissure de Sylvius.*

Mêmes explications que pour la *fig.* 1.

Pl.

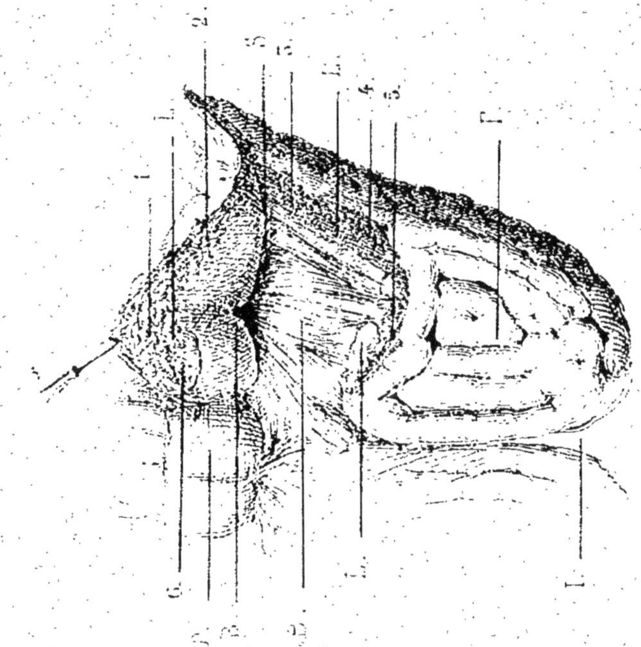

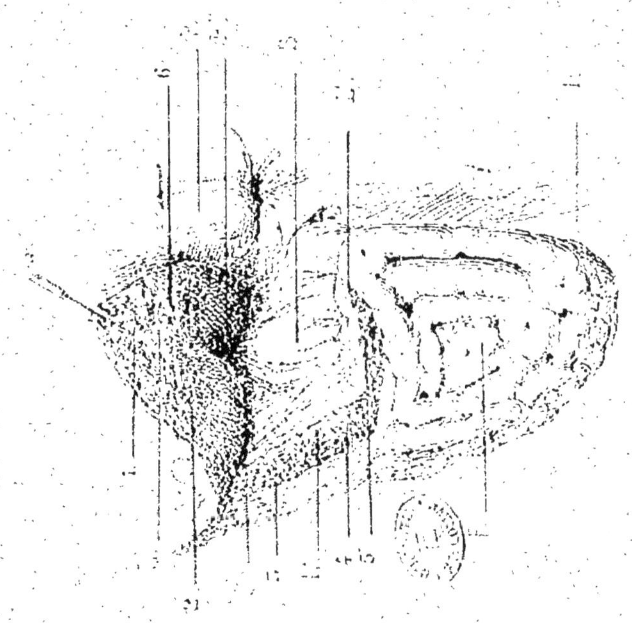

A. Mairet del.

PLANCHE III.

DÉMENCE MÉLANCOLIQUE (Obs. IV).

Fig. 1. — *Face inférieure du cerveau.*

F. F'. Lobes frontaux. — S. S'. Lobes sphénoïdaux. — H. H'. Circonvolutions de l'hippocampe. — O. O'. Circonvolutions occipitales.

1, 2, 3, 4, 5, 6, 10, 11, 12. Adhérences entre la pie-mère et les lobes frontaux.

5, 7, 13, 14. Adhérences entre la pie-mère et les lobes sphénoïdaux.

8, 9, 15, 16. Adhérences entre la pie-mère et les circonvolutions de l'hippocampe.

Les lignes transversales (*a*, *b*, *c*, *d*) indiquent l'étendue des circonvolutions qui ont subi un certain degré de ramollissement.

Fig. 2. — Cette figure permet de voir la plus grande étendue de la scissure de Sylvius du côté gauche (S) et les altérations qui siègent à la partie antérieure des lobes frontaux supérieurs. Le lobe frontal repose sur son bord externe, ce qui permet de voir une partie du lobe frontal supérieur (A-B) et la plus grande étendue du lobe frontal inférieur (F). La lèvre inférieure de la scissure de Sylvius (L) a été relevée et montre les altérations qui envahissent son bord antérieur et qui sont dues à des adhérences entre la pie-mère et les circonvolutions (1). La lèvre supérieure offre des altérations semblables, mais beaucoup moins marquées (2, 3).

5, 6. Adhérences entre la pie-mère et les circonvolutions antérieures des lobes frontaux supérieurs.

Les lignes transversales indiquent l'étendue des circonvolutions qui ont subi un certain degré de ramollissement.

Fig 3. — Cette figure représente les mêmes régions du cerveau que la précédente, seulement elle se rapporte au côté droit.

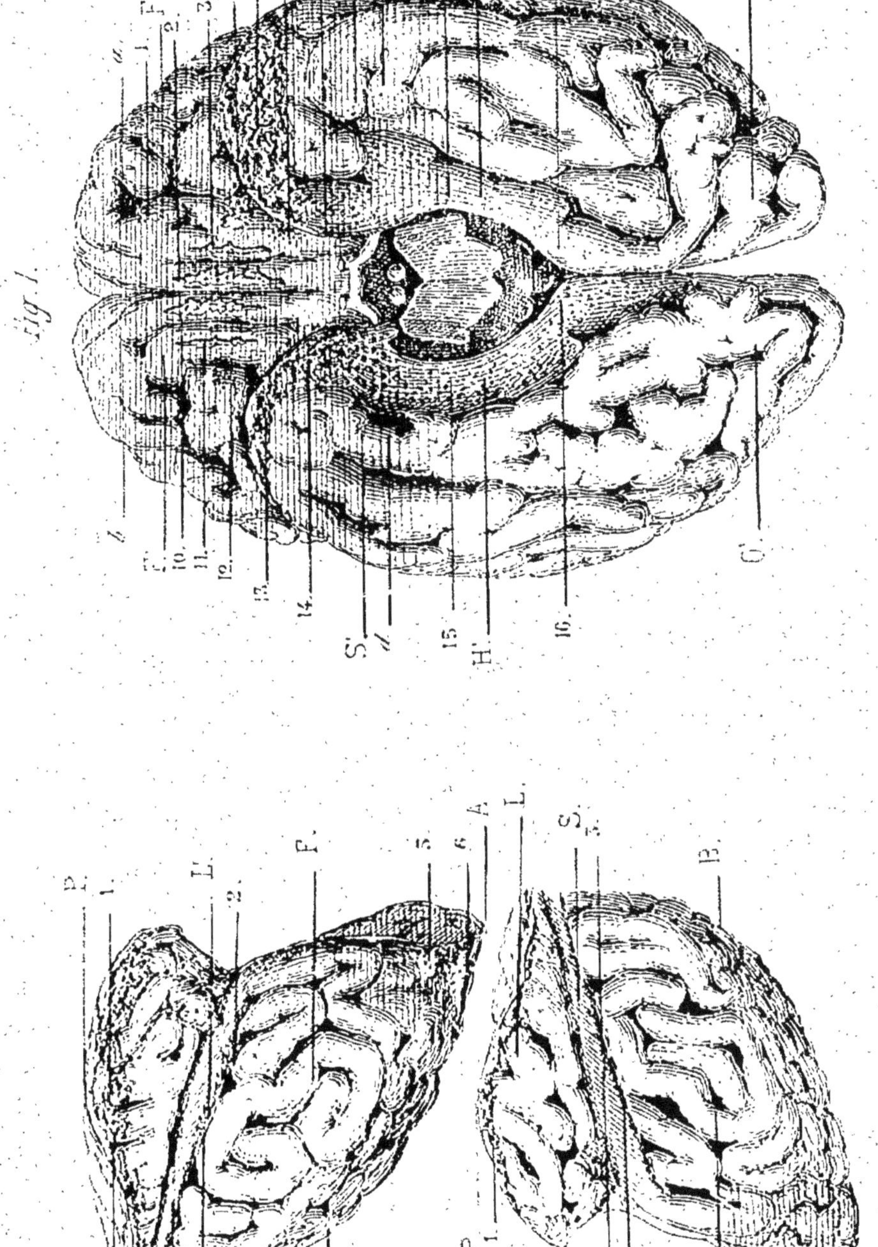

Imp. Boehm & Fils, Montp.ˡ

A. Mauret del.

PLANCHE IV.

DÉMENCE MÉLANCOLIQUE (Obs. v).

FIG. 1. — *Partie antérieure de la surface inférieure du cerveau.*

F. F'. Lobes frontaux. — S. S'. Lobes sphénoïdaux.

2, 3, 4, 5, 6. Adhérences entre la pie-mère et les lobes frontaux.

1. Adhérences entre la pie-mère et le lobe sphénoïdal du côté droit.

Les lignes transversales (*a*, *b*, *c*) indiquent l'étendue des circonvolutions qui ont subi un certain degré de ramollissement.

FIG. 2. — *Partie antérieure de la face interne du cerveau du côté droit.*

F. Lobe frontal interne. — Corps calleux. — B. Bord antérieur du lobe frontal. — B'. Bord inférieur. — B''. Bord supérieur. — S. Lobe sphénoïdal.

1, 2. — Adhérences entre la pie-mère et le bord inférieur du lobe frontal interne.

Les lignes transversales (*a*) indiquent l'étendue des circonvolutions qui ont subi un certain degré de ramollissement.

FIG. 3. — *Lobe frontal interne du côté gauche.*

Mêmes explications que pour la *fig.* 2.

Fig. 1.

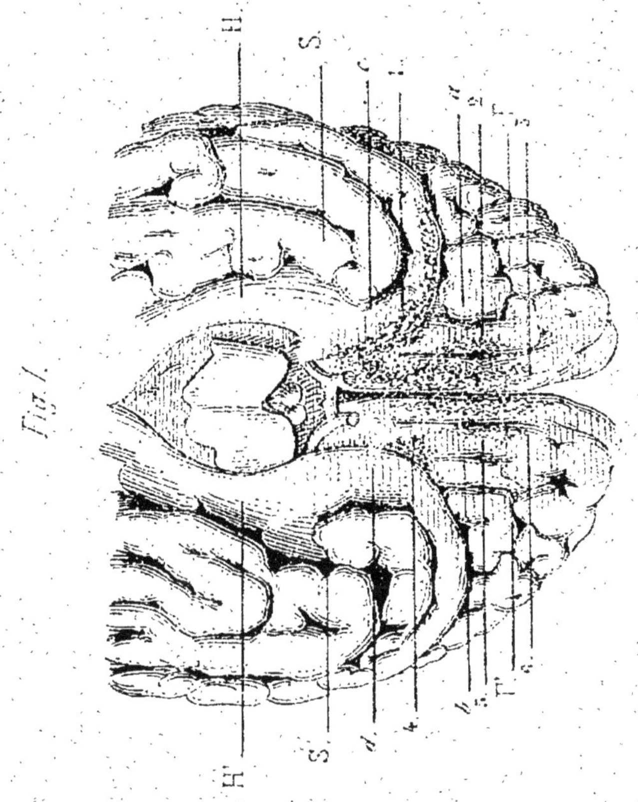

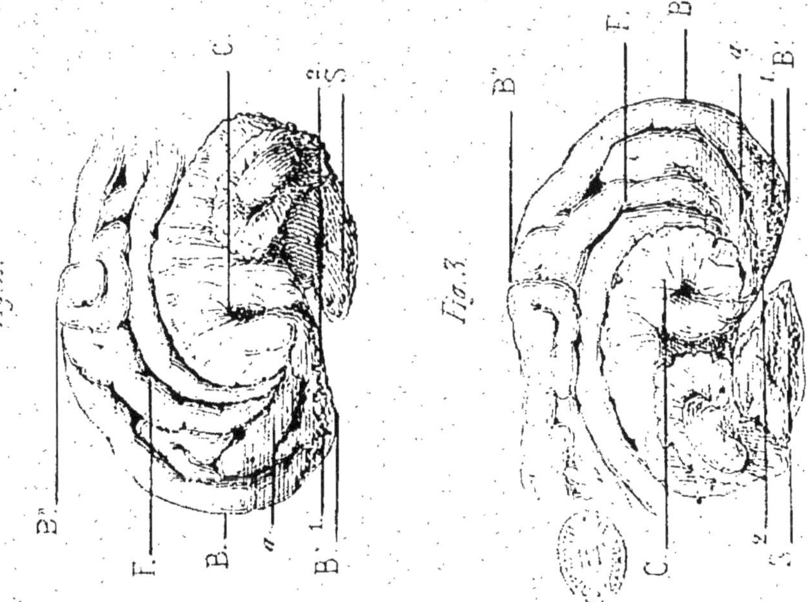

Imp. Boehm & Fils, Montp.

A. Moitier

PLANCHE V.

DÉMENCE MÉLANCOLIQUE (Obs. XVII).

FIG. 1. — *Face inférieure du cerveau.*

1, 2, 3, 4, 5. Adhérences entre la pie-mère non épaissie et les lobes frontaux (F. F').

6, 7, 8, 9. Adhérences entre la pie-mère non épaissie et la partie antérieure des lobes sphénoïdaux.

10, 11. Adhérences disséminées sur les circonvolutions de l'hippocampe (H. H').

a, *b*, *c*, *d*. Lignes transversales indiquant l'étendue des circonvolutions qui ont subi un certain degré de ramollissement.

FIG. 2. — *Face antéro-latérale du cerveau.*

F. Lobe frontal supérieur. — S. Scissure de Sylvius.— P. Lobes sphénoïdaux. — L. Lèvre supérieure de la scissure de Sylvius. — L. Lèvre inférieure.

1, 2. Points d'adhérences entre la pie-mère non épaissie et les circonvolutions frontales antérieures et supérieures; les lignes transversales (*a*) indiquent l'étendue du ramollissement qu'ont subi ces mêmes circonvolutions.

3. Points d'adhérences entre la pie-mère et la lèvre supérieure de la scissure.

4, 5, 6. Adhérences entre la pie-mère et la lèvre inférieure de la scissure de Sylvius.

FIG. 3. — *Face antéro-latérale du côté droit.*

Mêmes explications que pour la *fig.* 2.

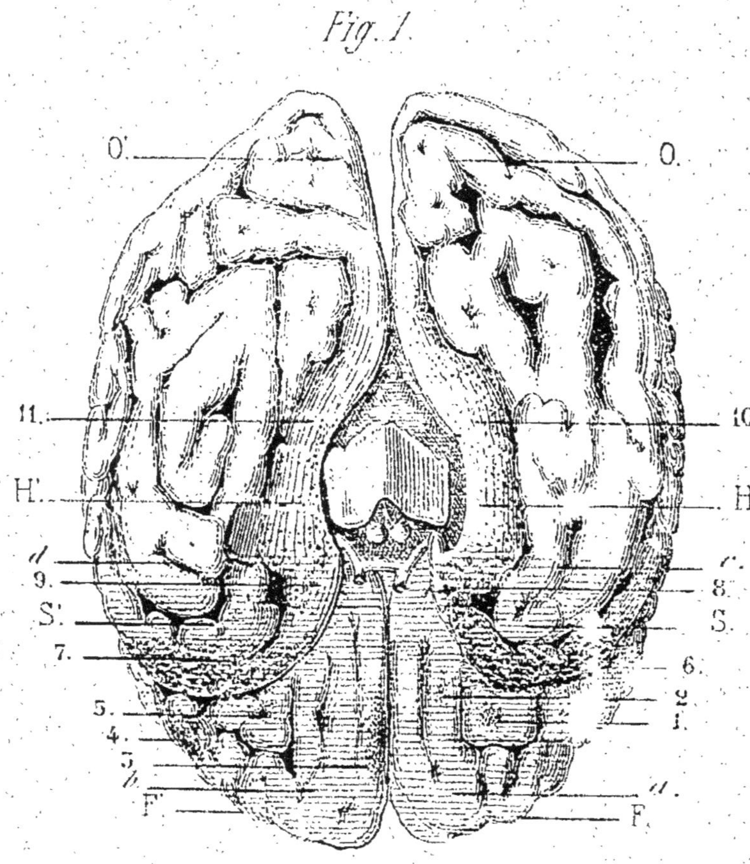

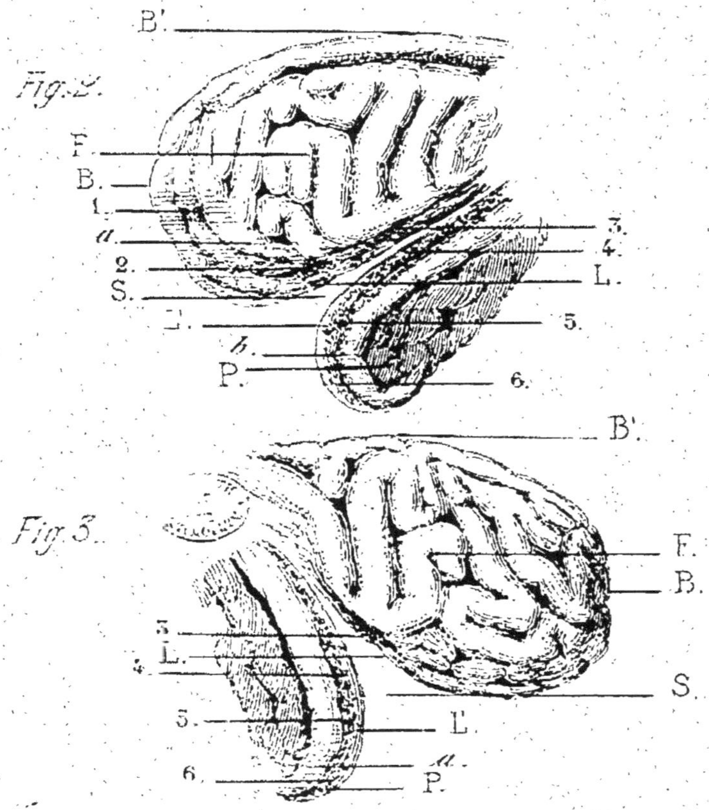

Imp. Boehm & Fils, Montp^r.

PLANCHE VI.

DÉMENCE PARALYTIQUE (Obs. XVIII).

Fig. 1. — *Face inférieure du cerveau* ayant subi dans toute son étendue, ainsi que l'indiquent les lignes transversales, un notable degré de ramollissement. Les chiffres 1, 2, 3, 4, 5, 6, 7, 8, 9, 10, 11, 12, 13, 14, 15, indiquent des points d'adhérences qui existent entre le cerveau et la pie-mère non épaissie.

Fig. 2. — *Face supérieure du cerveau.*

Toutes les circonvolutions, sauf celles qui sont au niveau de la région *a*, sont ramollies. La pie-mère n'est nullement épaissie; mais cependant, lorsqu'on cherche à la séparer des circonvolutions, on remarque qu'elle a contracté en certains points (1, 2, 3, 4, 5, 6, 7, 8, 9) des adhérences avec ces dernières.

Fig. 2.

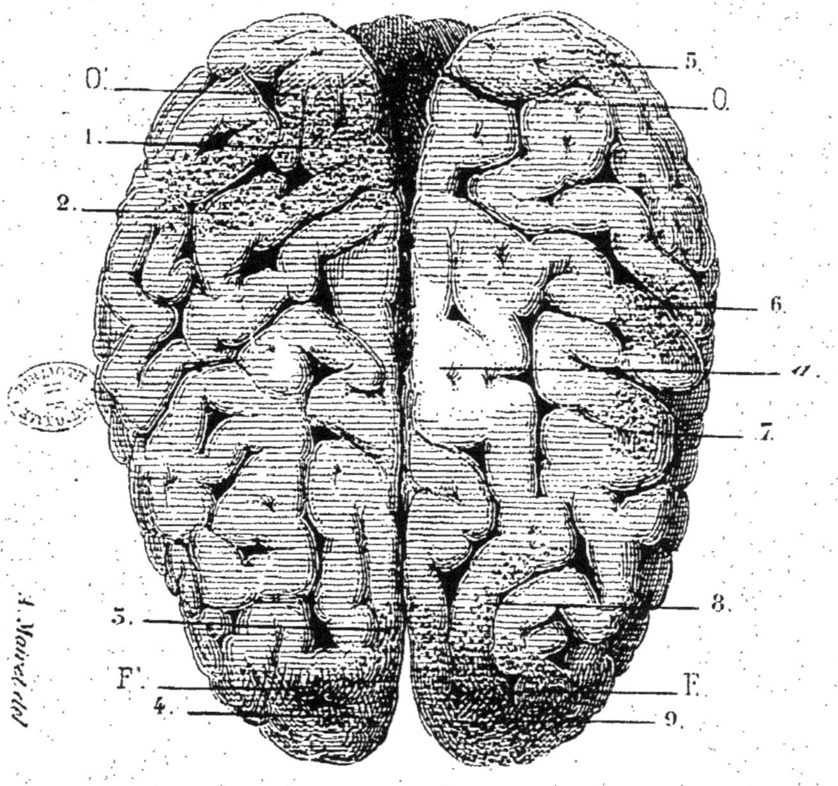

Fig. 1.

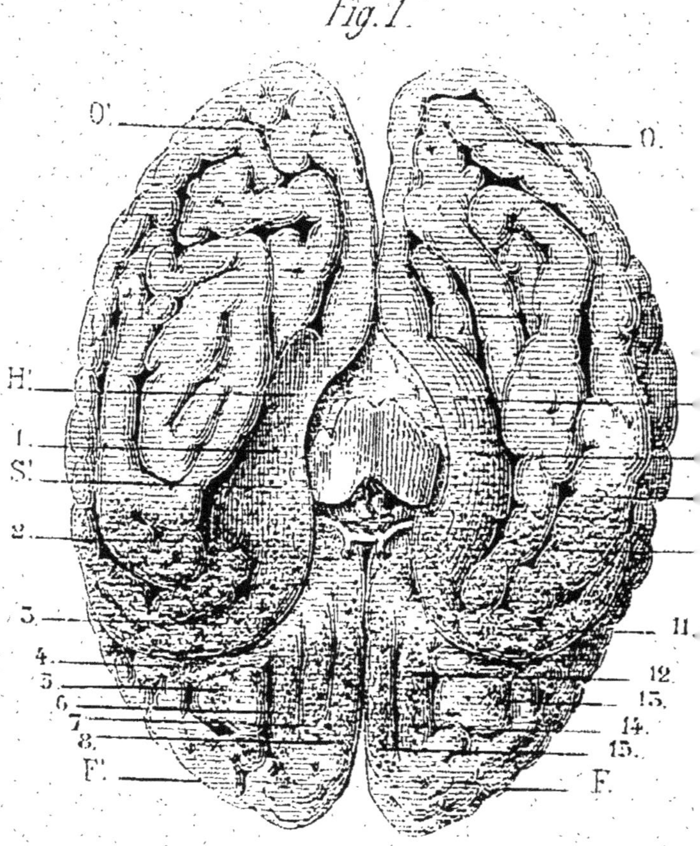

Imp. Boehm & Fils. Montp.r

A. Mairet del.

PLANCHE VII.

Fig. 1. — Attitude du chien de l'Expérience I.

Fig. 2. — Cerveau de ce chien montrant les lésions trouvées à l'autopsie.

L. Lobe olfactif. — F. F'. Lobes frontaux. — S.S'. Lobes sphénoïdaux. — O.O'. Lobes occipitaux. — P. Protubérance.

1. Lésion occupant la plus grande étendue du lobe sphénoïdal gauche et le pédoncule cérébral du même côté.

Fig. 3. — Coupe faite au niveau de la lésion du lobe sphénoïdal et montrant la profondeur de cette lésion (1, 2) dans l'intérieur de ce lobe. Les lignes transversales (*a*, *b*) indiquent l'étendue du ramollissement qui existait au pourtour de cette lésion.

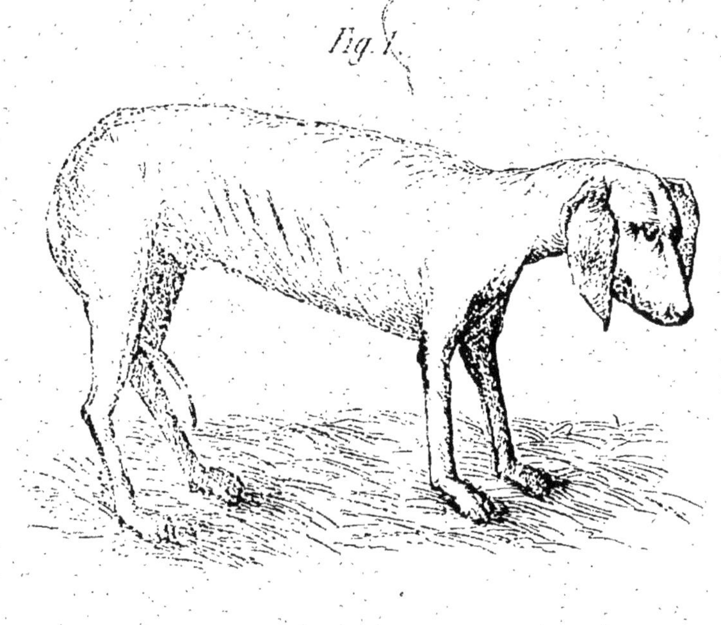

Fig. 1.

Fig. 2.

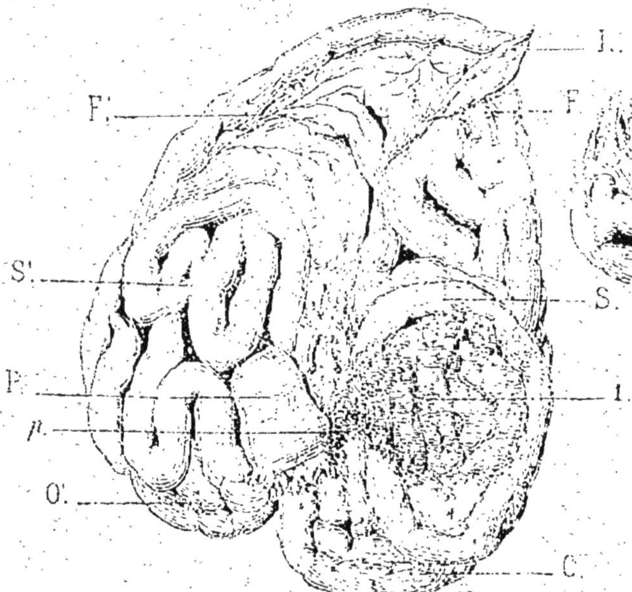

I.
F.
F
S'.
S.
P.
p.
1.
O'.
C.

Fig. 3.

2
b.
a.
1.

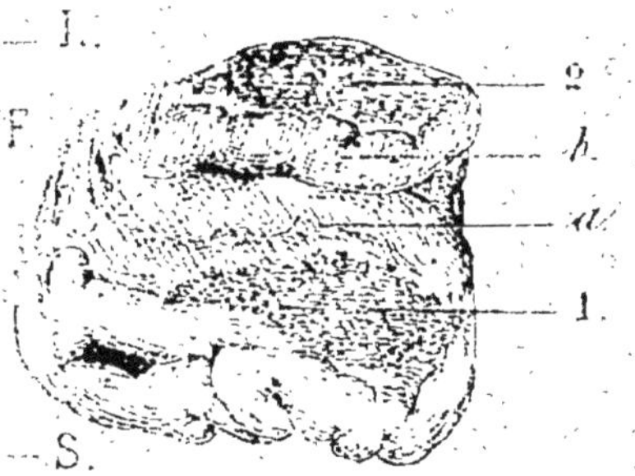

A. Morel del.

Imp. Boehm & Fils, Montp.

PLANCHE VIII.

Fig. 1. — Attitude du chien de l'Expérience II.

Fig. 2. — Cerveau de ce chien montrant les lésions trouvées à l'autopsie.

On voit sur le lobe sphénoïdal gauche (*s*) une lésion en foyer assez limitée (1), et autour de cette lésion, sur toute l'étendue de ce lobe, un ramollissement qu'indiquent les lignes transversales (*a*, *b*, *c*).

Fig. 1.

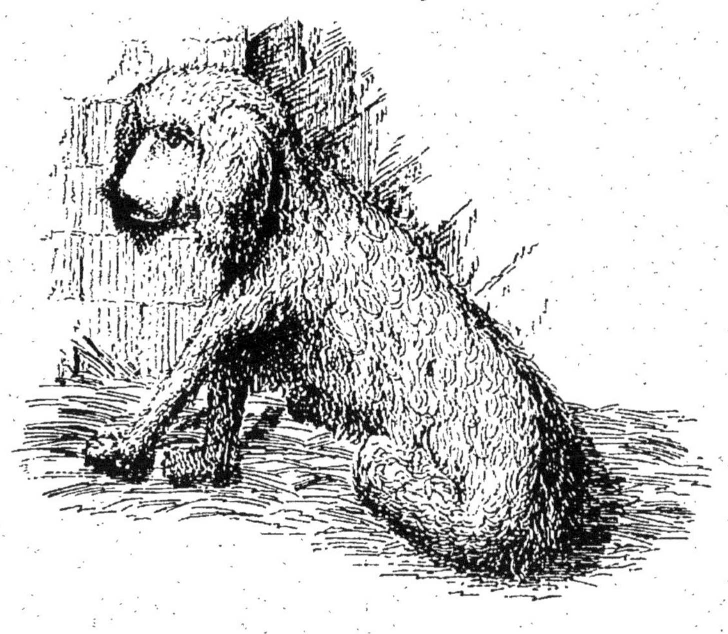

Fig. 2.

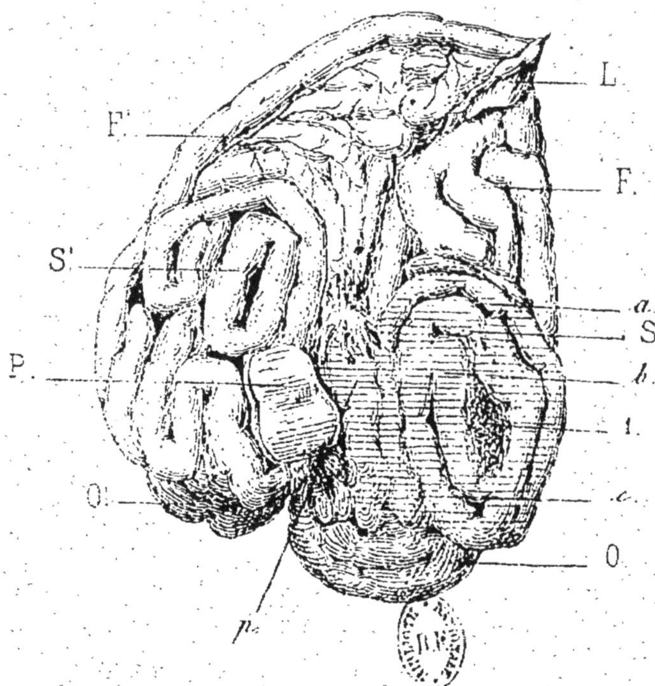

Imp. Boehm & Fils, Montp.r

A. Mairet, del.

PLANCHE IX.

Fig. 1. — Attitude du chien de l'Expérience III.

Fig. 2. — Cerveau de ce chien montrant, au niveau du lobe sphénoïdal gauche, une lésion en foyer très restreinte, et autour d'elle un ramollissement de peu d'étendue qu'indiquent les lignes transversales (*a*, *b*, *c*).

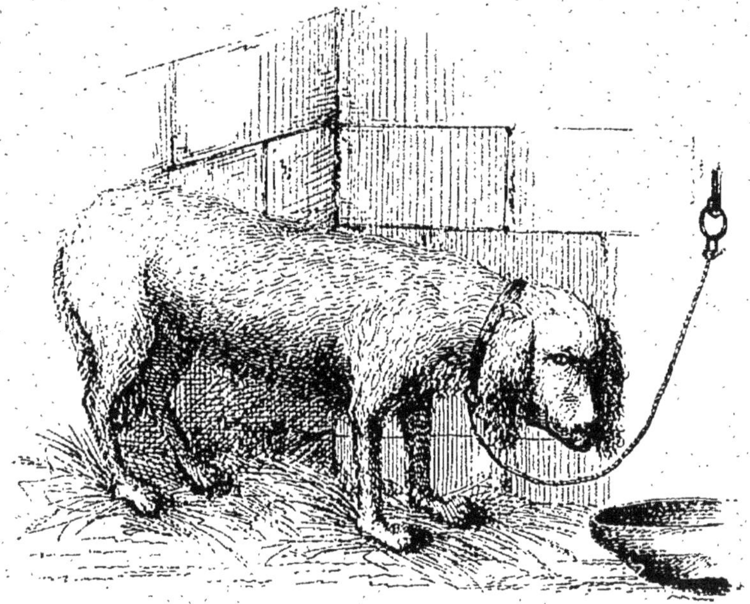

Fig. 2

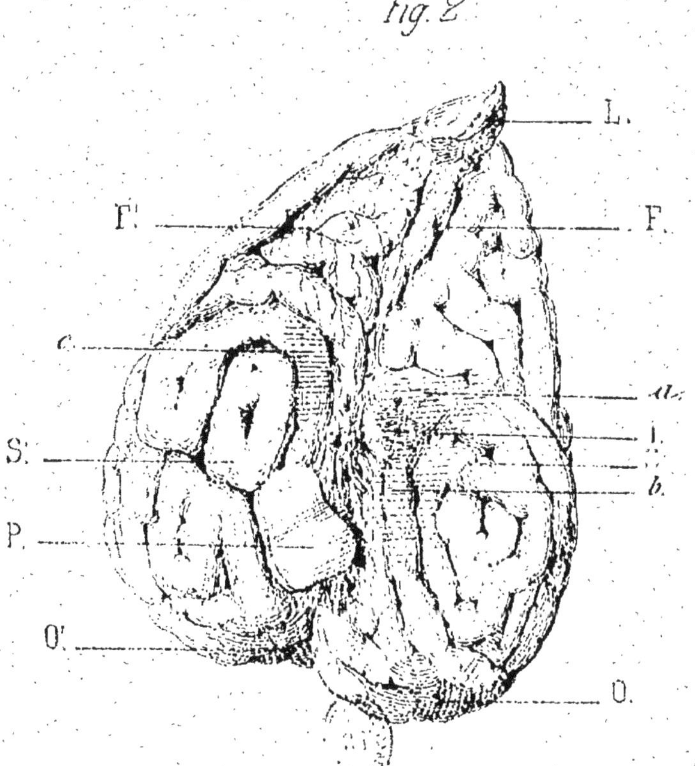

A Mairet del.

Imp. Boehm & Fils Montp.

PLANCHE X.

Fig. 1. — Crâne d'un chien dont la calotte a été enlevée et montrant en D la fosse sphénoïdale et en 1 le point au niveau duquel, dans mes Expériences, je perfore le crâne.

A. Apophyse coronoïde. — B. Os temporal. — C. Apophyse zygomatique.

Fig. 2. — Tête d'un chien montrant en A la région au niveau de laquelle je fais l'incision pour arriver sur le point 1 indiqué dans la *fig.* 1.

Fig. 3. — Foret muni de son écrou (*a*), dont je me sers pour perforer le crâne. Ce foret est représenté de grandeur naturelle.

Fig. 4. — Porte-foret.

Pl. X.

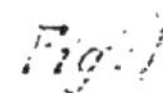

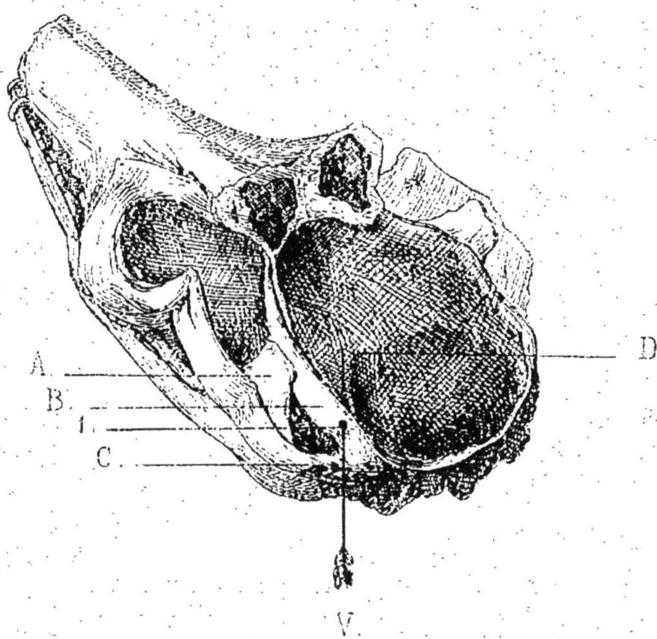

Fig. 2.

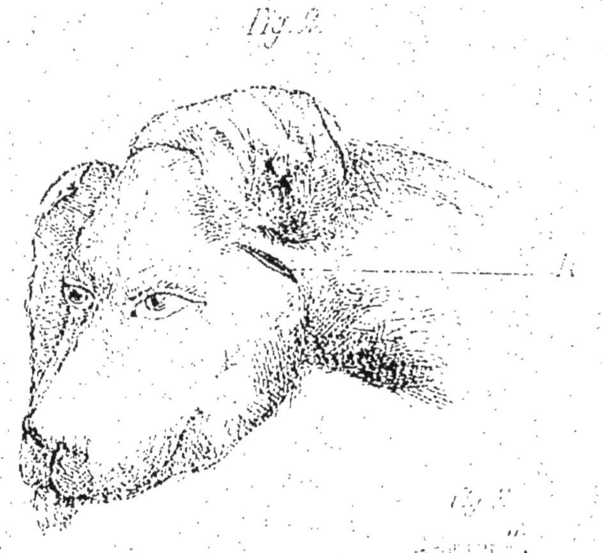

A. Maret. del

TABLE DES MATIÈRES

SECONDE PARTIE

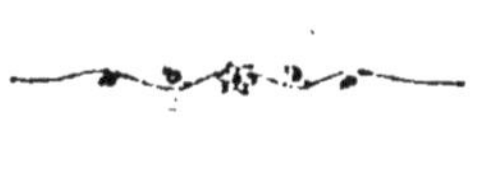

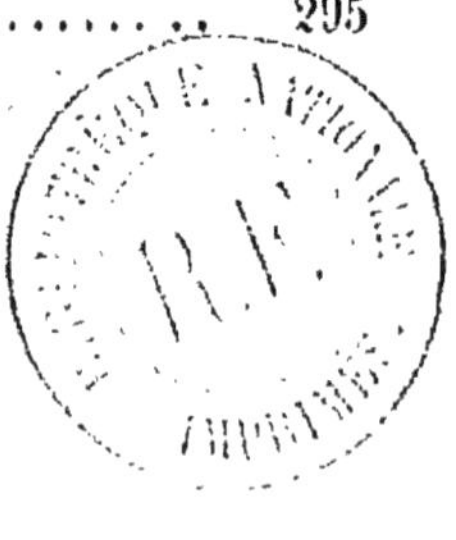

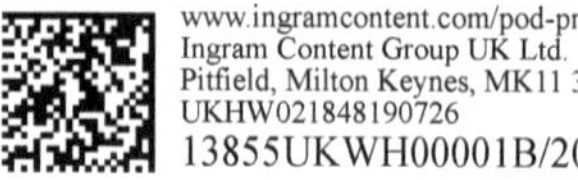
www.ingramcontent.com/pod-product-compliance
Ingram Content Group UK Ltd.
Pitfield, Milton Keynes, MK11 3LW, UK
UKHW021848190726
13855UKWH00001B/201

9 782013 579674